双层探测器光谱CT影像诊断

主　编　高剑波　张永高

副主编　岳松伟　吕培杰　杨志浩　刘　杰

编　者　（以姓氏笔画为序）

于　湛　于胜会　万　璐　万娅敏　马铎珊　马雪妍

王　芳　王　博　王小鹏　王会霞　王雨露　王怡然

卢振威　史素素　冯萌云　邢静静　巩青松　师佳佳

朱　迪　任丽臣　刘　洋　刘思腾　刘娜娜　关光华

苏　蕾　苏丹阳　李　军　李　睿　李　蕊　李卫卫

李庆龙　李莉明　李梦琦　杨　欢　肖慧娟　吴　艳

张　芮　张艺凡　张怡存　张慧宇　陈云锦　陈思慧

苑倩倩　周　悦　赵曦曈　侯　平　侯佳蒙　原　典

柴亚如　党晋晋　郭　宁　黄　瑞　梁　盼　梁丽丹

梁晓雪　董书杉　韩太林　韩懿静　詹鹏超　詹鹤凤

学术秘书　王怡然

人民卫生出版社
·北　京·

图书在版编目（CIP）数据

双层探测器光谱 CT 影像诊断 / 高剑波，张永高主编 .
北京 ：人民卫生出版社，2024. 11. -- ISBN 978-7-117-
37157-5

Ⅰ. R814. 42

中国国家版本馆 CIP 数据核字第 2024DA0608 号

人卫智网	**www.ipmph.com**	医学教育、学术、考试、健康， 购书智慧智能综合服务平台
人卫官网	**www.pmph.com**	人卫官方资讯发布平台

双层探测器光谱 CT 影像诊断
Shuangceng Tanceqi Guangpu CT Yingxiang Zhenduan

主　　编：高剑波　张永高
出版发行：人民卫生出版社（中继线 010-59780011）
地　　址：北京市朝阳区潘家园南里 19 号
邮　　编：100021
E - mail: pmph @ pmph.com
购书热线：010-59787592　010-59787584　010-65264830
印　　刷：北京瑞禾彩色印刷有限公司
经　　销：新华书店
开　　本：787×1092　1/16　印张：23
字　　数：517 千字
版　　次：2024 年 11 月第 1 版
印　　次：2025 年 1 月第 1 次印刷
标准书号：ISBN 978-7-117-37157-5
定　　价：198.00 元

主编简介

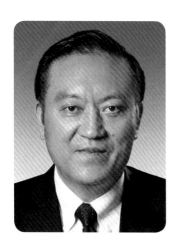

高剑波

博士学位,教授、主任医师,博士研究生导师。现任郑州大学第一临床医学院执行院长,首席专家,河南省影像重点学科第一学术带头人,曾任郑州大学第一附属医院副院长。先后担任中华医学会影像技术分会第七、八届副主任委员、中华医学会放射学分会腹部学组副组长、中国医师协会医学技师专业委员会副主任委员、中国医学装备协会放射影像装备分会会长、河南省医学会医学影像技术分会主任委员等多个学术职务。先后主持获得河南省科学技术进步奖一等奖 1 项、二等奖 6 项。先后主持完成各类科研项目 30 余项,其中在研国家自然科学基金面上项目 3 项,完成面上项目 1 项,参与科技部课题 2 项。享受国务院政府特殊津贴,荣获“国家卫生计生突出贡献中青年专家”称号及第十三届中国医师奖。先后荣获“国之名医·卓越建树”“中原名医”、河南省优秀专家、河南省高等学校教学名师、河南省优秀中青年骨干教师、河南省教育系统师德先进个人等荣誉称号。并担任《中华放射学杂志》等国内外 10 余种学术期刊的常务编委、编委或审稿人。发表学术论文近 600 篇,其中 SCI 收录近 100 篇;获得国家级专利 10 余项,主编及参编医学影像学专著、教材 20 余部;主要参与制定医学影像检查专家共识 5 项。

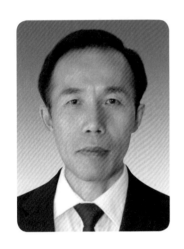

张永高

郑州大学第一附属医院放射科副主任,郑州大学放射诊断教研室主任,医学博士,教授,主任医师,博士研究生导师;从事放射影像诊断工作 30 余年,深耕于心血管疾病影像诊断领域。现任中国医学装备协会放射影像装备分会副会长兼 CT 能谱学组组长,中华医学会影像技术分会委员,中华医学会放射学分会心胸学组委员,北美心血管 CT 成像协会(SCCT)中国区委员,中国医师协会放射医师分会心血管专业委员会委员,河南省医学会医学影像技术分会副主任委员,河南省放射影像质控中心副主任委员,河南省医学会放射学分会常委兼心胸学组组长,河南省健康管理学会医学影像分会副主任委员,郑州市医学会放射学专业委员会副主任委员等。现主持河南省省重点研发专项及河南省自然科学基金项目,作为主要完成人获河南省科学技术进步奖一等奖 1 项、二等奖 3 项;主编及参编医学影像相关著作 20 余部,包括国家级专业规划教材;以第一作者或通信作者在权威或核心期刊发表学术论文 80 余篇,其中 SCI 收录 10 余篇。

前　言

现代医学影像学的发展日新月异,各种新技术层出不穷。更低的辐射剂量、更高的图像质量、更准确的诊断效果一直是影像工作者不懈的追求。与传统 CT 成像不同,光谱 CT 成像在满足"同时""同源""同向"的基础上,进一步实现常规图像与能量图像的"同步",达到"四同"成像。同时,光谱 CT 最显著的优势就是多参数成像,它能提供十六大类参数图像,比如常用的虚拟单能级图像、光谱曲线、基于 CT 值的物质分离图像、非基于 CT 值的参数图像等。光谱 CT 的应用给影像学的发展带来了新的机遇。

本书行文主要分为两部分,第一部分原理方面主要从能量 CT 技术与发展、光谱 CT 图像参数解析的角度对光谱 CT 成像技术进行详细阐释,不仅介绍了能量成像的由来和原理,而且详细阐述了光谱成像各个参数的概念及应用场景。第二部分临床方面主要对光谱 CT 在头颈部,胸部,心血管,腹部,泌尿和生殖系统,骨、关节和四肢等临床多系统疾病中的应用进行深入探讨。

本书旨在帮助读者对光谱 CT 成像有更全面的认识,并掌握光谱多参数成像在临床工作中的应用价值。全书以临床病例为切入点,以大量多参数成像的影像图片帮助理解,多维度影像及病理结果作为辅助,同时对易于混淆的疾病从影像学角度提出鉴别诊断思路,让读者在病例中理解光谱多参数的应用,以建立清晰的诊断思路。最后,希望通过本书全面、系统和简洁易懂的理念,使读者能够充实自己的知识储备,通过掌握影像新技术来提高临床阅片能力。

光谱 CT 技术正在蓬勃发展,需要更多同道加入进来,共同努力开拓创新,使光谱成像技术让更多人获益。在此,谨向所有参与本书编写的专家和同道致以诚挚的谢意。不过,尽管各位编者已经倾尽全力,几经修改,书中仍可能会有疏漏之处,还望广大读者、专家和同道不吝指正。

高剑波

2024 年 6 月 30 日

目 录

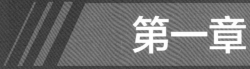

第一章

能量 CT 技术与发展

计算机断层成像（CT）扫描机的诞生可追溯到 1963 年，物理学家 Allan M. Cormack 在《应用物理杂志》上首次报道了 CT 原型机的实验研究。与此同时，英国 EMI 公司的工程师 Godfrey N. Hounsfield 也在 1967 年建成了第一台实验室用 CT 扫描仪，并在 1968 年获得相关专利。经过不断地技术完善，1971 年，Hounsfield 制造出了第一台可供临床使用的 CT 机。由于 Cormack 与 Hounsfield 在计算机断层成像领域的杰出贡献，1979 年，诺贝尔奖评审委员会决定将当年的诺贝尔生理学或医学奖同时颁发给这两位研究人员。时至今日，CT 经过了多代技术革新，完成了从平行线束扫描到锥形线束扫描、断层扫描到螺旋扫描、单排 CT 到宽体 CT 等方面的不断突破。扫描能力不断提升的同时，CT 在图像重建算法、后处理软件等方面亦在不断创新，并成为当下医院最常用的医学成像设备之一。

常规 CT 成像通过计算物质对 X 线的吸收率（衰减系数）得到每点像素的 CT 值。基于混合能量 X 线成像的设计，使常规 CT 成像仅能从整体上反映 X 线被人体吸收的情况。然而，不同的人体组织对 X 线的吸收率不同，低能射线更易被人体所吸收。因此，射线穿过人体后，高能射线所占比例更大，但常规 CT 探测器仅能接收到能量平均后的结果，这将导致以下问题：①成像参数过于单一。CT 成像仅能获得基于 CT 值的单一参数图像，极易发生"同影异物"的情况，即在 X 线通过路径下，若组织的整体射线吸收率相同，在 CT 图像中便会显示成相同 CT 值而无法鉴别。②射线束硬化伪影和部分容积效应等问题。当 X 线穿透吸收率较高的组织（如骨骼、高密度碘对比剂等）时，出射 X 线中的高能部分所占比例过高，导致图像中的 CT 值无法反映组织的真实情况，从而出现明显的误差或伪影等情况。随着技术的发展，CT 成像也在不断突破局限，能量 CT 应运而生。

一、能量 CT 的诞生

早在 CT 诞生的初期，能量成像的概念就曾被提出。1973 年，Hounsfield 通过研究发现，通过两种不同能量的扫描所获得的数据可用于 CT 图像的组织成分分析与定量。实际上，利用不同能量光子获取信息的方式并不是一个新的概念，动物对色觉的感知便是以此为基础，而能量 CT 成像与动物色觉感知的原理十分相似。在自然界中，光的主要来源是太阳产生的自然光，而自然光与 X 线类似，都是由不同的能量或波长的光子组成（图 1-0-1）。

在进化的早期阶段，动物并没有辨别颜色的能力，视网膜中的光敏蛋白仅能对它所吸收的光的总能量作出反应，因此视觉的变化仅有单一维度，即灰度。当物体或背景所反射的光线能量相似时，仅通过灰度很难发现此场景中的物体。而经过不断的自然选择后，动物进化出两种不同的感光细胞，分别对不同能量的光子进行响应。因此，当眼睛接收到相同能量的光线时，大脑通过多种感光细胞解析出物体反射光线的能量和波长等对比信息，从而产生"色觉"。与动物产生色觉的原理类似，如果可以分别获得 X 线中两种不同能量的光谱信息，通过解析射线与物质相互作用的微观机制，同样可以获得"彩色"的 CT 图像，从而提高 CT 对物质的鉴别能力（图 1-0-2）。

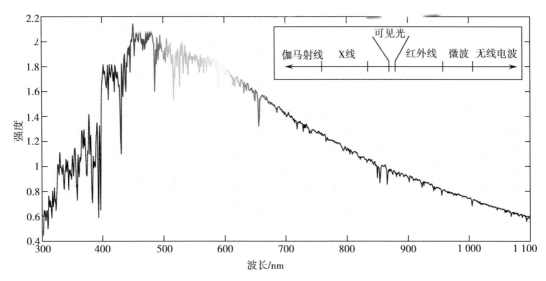

图 1-0-1 光子能量与波长的示意图 / 自然光与单色光

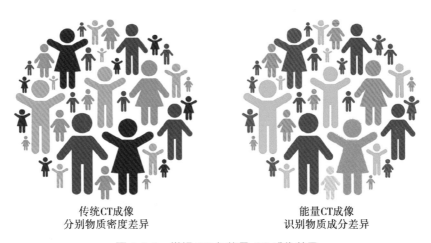

图 1-0-2 常规 CT 与能量 CT 成像差异

　　早在 CT 诞生初期,Alvarez 与 Macovski 就曾对能量 CT 数据的获取和重建进行过研究,通过分析两种能量 X 线与物质之间的作用结果,便可得到物质成分和密度等信息。但在研究过程中发现,"双能量"数据的获取需要满足一定的条件,即在理想情况下,采集的信号需要尽可能满足同一射线源、同一时间、同一方向,才能准确地解析出相关信息。而在当时的技术条件下,几乎不可能同时满足"同时、同源、同向"的扫描条件。直至 21 世纪,研究人员才逐渐突破技术壁垒,实现 CT 的能量成像。

二、能量 CT 的发展

　　能量成像开启了 CT 组织特征成像的新纪元,但其"双能量"数据的获取过程相对复杂。目前,能量成像技术已有多种实现方法,根据 CT 设备硬件的差异,可将能量成像方法分为:单源多序列成像技术、单源双光束成像技术、单源瞬时管电压切换成像技术、双源双光束成像技术,以及基于探测器端能量成像技术等(图 1-0-3)。

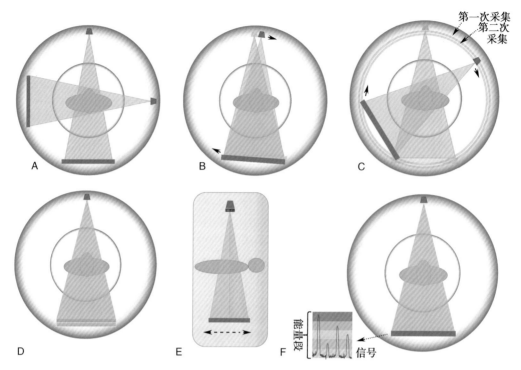

图 1-0-3 不同能量成像技术的实现方法

A. 双源双光束成像技术;B. 单源瞬时管电压切换成像技术;C. 单源多序列成像技术;
D. 单源双层探测器成像技术;E. 单源双光束成像技术;F. 光子计数技术

(一) 基于 CT 球管端能量成像技术

1. 单源多序列成像技术 使用常规 CT 以切换球管电压的方式,分别在高、低两种管电压下各旋转一圈,即在低管电压下采集一次数据后切换高管电压,并在同一位置进行第二次扫描。此方法完成扫描的辐射剂量较大,并且无法满足"同时"的条件,器官运动以及增强检查对比剂流动都会造成能量数据的误差。

2. 单源双光束成像技术 通过在球管端放置 X 线过滤器的方式,将一束 X 线沿 z 轴方向分为高、低两种能量的光子束。考虑到过滤器对部分高能光子的吸收,需要更高的管电流来保证成像质量。但为了确保每一体素的高、低能量信息的完整性,需要减少一半的扫描螺距,在大范围 CT 检查过程中效率较低。

3. 单源瞬时管电压切换成像技术 使用特殊的高压发生器,在 CT 扫描过程中进行高管电压和低管电压间的快速切换,但管电压切换需要一定时间,因此无法满足"同时、同向"的要求,对运动器官成像受限。

4. 双源双光束成像技术 使用两套相隔约 90° 的球管和探测器的组合,分别在不同电压下工作,获得高、低两种能量的数据。由于高、低能量的数据来源于两套系统,无法在原始数据空间重建,因此双球管能量成像采用图像域重建。另外,只有两束 X 线相交部分才能得到双能量的数据,因此可用于能量成像的视野相对较小,不适合大体型患者的成像。

(二)基于 CT 探测器端能量成像技术

基于探测器端的能量成像技术利用探测器材料的特点实现了不同能量阈值数据的分离,在"同源、同时、同向"并且不改变扫描流程的情况下,不仅可以得到常规混合能量 CT 图像,还可得到多种能量参数图像,为临床诊断提供额外的参考信息。目前双层探测器光谱 CT 以及光子计数 CT,均为探测器端能量成像设备,但光子计数 CT 尚未得到普及,因此本书将主要探讨双层探测器光谱 CT 的特点和临床应用场景(表 1-0-1)。

表 1-0-1 不同能量 CT 成像特点对比

能量 CT 技术	能量数据实现方法	探测器宽度 /cm	扫描视野限制	"三同"成像条件	扫描流程变化	临床常规应用
单源多序列	球管端	4、8、16	否	同源、同向	是	否
单源双光束	球管端	4	否	同源	是	否
单源瞬时管电压切换	球管端	4、8、16	否	同源	是	否
双源双光束	球管端	5.76	是	同时	是	否
双层探测器光谱成像	探测器端	4、8	否	同时、同源、同向	否	是
光子计数	探测器端	5.76	否	同时、同源、同向	否	否

三、双层探测器光谱 CT 的原理

(一)成像原理

双层探测器光谱 CT(以下简称光谱 CT)成像离不开常规 CT 成像的理论基础。X 线束穿透物质而发生衰减的过程可通过 Lambert-Beer 定律描述。一束初始光强为 I_0 的平行 X 线穿透一块各向同性的均匀吸收介质材料后的出射光强度 I 可表示为:

$$I=I_0e^{-\mu l}$$

$$HU=\frac{\mu-\mu_水}{\mu_水}\times 1\,000$$

其中 l 为 X 线穿过物质的直线长度,μ 为被测物质的线性衰减系数。在常规 CT 成像中,最终 CT 图像的衰减是以 Hu 为单位,其定义为某一能量下,物质的线性衰减系数对水的线性衰减系数进行归一化后的值。可见 CT 值与物质的线性衰减系数相关,而物质的线性衰减系数 μ 还有进一步分析的可能性。

从微观机制角度来看,X 线与物质相互作用主要包括光电效应、康普顿散射和瑞利散射(图 1-0-4)。物质的质量衰减系数可以表示为这些微观作用的衰减系数的总和:

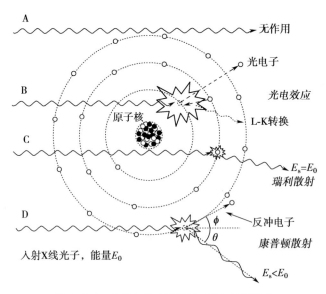

图 1-0-4 X 线与物质相互作用的主要形式

$$\left(\frac{\mu}{\rho}\right)_{总体}=\left(\frac{\mu}{\rho}\right)_{光电效应}+\left(\frac{\mu}{\rho}\right)_{康普顿散射}+\left(\frac{\mu}{\rho}\right)_{瑞利散射}$$

在 CT 的 X 线能量范围内,瑞利散射的贡献相对于光电效应或康普顿散射较小。因此,在讨论光谱 CT 成像时,瑞利散射的作用通常被忽略,只考虑光电效应和康普顿散射。而在不同的能量范围,两种作用的贡献比例不同。光电效应强烈依赖于 X 线能量,在低能量范围内,这种相互作用占主导地位;随着 X 线能量的增加,光电效应的贡献迅速减小。而康普顿散射的发生对 X 线能量的依赖性要弱得多。因此,在低能级时光电效应占主导地位,而随着 X 线能量的增加,光电相互作用逐渐减小,康普顿散射反而占据主导地位(图 1-0-5)。因此,光谱 CT 便可以利用这些特点进行材料的区分和分解。

衰减系数 μ 由被检物质的物理性质及射线束的能量决定,若物质的有效原子序数以 Z 表示,密度以 ρ 表示,射线能量以 E 表示,则线性衰减系数 μ 可表达为 $\mu(E,Z,\rho)$。一种特殊材料的总体质量衰减系数可以被认为是射线能量范围内的两个主要成分:光电效应和康普顿散射的线性组合。这两种效应都是 X 线能量 E 的函数。如果我们分别用 $f_p(E)$ 和 $f_c(E)$ 表示光电效应和康普顿散射引起的质量衰减函数,则总质量衰减系数可以描述为:

$$\left[\frac{\mu}{\rho}\right](E)=\alpha_p f_p(E)+\alpha_c f_c(E)$$

其中,α_p 和 α_c 分别表示光电效应和康普顿散射对总质量衰减的作用比例,而 $f_p(E)$ 和 $f_c(E)$ 是基于物质光电效应和康普端散射实验数据而已知的函数。因此利用两种不同光子能量的数据(低能量 E_L、高能量 E_H),便可求解二元一次方程得到 α_p 和 α_c。

$$\left[\frac{\mu}{\rho}\right](E_L)=\alpha_p f_p(E_L)+\alpha_c f_c(E_L)$$

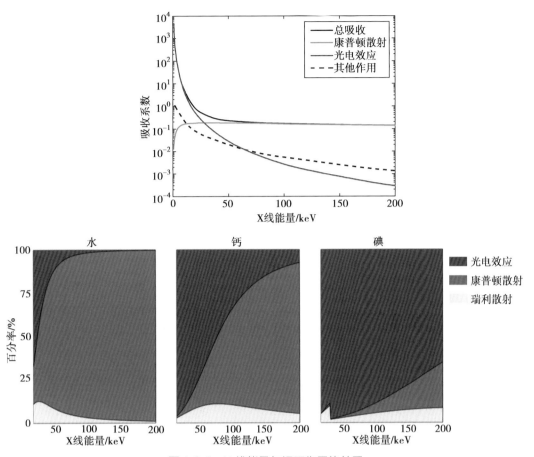

图 1-0-5 X 线能量与相互作用的关系

$$\left[\frac{\mu}{\rho}\right](E_H)=\alpha_p f_p(E_H)+\alpha_c f_c(E_H)$$

因此,每种材料都可以通过(α_p,α_c)来表示,这样便可以实现物质的分解与定量。

(二) 工作原理

光谱 CT 两层探测器纵向排列结构,上层纳米钇合金用于吸收低能射线,下层为稀土材料主要吸收高能射线。将两层探测器所采集到的原始数据合二为一即为常规混合能量数据,在投影数据域使用常规方法重建可得到常规 CT 图像,而单独分析两层探测器所采集的高低能量数据,可得到光谱 CT 图像。在满足"同时""同源""同向"的核心技术要求之上,进一步实现常规图像与能量图像的"同步",达到"四同"成像。

通过分析两层探测器采集的高、低能数据,并获得其中相位相反的噪声信息并进行抑制,使光谱成像同时一次性消除了 X 线进行光电转换时固有的物理噪声。反相关噪声抑制技术也保证了光谱 CT 图像在 40~200keV 全能级范围内都可以保持一致性的低噪声(图 1-0-6)。

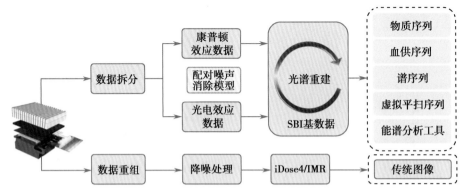

图 1-0-6 光谱 CT 数据重建流程

　　高效的扫描方式使光谱 CT 的所有扫描都是能量扫描,即一切扫描皆能量。只需要常规 CT 检查流程,便可同时获取显示解剖信息的常规 CT 图像和光谱参数图像,同时所有光谱数据集成在 SBI 数据包中,可按需进行任意图像的回顾性分析,而无须逐一重建参数图像。

　　此外,光谱 CT 扫描产生的光谱数据符合 DICOM 3.0 标准,且大小仅为常规 CT 图像的 1.5~2 倍,可自动上传 PACS 归档、任意回传,并于任何时间进行光谱数据分析。而利用光谱云魔镜功能,在 PACS 端也可完成光谱图像的查看与分析,便于光谱 CT 成像在临床应用中的普及。

(高剑波　董书杉　郭 宁　党晋晋　于胜会)

【参考文献】

1. MCCOLLOUGH CH, LENG S, YU L, et al. Dual-and Multi-Energy CT: Principles, Technical Approaches, and Clinical Applications. Radiology, 2015, 276 (3): 637-653.

2. HOUNSFIELD GN. Computerized transverse axial scanning (tomography). Description of system. Br J Radiol, 1973, 46 (552): 1016-1022.

3. ALVAREZ RE, MACOVSKI A. Energy-selective reconstructions in X-ray computerized tomography. Phys Med Biol, 1976, 21 (5): 733-744.

4. 中华医学会放射学分会, 中国医师协会放射医师分会, 安徽省影像临床医学研究中心. 能量 CT 临床应用中国专家共识. 中华放射学杂志, 2022, 56 (5): 476-487.

5. PÉREZ-LARA A, FORGHANI R. Spectral Computed Tomography: Technique and Applications for Head and Neck Cancer. Magn Reson Imaging Clin N Am, 2018, 26 (1): 1-17.

6. ARAN S, SHAQDAN KW, ABUJUDEH HH. Dual-energy computed tomography (DECT) in emergency radiology: basic principles, techniques, and limitations. Emerg Radiol, 2014, 21 (4): 391-405.

7. MCCOLLOUGH CH, BOEDEKER K, CODY D, et al. Principles and applications of multienergy CT: Report of AAPM Task Group 291. Med Phys, 2020, 47 (7): e881-e912.

第二章

光谱 CT 图像参数解析

光谱 CT 是一项引领医学诊断与患者护理的先进成像技术。通过采集高能量和低能量数据,光谱 CT 能够区分和鉴别不同的化学物质成分,为医生提供了优化的诊断和治疗潜能,通过分析物质在不同 X 线能量下的吸收特性,为临床医生提供了比传统 CT 更丰富的影像信息,通过多种图像参数的分析,如单能级图像、光谱曲线、物质分离图像、有效原子序数图、电子密度和细胞外容积等,医生能够准确评估病变情况,为患者的诊断和治疗制订更加精准的方案。这些不同图像参数在临床应用中各有侧重,使得医生可以从多个角度深入了解疾病情况,为患者提供更为精准和个体化的医疗服务。

第一节　基于 CT 值的参数图像

一、常规 CT 图像

双层探测器光谱 CT(dual layer spectral CT,DLSCT)通过上层采集低能数据、下层采集高能数据,实现了一次扫描得到三种结果,包括低能、高能数据和总衰减数据,如图 2-1-1 所示。这些数据能够生成多种光谱图像,如表 2-1-1 所示,其中总衰减数据可直接用于常规 CT 图像的重建,以获得常规 CT 的标准图像及标准 CT 值测量。相比传统 CT,光谱 CT 能够更精确地区分衰减系数相近的不同组织,例如硅胶与软组织。X 线衰减系数主要由

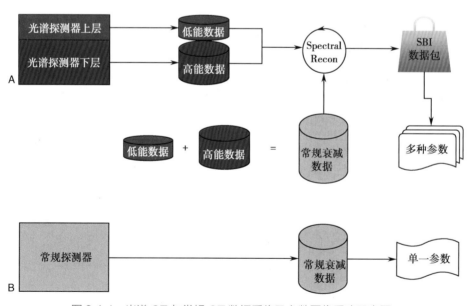

图 2-1-1　光谱 CT 与常规 CT 数据采集及参数图像重建示意图

A. 光谱 CT 上、下两层探测器分别采集低能和高能数据,二者相加可得到常规衰减数据,经过光谱重建可获得集成化的 SBI 数据包,包含所有光谱图像参数及常规 CT 图像;B. 常规 CT 探测器只能获得常规衰减数据及单一参数的常规 CT 图像。

光电效应(photoelectric effect,PD)和康普顿散射(compton scattering,C3)构成,而双层探测器可以直接分析不同能量下这两种效应的比例,从而提供与组织密度和原子序数相关的信息,用于准确区分传统 CT 难以区分的不同物质。

表 2-1-1 光谱 CT 主要参数中英文名称对照表

缩写	英文名称	中文名称
CI	conventional	常规图像
VMI/MonoE	mono-energetic	单能级
—	MonoE(equiv. to conventional)	单能级(等效常规图像)
VNC	virtual non-contrasted	虚拟平扫
—	iodine no water	无水碘图
Z_{eff}	Z effective	有效原子序数图
ID	iodine density	碘密度图
—	contrast-enh. structure	对比剂增强结构图
—	iodine removed	碘移除图
UA	uric acid	尿酸图
—	uric acid removed	尿酸移除图
ED	electron density	电子密度
VNCa/CaSupp	calcium suppression images	钙抑制图
—	dark blood images	黑血成像
ECV	extracellular volume	细胞外容积图
AEF	arterial enhancement fraction	动脉增强指数图

注:"—"表示目前无通用缩写形式。

二、虚拟单能级图像

单能级图像的 CT 值指的是在特定单一能量水平下 X 线穿过组织后所引起的衰减情况。目前,临床应用的光谱 CT 单能级成像并非在实验室条件下使用单色 X 线源得到的,而是通过能量解析方法重建获得的虚拟单能级图像(virtual mono-energetic images,VMI),如表 2-1-1 所示。这些图像以千电子伏特值区分不同的能级,表示在特定单一能量下的 CT值。飞利浦光谱 CT 提供的单能级范围为 40~200 千电子伏特(kilo-electron voltage,keV),与Alvarez 和 Macovski 在 1976 年的论文中提出的单能级范围相同。虚拟单能级图像在临床中有多种应用。例如,在低 keV 下,碘的衰减会增加;在高 keV 下,碘的衰减会减弱,但同时金属伪影和线束硬化伪影减少。虚拟单能级图像在临床应用中有广泛的报道,如表 2-1-2 及图 2-1-2 所示,下面进行分类说明。

表 2-1-2　虚拟单能级（MonoE）主要研究方向

研究方向	国际期刊发表数量及占比
提高检查安全性	29 篇（18%）
提高病灶可视化／诊断准确性	83 篇（52%）
挽救次优检查／减少进一步检查	11 篇（7%）
去伪影	36 篇（23%）

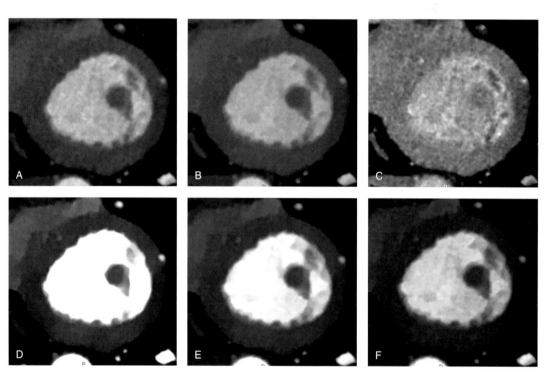

图 2-1-2　常规 CT 图像与不同单能级图像对比示意图
A. 常规 CT 图像；B. 等效单能级图像（70keV 图像）；C. 最高单能级图像（200keV 图像）；
D. 最低单能级图像（40keV 图像）；E. 50keV 单能级图像；F. 60keV 单能级图像。

（一）最低单能级

目前，不同能量成像技术可实现的最低单能级通常为 40keV。由于 40keV 接近碘的 K 缘（33.2keV），在碘对比剂增强检查中，这一最低单能级显著提高了图像对比度。例如，在腔静脉 CTV 成像中，40keV 可将对比噪声比（contrast noise ratio，CNR）提升至常规 CT 的 4.3 倍，对于腔静脉血栓检测有重要意义。在左心耳封堵器植入前，使用 40keV 结合低流速注射技术进行评估可显著改善对比剂均匀性，在保持高对比度的同时，可在更安全的对比剂用量下精准检测左心耳血栓。在食管癌的术前 TNM 评估中，40keV 有助于明确食管癌是否突破浆膜、淋巴结是否受侵、血管是否受累。值得注意的是，以往基于球管的双能量 CT 技术的最低单能级受限于噪声而无法提供最佳的 CNR，而基于探测器的光谱 CT 可基于内置的降噪技术获得高质量的 40keV,在多少临床应用场景中均可实现 CNR 的最大化。

（二）最高单能级

目前,能量成像的几种模式中 kVp 瞬时切换技术最高能级可达 140keV,双源技术最高可达 190keV,而双层探测器技术则可达到 200keV。最高单能级图像主要用于去除严重的金属伪影,通常结合去金属伪影算法使用。

（三）最佳单能级

根据不同的观察目标,能量 CT 可以提供显示特定病灶最佳对比度的单能级图像。最佳单能级图像增强了小病灶的显示,例如 40~70keV 可增加对早期肿瘤的诊断灵敏度及诊断信心,70~200keV 则可降低图像伪影。以往能量 CT 的最佳能量水平一般设定在 65keV 左右,此时 CNR 最高,也是获得虚拟单能级图像的最佳条件。然而,最新的双层探测器技术借助内置降噪技术的进步,使噪声值在不同能级都较为接近,因此在实际工作中根据需求选择最适合的能级水平即可。

（四）光谱衰减曲线

光谱衰减曲线（spectral attenuation curve）是感兴趣区的 CT 值在整个 40~200keV 能量范围内变化的曲线图,一般简称为光谱曲线。它显示了每个能量水平下的衰减情况,不同的组织呈现出各自的特征性。例如,高原子序数材料在较低能量下具有较高 CT 值,表现为弓背向下的曲线,而低原子序数材料在较低能量下则有较低 CT 值,表现为弓背向上的曲线,形态相似的曲线可通过其拟合斜率进行进一步区分,一般选择 40~70keV 的拟合斜率,即 40keV 与 70keV 的 HU 差值与 keV 差值的比值,单位为 HU/keV。光谱曲线的斜率可用于同源性鉴别和不同病理类型的鉴别诊断。

（五）能级水平调节滑块

为方便临床操作,光谱 CT 引入了能级水平调节滑块（keV slider）,用于实时调节和选择单能级图像的能级。通过实时动态观察,医生可以明确适合不同病变显示的最佳单能级。

三、等效单能级（等效常规 CT 图像）

等效单能级的概念是指在能量 CT 成像中,某一单能级水平可以与常规 CT 图像进行等效比较。等效单能级不仅与管电压（如 100kVp、120kVp、140kVp 等）的选择有关,而且与成像设备的具体技术和算法有关。

对于 120kVp 成像,等效单能级一般认为是 70~72keV。而对于 100kVp 和 140kVp 的等效单能级,并没有一个统一的标准值。一般而言,100kVp 的等效单能级在 60~70keV 之间,最常见的取值为 67keV,而 140kVp 的等效单能级在 80~100keV 之间,实际值需要根据具体的成像系统和重建技术来确定。

为了方便使用,在双层探测器光谱 CT 系统中,70keV 图像被设定为一类单独的参数,用于一键式获取与常规 120kVp 扫描获得的常规 CT 图像 CT 值测量等效但噪声更低的单能级图像,如图 2-1-3 所示。

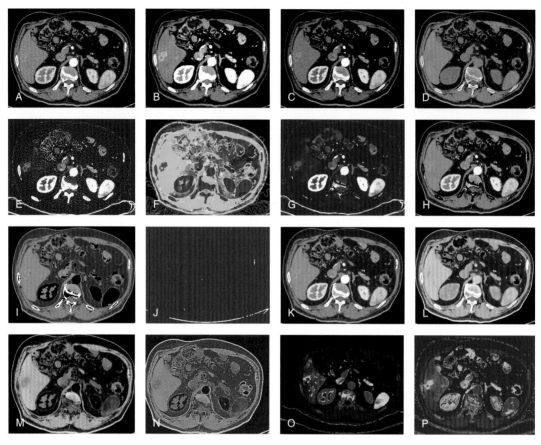

图 2-1-3 光谱 CT 多参数图像对比示意图

A. 常规 CT 图像；B. 单能级 40keV 图像；C. 等效单能级图像(70keV)；D. 虚拟平扫；E. 无水碘图；F. 有效原子序数图；G. 碘密度图；H. 对比剂增强结构图；I. 碘移除图；J. 尿酸图；K. 尿酸移除图；L. 电子密度；M. 钙抑制图；N. 黑血图像；O. ECV 图；P. AEF 图。图像顺序与表 2-1-1 参数列表中的参数顺序一致。

第二节 基于 CT 值的物质分离图像

一、虚拟平扫图像

虚拟平扫(virtual non-contrasted，VNC)图像是从对比剂增强 CT 扫描数据中提取的，可提供类似于常规 CT 平扫衰减值的图像。它通过抑制体素中的碘衰减分量，实现类似未增强状态下的 CT 图像。最新的基于探测器的光谱 CT 技术采用更精确的方法，先基于光电效应和康普顿散射数据将两物质分解为碘衰减和水衰减两种基图像，再将碘衰减去除后的水基图像转化成单能级 70keV 图像，生成更真实一致的虚拟平扫图像。

VNC 图像利用增强 CT 扫描中的能量信息代替真实的非增强扫描，可降低辐射剂量并缩短检查时间。在使用基于探测器的光谱 CT 系统中,VNC 图像代替真实平扫图像在多数临床场景中均具有较高的诊断准确性,例如肾上腺和肾脏病变的定性。不同 DECT 技术的 VNC 图像的 CT 值存在差异,应注意使用相同设备以保证纵向测量和纵向比较的可重复性及准确性。VNC 图像可与碘密度图结合或融合,用于病变的定性和定量评估,特别适用于高密度病变的检测,如血肿和囊肿等多种病变的应用,如表 2-2-1、图 2-2-1 和图 2-1-3 所示。

表 2-2-1 虚拟平扫(VNC)主要研究方向

研究方向	国际期刊发表数量及占比
准确性研究	19(28%)
低剂量应用	7(10%)
钙化积分应用	4(6%)
出血应用	8(12%)
缺血应用	2(3%)
栓子分析	1(1.4%)
急诊应用	3(4%)
AI 算法训练	5(7%)
能量减影	1(1.4%)
肺结节测量	1(1.4%)
夹层应用	2(3%)
脂肪肝应用	2(3%)
贫血检测	1(1.4%)
肿瘤应用	11(16%)

二、碘移除图

碘移除图显示了不含碘对比剂的体素与单能级 70keV 图像保持一致,而含碘对比剂的体素 CT 值呈现为 Hu=−1 024(视觉效果为黑色),由于图像可能受到噪声等因素的影响,可能会存在少量碘残留的情况。该图像可用于可视化增强扫描中的钙化与非钙化,如在冠脉 CT 血管成像中,可直接靶向显示钙化斑块,在颅内介入术后,也可进行对比剂脑病等病变的靶向显示,如图 2-1-3 所示。

三、对比剂增强结构图

在对比剂增强结构图中,含有骨骼和钙化的体素 CT 值被定义为 Hu=−1 024(视觉效果为黑色),而其他软组织的体素与单能级 70keV 保持一致,如图 2-1-3 所示。该图像有助于提供无骨骼的图像,以方便观察不含骨骼或钙化的血管组织等,从而实现一键去骨的效果,与碘密度图相比,二者均可实现一键去骨的效果,但测量单位分别为 HU 值和 mg/mL。在心脏门控扫描下,也可用这种方法区分冠脉钙化与非钙化,同时,由于能够更好地显示血管管腔,对比剂增强结构图在 CTA 成像中可用于清除断层图像或 VR 图像中的骨骼和钙化结构,从而减少血管 CTA 三维后处理的时间。

四、尿酸图

尿酸图显示了所有含尿酸的体素,并且 CT 值与单能级 70keV 图像保持一致,而不含尿酸的体素的 CT 值则呈现为 HU=−1 024(视觉效果为黑色),如图 2-1-3 所示。尿酸图具有监测和诊断痛风结晶和结石成分的潜质,一般可灵敏地检测 3mm 以上的尿酸结石。

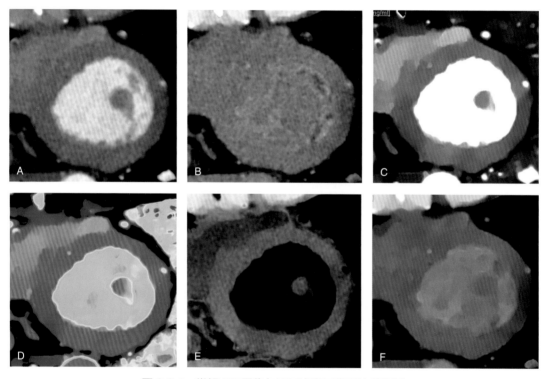

图 2-2-1　常规 CT 图像与不同光谱图像对比示意图
A. 常规 CT 图像;B. 虚拟平扫图像;C. 碘密度图;D. 有效原子序数图;E. 黑血图像;F. 电子密度图像。

尿酸结石由轻化学元素(氢、碳、氧和氮)组成,通过尿酸、钙和水的三种物质分解算法或钙和尿酸的两物质分解,可进行分离和定量测定。尿酸结石的治疗方法与非尿酸结石截然不同,尿酸图可帮助临床选择合适的治疗方案。另外,尿酸图也有助于诊断痛风,并进行严重程度评估和治疗反应监测等。一般建议将尿酸图作为彩色覆盖层添加到传统 CT 图像、单能级图像或 VNC 图像之上,结合三维重建更有助于显示病变位置。

五、尿酸移除图

在尿酸移除图中,所有不含尿酸体素的 CT 值与单能级 70keV 图像保持一致,而含尿酸的体素的 CT 值则呈现为 Hu=–1 024（视觉效果为黑色），如图 2-1-3 所示。尿酸移除图和尿酸图互为补充，一般建议将尿酸移除图作为彩色覆盖层添加到传统 CT 图像、单能级图像或 VNC 图像之上显示。

六、钙抑制图

钙抑制图（calcium suppression images，CaSupp），又称虚拟无钙图像（virtual non-calcium images，VNCa），是一种基于钙物质识别和抑制的图像处理技术。该技术通过特定的算法使用光谱数据来识别和抑制含有钙的体素，将其中的钙衰减效应虚拟替代为与组织中没有钙时相似的 Hu 值，如图 2-1-3 所示。用户可以选择和调节钙抑制指数来优化图像，该指数范围为 25~100。较低的指数值表示更强的钙抑制效果，适用于含钙量较高的组织结构，而较高的指数值适用于含钙量较低的组织结构。钙抑制图在骨骼区域中可用于可视化骨髓病变，提高颅骨附近微小硬膜下血肿或肿块的检出率。与碘和水物质分解图像相比，钙抑制图可以更清晰地凸显骨髓或骨周病变。

钙抑制图像是一种基于骨矿物质、黄色骨髓和软组织的三物质分解算法，从小梁骨中减去骨矿物质而生成的图像，主要用于肌肉骨骼成像，特别是在无法进行 MRI 时评估骨髓，例如急性情况或存在 MRI 禁忌证的情况。该图像可以显示或量化骨髓水肿，对微小骨折、微小骨髓肿瘤、多发性骨髓瘤、微小骨髓炎等疾病的诊断有帮助。此外，钙抑制图像还可以用于在 CT 引导下对微小骨肿瘤进行活检，如表 2-2-2 所示。

抑钙指数调节滑块（CaSupp index slider）：此功能与 keV 滑块类似，用于调节钙抑制图中的抑钙指数。通过实时动态调节和观察，可以明确钙抑制图的最佳抑钙指数设置。

表 2-2-2　钙抑制图（VNCa）主要研究方向

研究方向	国际期刊发表数量及占比
成像原理	5（19%）
隐匿性骨折	4（15%）
骨转移瘤	4（15%）
多发性骨髓瘤	4（15%）
骨样骨瘤	1（4%）
浆细胞肿瘤	1（4%）
血管斑块	2（8%）
椎间盘突出	1（4%）
关节盘评估	2（8%）
软骨评估	1（4%）
转移性钙化	1（4%）

七、黑血成像

黑血成像是一种图像处理技术,可以通过刚性减影算法或三物质分解算法来实现。该技术能够突出血管壁,为壁内血肿和血管炎的评估提供更有利的条件,如图 2-2-1 及图 2-1-3 所示。通常在黑血成像中,血液信号被抑制或降低,使血管壁的结构更加清晰可见,以利于观察血管周围病变和血管壁异常。在胰腺癌的术前评估中,通过黑血图像可更准确地判断胰周血管受累的情况,从而为无残留的肿瘤切除(no residual tumor resection,R0)提供最佳的术前指导。

第三节 非基于 CT 值的参数图像

一、无水碘图

无水碘图以 mg/mL 为单位,测量值表示组织中的碘含量或碘浓度。未增强的软组织设置一般为 0mg/mL。该图像基于碘和水的双基物质分离原理,反映了对比剂增强后组织内的碘密度分布,间接显示组织血供情况,如图 2-1-3 所示。该图像广泛应用于临床,能够可视化类似于碘的物质,同时保留显示钙化、支架等高密度物质。碘物质的识别允许对碘强化区域进行颜色编码,主要用于可视化血液灌注量,例如用于检测肺栓塞、心肌缺血等情况。

二、碘密度图

碘密度图(iodine density,ID)是一种基于碘、钙、水三物质分解的功能参数图像,用于量化不同组织中的绝对碘含量。相比于无水碘图,这种图像的噪声更低,且只显示含碘体素,而不显示钙化、支架等高密度物质,测量结果也更准确,因此测量值以 mg/mL 为单位与前者加以区分,未含碘的组织测量结果一般为绝对的 0mg/mL,显示为黑色,如图 2-1-3 所示。碘密度图可用于量化增强程度和提高病变可视化效果。为了更好地显示病变,可将碘密度图以彩色覆盖层的方式叠加在传统 CT 图像、虚拟单能级图像或虚拟平扫等其他参数图像之上。研究发现,光谱 CT 的碘密度值可用于区分不同分化程度的肺腺癌,特别是动脉期归一化碘密度值在诊断中效果显著。

在光谱探测器 CT 中,碘密度可通过线性基函数变换获得,即先进行钙物质识别,并去除含钙的体素,然后再从康普顿散射 / 光电效应基函数转化为碘 / 水基函数,从而获得无钙且无水的碘密度图。这种方法可以更准确地进行碘定量,研究表明,在 2~20mg/mL 的碘浓度范围内,碘密度的绝对中位数偏差为 0~0.3mg/mL,总中位数偏差为 0.1mg/mL。

碘密度图可用于病变定性,具有显示器官或病变组织灌注情况及早期病变的功能,对于肺栓塞和肺动脉高压的诊断和风险评估有帮助,静息态或负荷态的心脏碘密度图可用于隐匿性心肌缺血的评估,进一步评估 CCTA 检测到的狭窄病变的血流动力学意义。此外,碘密度图还可以用于 MRI 的替代方法,用于评估心肌延迟强化或细胞外容积,并区分不同类型的病变,如囊肿、出血、血管造影后对比剂渗漏等。此外,碘密度值与氟脱氧葡萄糖(FDG)PET/CT 的代谢活性呈正相关,可用于疗效和预后评估。治疗前后的病灶碘密度值和有效原子序数值的降低与良好的预后相关,这有助于临床治疗决策的制订,如表 2-3-1 所示。

表 2-3-1　碘密度图(ID)主要研究方向

研究方向	国际期刊发表数量及占比
定量准确性	19(12%)
脑灌注	2(1%)
出血、钙化鉴别	11(7%)
良恶性鉴别	28(18%)
心肌灌注	11(7%)
ECV	13(8%)
PCI 成功率	1(0.6%)
血栓检测	5(3%)
肺功能评估	15(9.5%)
肺不张鉴别	2(1%)
肿瘤分型分期分级	23(15%)
脂肪肝及肝纤维化	6(4%)
肾功能评估	1(0.6%)
支架假性渗漏	1(0.6%)
腹部脏器灌注	6(4%)
克罗恩病	4(2.5%)
肿瘤疗效预测评估	9(6%)

注:PCI,经皮冠状动脉介入治疗;ECV,细胞外容积。

三、有效原子序数图

有效原子序数图(Z effective,Zeff)旨在量化不同物质或材料的有效原子序数值,其平均值取决于相应区域的物质成分。其原理基于不同能量下 X 线的衰减特性,可根据公式计算未知元素的原子序数。对于化合物或混合物,如果其衰减效果等同于某个元素,则该元素的原子序数即为该化合物或混合物的有效原子序数,如图 2-1-3 所示。在球管驱动的双能量CT 中,使用电子密度(ED)和有效原子序数(Zeff)基函数代替碘和水双物质分解来重建电子密度和有效原子序数图。然而,由于时间和空间位置的不匹配,该方法获得的 Zeff 值精度较低。而在探测器驱动的光谱 CT 中,可以通过光电效应系数和康普顿散射系数直接获得精确的有效原子序数和电子密度信息。

虽然原子序数是描述物质元素的属性,但对于由多个元素组成的物质,有效原子序数是 X 线与物质相互作用中原子序数依赖性最重要的定量参数之一。在有效原子序数图中,体素值表示显示组织的有效原子序数值,通常在人体成像时,Zeff 值的范围是 5~30。水的理论有效原子序数值为 7.24,测量值一般为 7.4。脂肪组织的 Zeff 值明显低于水,而骨骼和对比剂增强组织的 Zeff 值则显著高于水,金属植入物的 Zeff 值通常高于 30。

有效原子序数图具有区分不同组织的潜力,尤其是可以区分密度相似但成分不同的结石。该图像通过光电效应和康普顿散射系数的比值与有效原子序数 Z 成正比关系,提供了更高的分辨能力,可以分析组织成分,例如,结合电子密度图,可以区分不同类型的结石成分。此外,在放射治疗中,有效原子序数图可以提供更准确的阻止本领比(SPR),这对于计算剂量分布和质子束范围非常重要。

与以往的双能量 CT 不同,光谱探测器 CT 测量的 Zeff 值非常准确,测量偏差范围为 2.3%~1.7%,且在临床上的实际 ROI 测量中,代表测量误差的 SD 值往往为 0。在临床实践中,Zeff 值可提高等密度病变的检出率,例如,光谱 CT 相对于传统双能量 CT 在检测阴性结石方面可进一步提高 9% 的检出率。此外,在区分成骨性骨转移瘤与骨岛、肺小细胞癌与非小细胞癌等方面,Zeff 值也显示出最佳的诊断性能。对于骨质疏松疗效评估,光谱 CT 的有效原子序数图能够提供更清晰、更高分辨的结果,有助于分离密度相近的骨替代充填物与真实骨组织。

总之,有效原子序数图具有区分不同物质和组织的能力,对于等密度病变鉴别和不同物质成分的区分可能会带来意想不到的效果。光谱探测器 CT 提供了更准确的 Zeff 值定量,为临床诊断和治疗提供了更多信息,如表 2-3-2 所示。

表 2-3-2 有效原子序数(Zeff)主要研究方向

研究方向	国际期刊发表数量及占比
肿瘤介入	1(3%)
肿瘤放射治疗	9(24%)
斑块分析	3(8%)
结石检出和成分分析	7(19%)
脏器灌注评估	11(30%)
造影检查	2(5%)
骨质疏松疗效评估	1(3%)
肺结节测量	1(3%)
血管夹层应用	2(5%)

四、电子密度图

电子密度（electron density，ED）图是使用光谱数据来计算每个体素的电子密度相对值而生成的图像，代表了单位体积内的电子数量及分布，如图 2-1-3 所示。在诊断 X 线能量范围内，X 线的衰减主要由光电效应和康普顿效应组成，对于无明显 K 缘效应的物质，这两种相互作用与原子序数和电子密度存在确定的函数关系，因此基于探测器的能量 CT 可通过探测器提供的额外能量信息直接求解，得到原子序数和电子密度的信息。

光谱 CT 获取的电子密度图是相对于水的相对值，单位为 %EDW（以水的电子密度为基准），与水的标定电子密度相乘即可得到绝对的电子密度值。由于不再需要通过 HU 值进行转换，而是直接通过光谱数据获得，其准确性得到了进一步提升，例如，水的电子密度预期值可达到 100%EDW。

电子密度图的应用有潜在的临床益处，且正在从临床放疗相关应用拓展到影像诊断方面。不同的能量采集技术对于电子密度值的准确性将产生重要影响。研究表明，基效应分解（base effect decomposition，BED）方法的准确性优于基物质分解（base material decomposition，BMD）方法。因此，双层探测器的光谱 CT 可以提供更精准的电子密度成像，对于临床放疗计划的精准实施，以及急性脑卒中、早期肺渗出、磨玻璃结节等疾病的早期诊断都具有重要意义，如表 2-3-3 所示。

表 2-3-3　电子密度（ED）主要研究方向

研究方向	国际期刊发表数量及占比
成像原理	2(4%)
准确性研究	6(11%)
精准放射治疗	12(21%)
新型冠状病毒感染	2(4%)
肺 GGO	4(7%)
栓子检测	3(5%)
血肿检测	2(4%)
椎间盘突出	1(2%)
肺动脉肉瘤	1(2%)
骨转移	1(2%)
PET 图像校正	1(2%)
成像原理	2(4%)
准确性研究	6(11%)
精准放射治疗	12(21%)

注：GGO，磨玻璃结节。

五、细胞外容积图

细胞外容积(extracellular volume,ECV)图是一种用于评估细胞水平细胞外间隙大小的一种功能参数,如图 2-1-3 所示,主要用于心肌纤维化和肝纤维化等急慢性病变的早期评估。ECV 的计算主要是基于平衡期组织的强化绝对值,可以通过 CT 和 MRI 等多种方法实现,常规的 CT 及 MRI 均需要平衡期扫描与非增强扫描进行减影处理,而光谱 CT 可直接通过一次扫描基于碘密度图进行计算,也就是所谓的 CT 值差值法和光谱碘密度值法,研究表明,碘密度值法准确性更高。这种技术旨在定量评估纤维化等病理改变。在生成 ECV 图像的过程中,需要使用特定的图像序列,如 SBI、常规 CT 图像或碘密度图。通过 ECV 图谱,可以在图像上显示不同组织的 ECV 值,用于诊断和评估。由于光谱碘密度值法生成的 ECV 图在评估疾病方面表现出更高的观察者间可重复性和预测值,目前已经成为一种首选方法。ECV 图及 ECV 值不仅可用于检出早期肝纤维化,还可以对纤维化的分级进行评估。

六、动脉增强指数图

动脉增强指数图(arterial enhancement fraction,AEF)用于测定动脉血供引起的组织强化占动脉和静脉引起的总强化的百分比,如图 2-3-1 所示。这个参数通常用于肝脏疾病的评估,因为肝脏是典型的具有双重血供的器官。动脉增强指数图可以帮助分析动脉和门静脉引起的强化差异,对于评估肝脏病变,特别是肝细胞癌等疾病,具有重要的鉴别诊断价值。

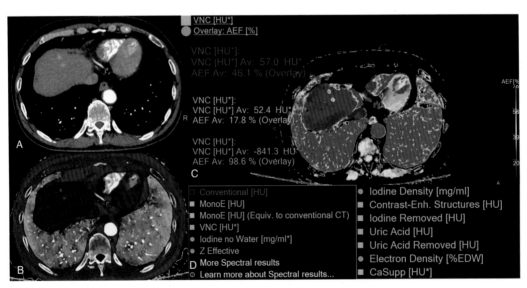

图 2-3-1　光谱 CT 多参数图像一键式切换示意图

A. 常规 CT 图像,病灶对比度较低;B. 有效原子序数序列,病灶对比度显著提高;C. 动脉增强指数图,病灶对比度进一步提高,且病灶 AEF 值为 46.1%,正常肝脏 AEF 值为 17.8%;D. 多参数图像切换列表,参数列表可直接获得除动脉增强指数图、细胞外容积图、黑血图像之外的 13 种参数图像。

动脉增强指数的计算方法可以通过不同的图像序列来实现,包括常规 CT 值差值法和光谱 CT 碘密度值法。在进行计算时,需要采集相应的图像数据,并使用特定的公式来计算,一般常规 CT 值差值法需要三期扫描数据,而光谱 CT 碘密度值法只需要两期扫描数据。有研究表明,肝细胞肝癌的动脉增强指数值通常显著增高,而其他肝脏疾病的值较低。另外,由于双肺也是双重血供器官,动脉增强指数图也可用于肺部疾病的评估,如肺结节的良恶性鉴别等。

(高剑波 韩太林 党晋晋 于胜会 关光华)

【参考文献】

1. HOJJATI M, VAN HEDENT S, RASSOULI N, et al. Quality of routine diagnostic abdominal images generated from a novel detector-based spectral CT scanner: a technical report on a phantom and clinical study. Abdom Radiol (NY), 2017, 42 (11): 2752-2759.

2. LAI LY, TAN P, JIANG Y, et al. Dual-layer spectral detector CT for contrast agent concentration, dose and injection rate reduction: Utility in imaging of the superior mesenteric artery. Eur J Radiol, 2022, 150: 110246.

3. LENNARTZ S, LAUKAMP KR, TANDON Y, et al. Abdominal vessel depiction on virtual triphasic spectral detector CT: initial clinical experience. Abdom Radiol (NY), 2021, 46 (7): 3501-3511.

4. OHIRA S, WASHIO H, YAGI M, et al. Estimation of electron density, effective atomic number and stopping power ratio using dual-layer computed tomography for radiotherapy treatment planning. Phys Med, 2018, 56: 34-40.

5. LONGARINO FK, KOWALEWSKI A, TESSONNIER T, et al. Potential of a Second-Generation Dual-Layer Spectral CT for Dose Calculation in Particle Therapy Treatment Planning. Front Oncol, 2022, 12: 853495.

6. ROTZINGER DC, SI-MOHAMED SA, SHAPIRA N, et al. "Dark-blood" dual-energy computed tomography angiography for thoracic aortic wall imaging. Eur Radiol, 2020, 30 (1): 425-431.

7. DRLJEVIC-NIELSEN A, MAINS JR, THORUP K, et al. Early reduction in spectral dual-layer detector CT parameters as favorable imaging biomarkers in patients with metastatic renal cell carcinoma. Eur Radiol, 2022, 32 (11): 7323-7334.

8. BOCCALINI S, SI-MOHAMED S, MATZUZZI M, et al. Effect of contrast material injection protocol on first-pass myocardial perfusion assessed by dual-energy dual-layer computed tomography. Quant Imaging Med Surg, 2022, 12 (7): 3903-3916.

9. ZHOU J, ZHANG D, WANG Z, et al. The clinical features, image findings and risk factors of vena cava syndrome in Behçet's syndrome. Clin Exp Rheumatol, 2022, 40 (8): 1526-1534.

CT

第三章

头颈部

第一节 颅 脑

一、虚拟单能图像提升脑灰白质对比度

【病例摘要】

患者,男,74 岁,头晕,心前区疼痛 11 天(图 3-1-1)。

【扫描方案】

扫描参数:采用双层探测器光谱 CT。患者取仰卧体位,扫描范围自颅底至颅顶,扫描参数:120kV,309mA,螺距 0.30,转速 0.4 秒 / 周;重建图像层厚 5.00mm,层间距 5.00mm。头颈部 CTA 扫描选用 350mgI/mL 对比剂 40mL,流速为 5mL/s,在降主动脉中放置感兴趣区,并使用 150Hu 的触发阈值和 5 秒的启动延迟,使用团注跟踪开始图像采集。扫描完成后将图像采用迭代重建算法,光谱数据包 SBI 自动重建。在工作中用软件生成光谱参数图像,分别生成虚拟单能级图像、有效原子序数图、有效原子序数融合图、碘密度图及光谱曲线等。

【图例】

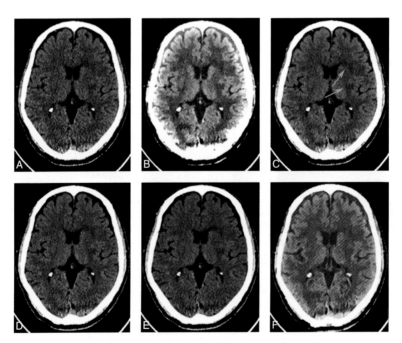

图 3-1-1 虚拟单能级图像提升脑灰白质对比度

A. 常规混合能量 CT 图;B~E. 40keV 虚拟单能级图像、65keV 虚拟单能级图像、80keV 虚拟单能级图像、100keV 虚拟单能级图像;F. 40keV 与常规混合能量图像融合图。显示 65keV 虚拟单能级图像(C)的灰白质对比度最好,脑组织结构显示更清晰,基底节区核团分界更清楚,图像质量显著优于常规图像、其他能级图像及融合图像。通过单能 65keV 图像较容易发现左侧额叶、基底节区脑梗死灶(绿箭)。

【影像诊断】

左侧脑室旁、岛叶脑梗死。脑白质脱髓鞘,脑萎缩。

【病例小结】

光谱 CT 具备独特的上下两层探测器结构,分别接收低能量和高能量 X 射线光子,这样就可以在一次常规扫描中同时获取混合能量的常规影像和高 - 低能量分离的光谱影像。利用其虚拟单能级图像来改善不同组织的对比度,更好地改善图像质量。光谱 CT 薄层重建的 65keV 单能图像能够优化灰、白质的对比度,降低射线光束强度,相比常规混合能量 CT,其具有更高的信噪比和更低的图像噪声。同时,在 120keV 单能图像中颅底的射线硬化伪影及金属内固定物伪影明显减少。在不增加任何辐射剂量的情况下,显著提高了图像的影像质量,能有效提高微小病灶的诊断准确性,可为缺血性脑卒中的早期定性、定量诊断以及预后评估提供更为准确的影像数据。

二、虚拟单能图像联合 OMAR 技术减少硬化束伪影

【病例摘要】

患者,男,92 岁,以"纳差、嗜睡 2 个月余,意识障碍 6 小时"为主诉入院(图 3-1-2)。

【扫描方案】

扫描方案同上。

【图例】

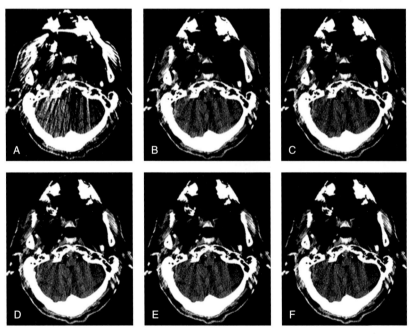

图 3-1-2 虚拟单能级图像减少硬化束伪影

A. 常规 CT 图,后颅窝金属伪影较重;B~F. OMAR 技术分别联合虚拟单能级图像 80keV(B)、100keV(C)、120keV(D)、140keV(E) 和 200keV(F) 的图像质量比较。随着能量级增加,金属伪影逐渐减少,最佳图像质量为 OMAR+200keV。

【影像诊断】

脑白质脱髓鞘,脑萎缩。双侧基底节区多发脑梗灶。

【病例小结】

光谱 CT OMAR 为一种改进的迭代重建技术,是目前较先进的去伪影技术,对图像的迭代重建只针对金属像素,而对非金属图像不造成影响。本病例扫描结果显示,OMAR 迭代重建技术可以有效地减少金属伪影,提高图像质量,显著改善颅底的图像噪声,减少金属植入物造成的伪影,使小脑、后颅窝等解剖结构清楚区分。虽然 OMAR 没有完全去除金属伪影,但能够减少伪影对 CT 图像质量的影响,显著增加图像的信噪比,提供更多的诊断信息。相关研究结果均充分证明 OMAR 迭代重建技术去除金属伪影有效,并且图像质量较高。OMAR 迭代重建去伪影技术与传统去伪影技术所采用的插值技术不同。传统插值技术是替换掉原始投影数据中受金属异物污染的数据来达到去除金属伪影的目的,但容易产生次生伪影。OMAR 是对图像中的物质结构重新定义和分类,再对所定义的不同组织对应的投影数据进行反复对比迭代运算,寻找出原始数据中金属伪影对应的投影数据并从中剔除。如此反复迭代,直至图像中没有大簇的放射状伪影存在,最终得到去伪影重建图像。

三、虚拟单能图联合电子密度图增加急性 - 亚急性脑梗死检出率

【病例摘要】

患者,男,55 岁,突发左侧肢体无力,口角歪斜、言语不清(图 3-1-3)。

【扫描方案】

扫描方案同上。

【图例】

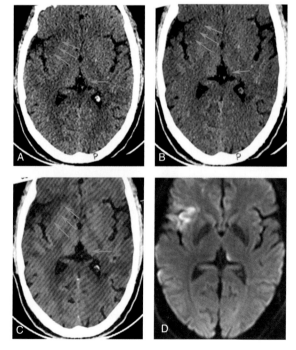

图 3-1-3 单能图与电子密度图融合图像诊断急性期脑梗死

A. 常规混合能量 CT 图像,隐约可见脑梗死病灶(绿箭),梗死范围难以准确评估;B. 虚拟单能级图像 200keV,难以很清晰地显示脑梗死病灶(绿箭);C. 电子密度图与单能 200keV 融合图,在特定窗宽、窗位下(窗宽 95Hu,窗位 –15Hu)能较清晰地展示脑梗死病灶及其范围(绿箭);D. 磁共振弥散加权成像(DWI),证明患者左侧丘脑及右侧岛叶存在急性 - 亚急性脑梗死。

【影像诊断】

左侧上脑、右侧岛叶急性 - 亚急性期脑梗死。

【病例小结】

急性缺血性脑卒中又称急性脑梗死,是指由于脑部血液供应障碍导致脑组织发生缺血、坏死等一系列症状,具有高发病率、高死亡率、高致残率的特点。由于脑组织对于缺血的耐受性非常差,早发现、早治疗对于脑梗死患者至关重要。因颅内结构和组织对比分辨率较低,脑灰白质之间的密度差异仅 5~10Hu,所以在常规扫描中采用的 5~10mm 层厚的图像上,由于受部分容积效应等因素的影响,对于微小病灶及早期缺血灶评估有较大限度。

光谱 CT 可以在一次常规扫描中同时获取混合能量的常规影像和高 - 低能量分离的光谱影像。利用其虚拟单能级图像来改善不同组织的对比度,能更好地改善图像质量。在不增加任何辐射剂量的情况下,显著提高了图像的影像质量,能有效提高微小病灶的诊断准确性,为缺血性脑卒中的早期定性、定量诊断以及预后评估提供更为准确的影像数据。

四、光谱 CT 脑灌注成像对脑缺血的评估

【病例摘要】

患者,男,64 岁,急性脑梗死伴脑出血(图 3-1-4)。

【扫描方案】

扫描方案同上。

【图例】

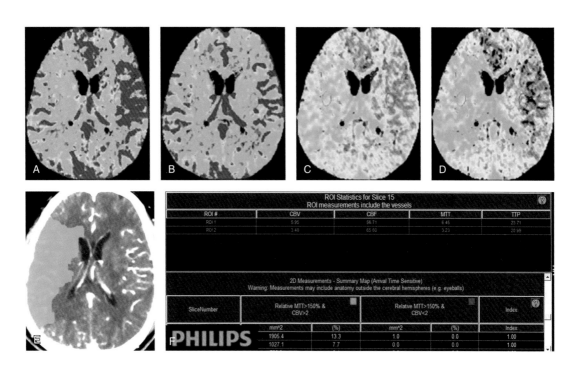

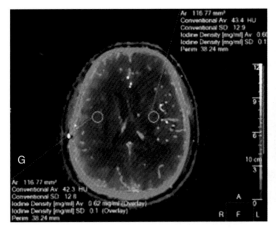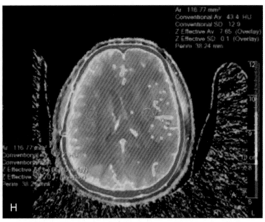

图 3-1-4 光谱脑灌注图与碘密度图、有效原子序数图融合图像评估脑缺血

A~D. 分别为脑血流量（CBF）、脑血容量（CBV）、平均通过时间（MTT）、达峰时间（TTP）等脑灌注参数伪彩图；E. 示右侧额顶颞叶大片缺血区（相对 MTT>150% 并 CBV>2）；F. 示 ROI 各脑灌注参数定量值及缺血区与梗死核心区（相对 MTT>150% 并 CBV<2）的面积；G、H. 分别为脑灌注动脉峰值期原始图像与碘密度图、有效原子序数图的融合图，可见缺血区域碘密度值及有效原子序数值均较对侧无显著差异，表明该区域属可挽救的缺血组织。

【影像诊断】

右侧额顶颞叶脑梗死前期Ⅱ₁期。

【病例小结】

颅脑 CT 灌注成像（CT perfusion，CTP）可有效评估脑血流灌注状态，经重建处理后可获得全部脑组织区域的脑灌注参数图及量化值，包括脑血液流量（CBF）、脑血液容量（CBV）、残余功能达峰时间（T_{max}）、对比剂平均通过时间（MTT）、对比剂达峰时间（TTP）等参数，可对颅内血管狭窄或闭塞情况、脑组织灌注缺损程度进行定量化评估。同时，CTP 也可敏感地发现脑梗死超早期脑组织局部血流灌注变化，对脑组织低灌注状态病理生理学分期也有十分重要的意义。

光谱 CT 脑灌注扫描采用 jog 模式联合脑卒中自动后处理工作站，不仅能够较快速、准确地显示脑梗死缺血半暗带及梗死核心区域，还可补充多种定量成像技术，从而获取多种定量参数，如本例将脑灌注动脉峰值期原始图像与碘密度图、有效原子序数图进行融合，实现了采用碘密度值及有效原子序数值评估脑组织血流灌注状态的能力，此方法有望成为急性缺血性脑卒中患者更方便、更快捷、更低对比剂用量及辐射剂量的评估方法。

五、颅内小动脉瘤的检出

【病例摘要】

患者，男，24 岁，右侧肢体麻木查因（图 3-1-5）。

【扫描方案】

扫描方案同上。

【图例】

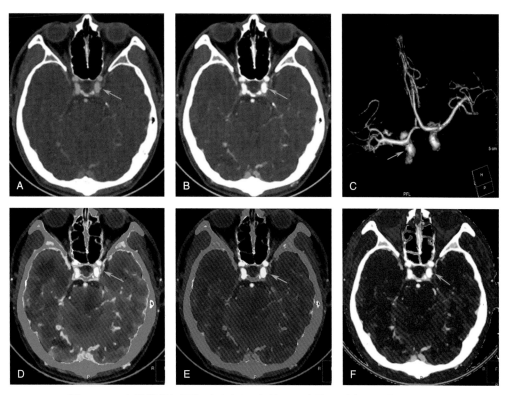

图 3-1-5　虚拟单能级图与碘密度图、有效原子序数图融合图评估小动脉瘤

A. 常规混能 CTA 轴位原始图像；绿色箭头示左颈内动脉 C_4 段微小动脉瘤，易漏诊；B. 虚拟单能级 40keV CTA 轴位图像；C. 虚拟单能级 40keV 容积再现成像；D. 虚拟单能级 100keV 与碘密度图融合 CTA 轴位图像；E. 虚拟单能级 40keV 与碘密度图融合 CTA 轴位图像；F. 虚拟单能级 40keV 与有效原子序数融合 CTA 轴位图像，绿色箭头均指示同一位置微小动脉瘤：经对比可见虚拟单能级 40keV 图像及 40keV 与碘密度图融合图像明显提高了颈内动脉的对比噪声比，使左颈内动脉 C_4 段微小动脉瘤更易于显示，且对细小管径的血管显示有利于评估载瘤动脉。

【影像诊断】

左侧颈内动脉 C_4 段动脉瘤。

【病例小结】

颅内动脉瘤为发生在颅内动脉管壁上的异常膨出，是造成蛛网膜下腔出血的首位病因，在脑血管意外中，仅次于脑血栓和高血压脑出血。颅内动脉瘤好发于脑底动脉环分叉处及其主要分支，约 85% 的动脉瘤位于 Willis 动脉环前半环颈内动脉系统，即颈内动脉颅内段、大脑前动脉、前交通动脉、大脑中动脉、后交通动脉的后半部。未破裂的颅内动脉瘤通常不会引起症状，或者由于瘤体较大压迫周围脑组织和神经引起的轻度不适症状。破裂的动脉瘤会发生渗血或者出血，患者剧烈头痛、恶心呕吐为最常见的表现，进而出现颅内压增高、意识障碍等并发症，严重者危及生命。因此，快速准确地检出动脉瘤，及时治疗，对于避免发生生命危险的意义重大。

　　鉴于头颈部复杂的解剖结构和精密度,颅内血管的显示和头颈部血管疾病的诊断需要特殊的成像方式来满足临床诊断的需求。头颈部 CTA 无创、简便,且对直径>2mm 的动脉瘤灵敏度>95%,已广泛应用于脑供血动脉成像,是评估血管的常用标准方法。与常规 CT 相比,光谱 CT 在头颈部血管成像中有更多的优点:①一次常规扫描自动获得常规 CT 信息和双能量信息,不需专门设置双能量扫描模式序列;②探测器采集到的数据以基数据包的形式存储,可在回顾性研究中直接调用进行多参数重建;③两套不同能量的图像在时间和空间上完全配准,有助于削减伪影。上述技术可以优化头颈部血管的显像质量,消除血管旁硬化伪影,消除动脉夹、弹簧圈引起的金属伪影,实现物质鉴别与定量、减少对比剂剂量和辐射剂量,为头颈部血管疾病的临床诊断提供更有价值的影像信息。

六、烟雾病的评估

【病例摘要】

患者,女,36 岁,眩晕伴恶心半个月余(图 3-1-6)。

【扫描方案】

扫描方案同上。

【图例】

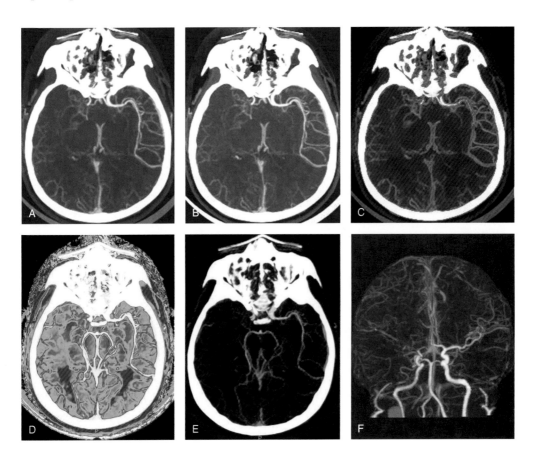

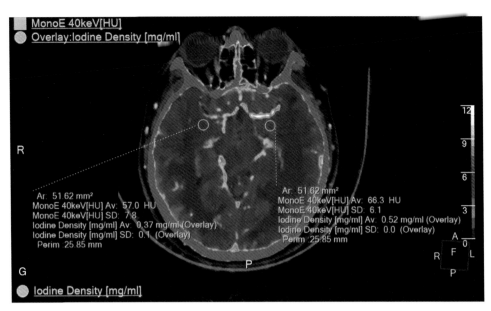

图 3-1-6 虚拟单能级图与碘密度图、有效原子序数图、无水碘图融合图评估烟雾病

A. 常规混合能量最大密度投影（MIP）轴位图像示右侧大脑中动脉 M_1 段闭塞，细小侧支显示不清；B. 虚拟单能级 40keV MIP 图像示闭塞段周围侧支小血管较常规图像更明显、更丰富、更清晰，呈典型"雾"状；C. 虚拟单能级 40keV MIP 图与碘密度图融合图像；D. 虚拟单能级 40keV MIP 图像与有效原子序数融合图像；E. 虚拟单能级 40keV MIP 图像与无水碘密度图融合图像均能清晰显示管腔闭塞处及以远各级分支无充盈或充盈差（提示脑血流储备能力下降，有侧支重建手术指征）；F. 常规混合能量 3D 图像无法准确显示右侧大脑中动脉 M_1 段闭塞及其造成的细小侧支，并评估脑血流储备；G. 虚拟单能级 40keV 图像与碘密度图融合图像可定量评估缺血区域碘密度值（0.37mg/mL）明显低于对侧（0.52mg/mL）。

【影像诊断】

右侧大脑中动脉 M_1 段闭塞并周围迂曲"烟雾"状侧支血管，考虑烟雾病。

【鉴别诊断】

烟雾病主要需与颅内动脉粥样硬化所致的动脉狭窄进行鉴别，目前主要采用高分辨磁共振血管壁成像来分析：有学者指出，烟雾病与动脉粥样硬化在管壁（斑块）形态及强化率方面存在显著差异。也有研究认为，烟雾病患者的血管外径、管壁厚度及重塑指数均小于颅内动脉粥样硬化患者，且更常见同心性狭窄、均匀的信号强度及侧支血管结构。动脉粥样硬化更多地表现为偏心性病变，且强化更加明显。烟雾病更易累及颈内动脉末端分叉部，且很少伴有颈内动脉其他段的狭窄。

【病例小结】

烟雾病是一种以颈内动脉末端及大脑前动脉、大脑中动脉起始部动脉内膜缓慢增厚，动脉管腔进行性狭窄或闭塞，且在颅底伴有异常新生血管网形成为特征的闭塞性疾病。其临床表现主要分为出血和缺血两大类，起病年龄有 5 岁和 40 岁左右的双峰分布，儿童患者以缺血为主要临床表现，成人患者缺血与出血表现基本同概率。本病的实质是脑底部动脉主干闭塞伴代偿性血管增生，因此头颈部 CTA 检查可以发现颈内动脉起始部、大脑前动脉、大脑中动脉起始段狭窄或不显影，以及周围侧支循环代偿形成。普通头颈 CTA 存在细小动脉成像不佳的缺点,不利于后续的血管重建,而光谱头颈CTA的虚拟虚拟单能级成像VMI可以提高血管对比度,有助于改善头颈部CTA中小动脉分支的成像质量。光谱CT赋予有效原子序数色彩化,得到有效原子序数图,与光谱曲线结合,可以为鉴别物质成分、实现物质分离提供更加丰富的信息。

七、颅内动静脉畸形的评估

【病例摘要】

患者,男,35岁,高血压10年,头晕半个月余(图3-1-7)。

【扫描方案】

扫描参数:使用双层探测器光谱CT机。患者取仰卧体位,扫描范围从主动脉弓下缘到颅顶,管电压为120kVp,管电流913mA,转速0.4秒/周,螺距1.3,重建图像层厚1.00mm,层间距0.7mm。增强扫描选用350mgI/mL对比剂40mL,流速为5mL/s,在降主动脉中放置感兴趣区,并使用150Hu的触发阈值和5秒的延迟时间,使用团注跟踪开始图像采集。图像采用迭代重建算法,将光谱数据包SBI自动重建获得。在工作中用软件重建出45keV光谱头颈CTA轴位原始图像进行容积再现(VR)及Lumen cMPR等图像的重建。

【图例】

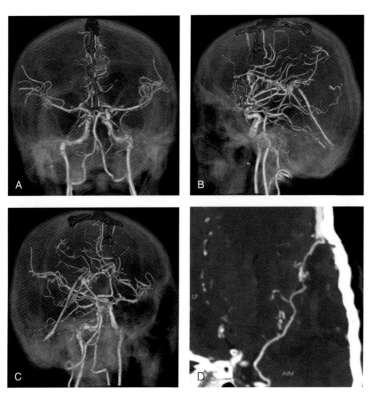

图3-1-7 光谱CT虚拟单能级45keV头颈CTA重建图像评估颅内动静脉畸形

A~C.多角度容积再现图像清晰显示颅内动静脉畸形血管团:红色供血动脉(右侧大脑前动脉发出)
及蓝色引流静脉(引流至上矢状窦);D. Lumen cMPR图示动静脉畸形范围及相关引流血管。

【影像诊断】

右侧额部动静脉畸形。

【病例小结】

头颈部血管疾病是日常生活中危害人们身体健康的常见疾病。鉴于头颈部复杂的解剖结构和精密度，颅内血管的显示和头颈部血管疾病的诊断需要特殊的成像方式来满足临床诊断的需求。

光谱 CT 特有的血管分析软件 SAVA 将骨从头颈血管 CTA 中移除，实现了直接血管减影成像，可更直观清楚地反映供血动脉、畸形血管团和引流静脉的三维立体结构，显示供血动脉的来源、数目和形态，以及引流静脉的部位、大小以及深度，并能显示畸形血管团在脑内的位置和其周围相关的毗邻解剖关系，具有良好的三维立体直观效果。

目前诊断动静脉畸形的"金标准"是 DSA，但其属于有创检查，风险大，费用高，血管团内部结构有时显示不佳。CT 检查因风险较小且具有较高的灵敏度，对出血钙化显示较为直观，并对诊断脑动静脉畸形具有较高的灵敏度、特异度和准确性。随着临床上 CTA 的普及，CTA 有代替 DSA 检查的趋势。但传统的 CTA 检查因时间、密度分辨力较低，在血管结构复杂、搏动较快的情况下，其清晰度及分辨力不足，因而降低了其诊断价值。应用光谱 CT 扫描，根据组织化学组成不同导致其对不同能量 X 线的吸收差异来分辨不同组织，达到去骨的效果；并且采用双能量软件提高信噪比，可明显提高组织区分度，为图像提供更多的细节，十分有利于临床诊治。

八、出血性脑卒中的评估

【病例摘要】

患者，女，2 岁，昏迷 5 小时余（图 3-1-8）。

【扫描方案】

扫描参数：使用双层探测器光谱 CT 机。患者取仰卧体位，扫描范围从主动脉弓下缘到颅顶，管电压为 120kVp，管电流 913mA，转速 0.4 秒 / 周，螺距 1.3，重建图像层厚 1.00mm，层间距 0.7mm。增强扫描选用 350mgI/mL 对比剂 40mL，流速为 5mL/s，在降主动脉中放置感兴趣区，并使用 150Hu 的触发阈值和 5 秒的延迟时间，使用团注跟踪开始图像采集。图像采用迭代重建算法重建，光谱数据包 SBI 自动重建。在工作中用软件生成光谱参数图像，包括虚拟单能级图像、有效原子序数图、有效原子序数融合图及碘密度图等。

【图例】

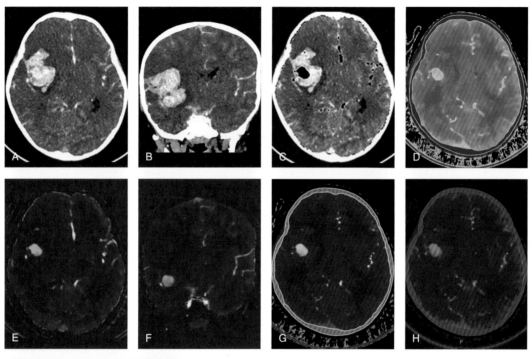

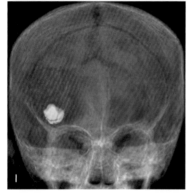

图 3-1-8 光谱 CT 虚拟单能级 40keV 图、碘移除图、碘密度图、有效原子序数及融合图评估出血性脑卒中

A、B. 分别为轴位、冠状位图像,常规图像无法区别动脉瘤及周围血肿;C、D. 分别为碘移除图及碘密度图与有效原子序数融合图,可清楚显示动脉瘤、血肿的真实范围;E、F. 分别为轴位、冠状位碘密度图,显示动脉瘤碘浓聚;G、H. 分别为 40keV 单能图与有效原子序数图和碘密度图融合图像,其对动脉瘤及其周围血肿均可清晰分辨;I. 容积再现碘浓度阈值融合图,立体显示右侧大脑中动脉瘤及其血肿,且两种不同组织分界显示清楚。

【影像诊断】

右侧大脑中动脉 M_2 段动脉瘤伴出血。

【病例小结】

出血性脑卒中是由于脑血管破裂造成的局部脑组织损伤。常规 CT 平扫在脑出血中的诊断价值已得到广泛认可,但光谱 CT 通过后处理技术使碘密度图中含碘组织的 CT 值近似等于不含碘时的 CT 值,生成类似于真正平扫(TNC)的虚拟平扫(VNC)图像,可显示颅内出血的位置和范围,取代 TNC 图像,降低约 1/3 的辐射剂量。碘密度图定量与 VNC 图像联合使用可用于区分血 - 脑屏障损伤引起的对比剂外渗和出血,鉴别活动性出血与非活动性出血等。特定能级的 VMI 图像可以提高颅脑灰白质的对比度。研究表明,白质内的出血和灰质内的低密度病变在 40keV 能级中显示良好,而灰质内出血和白质内低密度病变在 120keV

中显示更佳。出血灶在常规图像和 VNC 上呈高密度,在碘密度图上为低密度。碘对比剂外渗在常规图像和碘密度图为高密度,在 VNC 上呈低密度。

出血性脑卒中临床尤其关注血肿是否有继续扩大的可能,多种 CT 征象可用来预测血肿扩大,包括增强图像上的点征和渗漏征,这些征象具有较高的特异度,但灵敏度均较低,因为对比剂及血肿在 CT 上均表现为高密度影,因而在常规 CTA 图像上有时候不易鉴别,而光谱 CTA 图像上能够特异性区别碘对比剂及血肿,后处理软件可自动识别和标记血肿及碘对比剂,同时还能准确测量血肿内的碘含量,有利于诊断医师的准确评估。

九、脑肿瘤的评估

【病例摘要】

患者,女,61 岁,头痛、右侧听力下降 2 个月余(图 3-1-9~ 图 3-1-11)。

【扫描方案】

扫描参数:使用双层探测器光谱 CT 机。患者取仰卧体位,扫描范围从主动脉弓下缘到颅顶,管电压为 120kVp,管电流 913mA,转速 0.4 秒 / 周,螺距 1.3,重建图像层厚 1.00mm,层间距 0.7mm。增强扫描选用 350mgI/mL 对比剂 40mL,流速为 5mL/s,在降主动脉中放置感兴趣区,并使用 150Hu 的触发阈值和 5 秒的延迟时间,使用团注跟踪开始图像采集。图像采用迭代重建算法,光谱数据包 SBI 自动重建。在工作中用软件生成光谱参数图像,包括虚拟单能级图像、有效原子序数图、有效原子序数融合图及碘密度图等。

【图例】

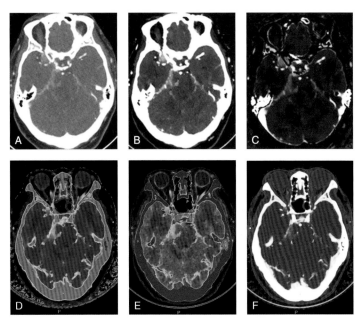

图 3-1-9 虚拟单能级 40keV 图、碘密度图、有效原子序数图及其融合图评估脑膜瘤

A. 常规图像对右侧桥小脑角区及颞极脑膜瘤实质及边界显示不清;B. 40keV 图像对肿瘤边界显示更清楚;C. 碘密度图清晰显示脑膜瘤异常碘浓聚;D~F. 分别为有效原子序数图、40keV 单能图与碘密度图融合图及 40keV 单能图与有效原子序数融合图,均可清晰显示两处脑膜瘤明显的"脑膜尾征"。

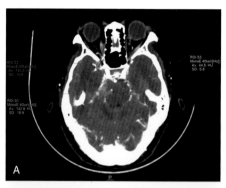

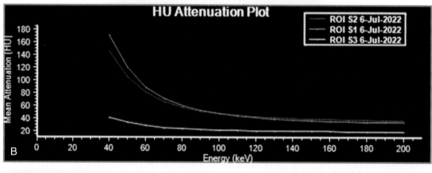

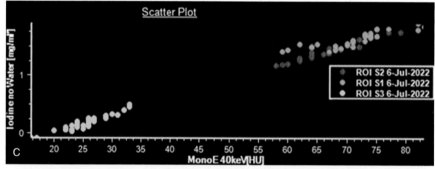

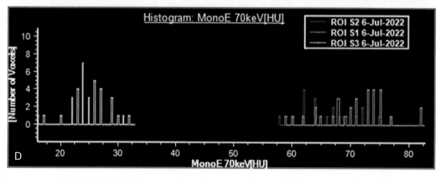

图 3-1-10　通过光谱曲线斜率、CT 值分布散点图、柱状图等技术区分脑膜瘤与正常脑组织
A. 在混能图上分别对两处脑肿瘤组织绘制蓝、红 ROI，正常脑组织绘制黄 ROI；B. 蓝 ROI 与红 ROI 的光谱曲线斜率与黄 ROI 明显不同，且蓝 ROI 与红 ROI 光谱曲线斜率高度近似，表明两区域物质成分非正常脑组织，且基本相同（桥小脑角恶性脑膜瘤并颞极转移）；C、D. 40keV 散点图、70keV 柱状图条件下蓝、红 ROI 与黄 ROI CT 值明显不同。

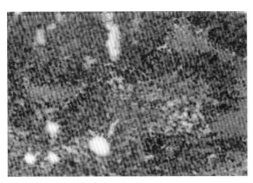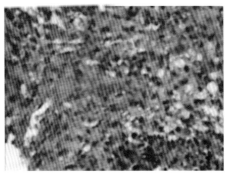

图 3-1-11　患者术后病理图像
病理示肿瘤为分化不良的脑膜瘤（WHO Ⅲ级）。

【影像诊断】

右侧桥小脑角区恶性脑膜瘤并颞极转移。

【鉴别诊断】

桥小脑角区中出现频率较高的肿瘤包括听神经瘤、脑膜瘤、三叉神经瘤以及蛛网膜囊肿等，少见的肿瘤包括室管膜瘤、转移瘤等。在桥小脑角区的肿瘤中，听神经瘤的发病频率最高，其常沿着内听道以及桥小脑角区生长，临床上多将内听道扩大作为诊断听神经瘤的一项重要依据。三叉神经瘤是一种起源于神经鞘膜的肿瘤，其以三叉神经为生长路径，并多会出现囊变；蛛网膜囊肿为囊性病变；胆脂瘤的主要发病位置在桥小脑角区的前部、中部，该肿瘤多表现为囊性，其周围组织并无明显水肿现象。

【病例小结】

发生在桥小脑角区的脑膜瘤是第二原发于桥小脑角区的病变，脑膜瘤可发生于桥小脑角区，也可经桥小脑角区累及中颅窝，"脑膜尾征"是比较有诊断价值的征象。临床颅神经表现在脑膜瘤中很常见，常见的有听力丧失、面部疼痛或麻木、面部无力或痉挛，以及头痛和小脑半球体征。桥小脑角区脑膜瘤位于大脑颅底深部，常常有"致命"危险，多由于压迫损伤关键神经、难以切除干净、极易复发引起。影像学对肿瘤侵犯范围的准确定位、选择合适的手术入路十分重要。

CT 检查是脑膜瘤的常用检查方法，常规 CT 平扫及增强检查对脑膜瘤的评估有一定的价值，但对肿瘤形态学细节及功能学的显示仍有较大局限性。光谱 CT 以多参数、多个单一能量成像为特点，除了提供常规 CT 的检查信息、更清楚显示病变范围外，还可获得光谱曲线、光谱直方图等直观、准确的肿瘤病理学信息，对病灶进行定量定性分析。光谱 CT 弥补了常规 CT 定性诊断中枢神经系统肿瘤的局限性，对颅内肿瘤的诊断有重要临床价值。有学者研究发现，CT 能量成像中低能量水平（40~70keV）对应的虚拟单能级 CT 值及能谱衰减曲线斜率对脑膜瘤的分级诊断有显著价值；病灶在低能量水平（40~60keV）测得的虚拟单能级 CT 值有助于 WHO Ⅰ级脑膜瘤的分型。

（巩青松　万璐　李庆龙　岳松伟）

第二节 眼 部

【病例摘要】

患者,男,54 岁,"右眼视物模糊 6 个月余,加重伴眼痛 20 天"(图 3-2-1)。

【扫描方案】

扫描参数:采用双层探测器光谱 CT 机。患者取仰卧体位,扫描范围从眶底到眶顶,管电压为 120kVp,自动管电流 100~200mA,转速 0.5 秒 / 周,螺距 1.0,重建图像层厚 1.00mm,层间距 1.00mm。扫描完成后将图像采用迭代重建算法进行重建,光谱数据包 SBI 自动重建。在工作中用软件生成光谱参数图像,分别生成虚拟单能级图像、有效原子序数图、有效原子序数融合图、碘密度图及光谱曲线等。

【图例】

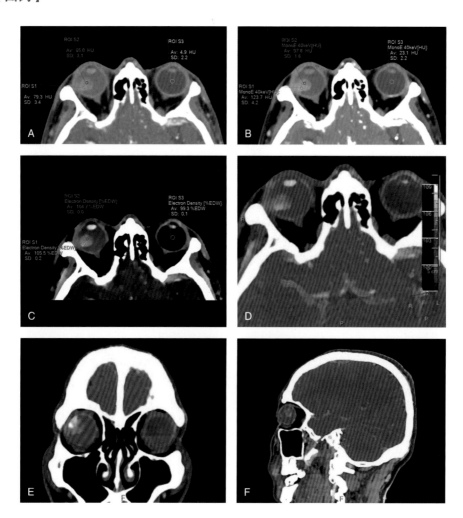

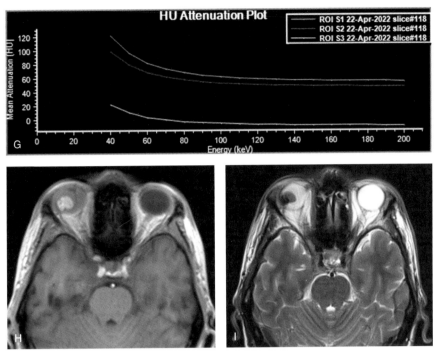

图 3-2-1　眼球脉络膜黑色素瘤多参数图像重建显示图

A~D. 分别为轴位常规图像、虚拟单能级 40keV 图像、电子云密度图和电子云密度与常规融合图,显示眼球内玻璃体内密度增高,并见结节状软组织影及钙化,虚拟单能级图像病变对比度增高,显示病变有向眼球外蔓延的趋势,电子云密度图显示占位(ROI S1及 S2)与正常玻璃体(ROI S3)密度值不同,存在差异;E、F. 冠状位和矢状位电子云密度图与常规融合图,显示病变边界更为立体清晰;G. ROI S1、S2、S3 能谱功能图,能谱曲线显示 S1、S2 与 S3 的曲线走行及斜率有差异,且 S1 斜率较大,而 S2 和 S3 二者曲线走行及斜率基本一致;H、I. MR 常规 T_1WI 和 T_2WI 图像,显示右侧眼球玻璃体外上缘团块状短 T_1 短 T_2 信号,右侧玻璃体内另可见条片状短 T_1 短 T_2 信号,符合恶性黑色素瘤MR 影像表现,合并视网膜脱离。

【影像诊断】

右侧眼球脉络膜黑色素瘤,合并视网膜脱离。

【鉴别诊断】

脉络膜转移癌:常见原发灶为乳腺癌,其次为肺癌和消化道癌,男性患者以肺癌占首位。形态多为扁平型,常见双眼受累或单眼多灶发病,全身检查可发现原发灶。CT 表现为眼环后部局限性增厚;MRI 检查表现为一般组织肿瘤的特点,T_1WI 为低或中信号,T_2WI 为高信号。

视网膜或脉络膜下出血:局限性出血需要与黑色素瘤鉴别。①前者病程多较短,常表现为视力突然丧失,后者表现为视力减退或进行性减退;②前者可伴有视网膜前或玻璃体出血,后者在肿瘤早期眼底大多较清晰;③增强检查前者无强化,后者实体可见强化。

脉络膜血管瘤:血管瘤的 MRI 信号有一定的特征性,以 T_1WI 中高信号和 T_2WI 高信号为特点,明显均匀强化,可达 2 倍以上,较黑色素瘤强化明显,较大病变内可见其他肿瘤中未观察到的填充征。

【病例小结】

脉络膜黑色素瘤好发于眼球后极部脉络膜外层,是目前临床上最常见的眼内原发性恶性肿瘤之一,多见中年以上成年人,其中男性多于女性,通常单侧发病,部分病例可发生眶周蔓延,晚期可向肝脏转移。脉络膜黑色素瘤恶性程度高,转移率高,转移后死亡率高,严重危害患者的视力和生命,因此,早期明确诊断对患者治疗及预后十分重要。

临床上诊断脉络膜黑色素瘤常用的检查手段包括 MRI、B 超、CT、PET/CT,眼科检查包括检眼镜及眼底荧光血管造影。超声检查具有操作简单,无创伤及电离辐射,费用低,重复性强等优点,但其诊断准确率与操作者的个人技术和临床经验密切相关。MRI 对操作者经验依赖性小,无射线暴露,但检查禁忌证较多,检查时间长,易受眼球运动影响。PET/CT 对脉络膜黑色素瘤的显示与肿瘤的体积有关,对体积较大的肿瘤组织的检测效果更好,但对体积较小的扁平浸润性脉络膜黑色素瘤的检测效果较差,且价格昂贵,检查时间长。常规 CT 能通过形态及增强扫描强化方式的不同确定肿瘤边界,可以较为准确地反映病灶的特征,但存在一定的局限性,增强扫描前后对晶状体的辐射暴露是单次扫描的 2 倍。光谱 CT 具有多参数和定量分析等优势,可以进行功能成像,将对病变的传统形态学分析提高到物质代谢层面。

光谱 CT 虚拟单能级图像、电子云密度图像可以提高病灶与周围组织的对比度,更好地显示脉络膜黑色素瘤的边界、大小、形态;有效原子序数图伪彩显示能提高病灶的可视化,使黑色素瘤与正常组织形成鲜明对比,同时有效原子序数定量测量提示不同物质;通过光谱曲线、直方图及散点图均可以区分黑色素瘤与正常结构的区别;光谱 CT 的虚拟单能级和有效原子序数图、有效原子序数融合图及光谱曲线、直方图及散点图可为黑色素瘤的检出提供更多的影像学信息。

(王 博 史素素 岳松伟)

第三节 鼻 部

【病例摘要】

患者,男,24 岁,鼻腔内翻性乳头状瘤术后 4 个月,间断性鼻塞(图 3-3-1)。

【扫描方案】

扫描参数:采用双层探测器光谱 CT 机。患者取仰卧体位,扫描范围从齿槽根部扫描至额部水平,采用常规颌面部模式螺旋扫描,管电压为 120kVp,自动管电流 100~200mA,转速 0.5 秒 / 周,螺距 1.0,重建图像层厚 1.00mm,层间距 1.00mm。扫描完成后将图像采用迭代重建算法进行重建,光谱数据包 SBI 自动重建。在工作中用软件生成光谱参数图像,分别生成虚拟单能级图像、有效原子序数图、有效原子序数融合图、碘密度图及光谱曲线等。

【图例】

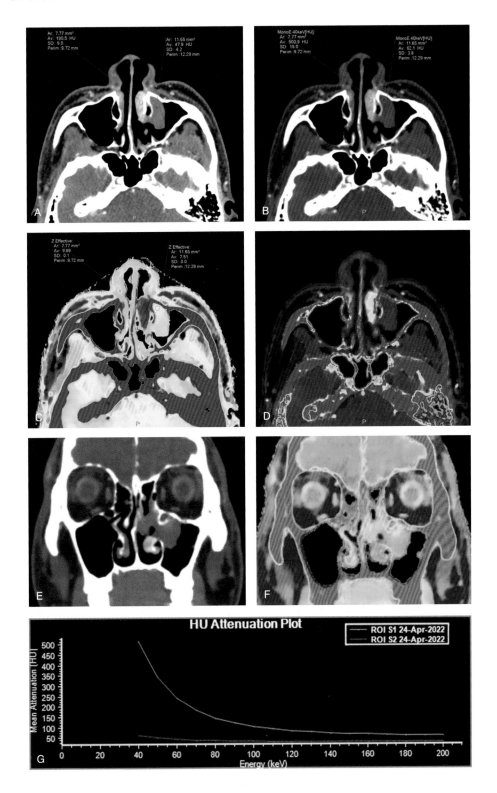

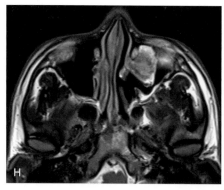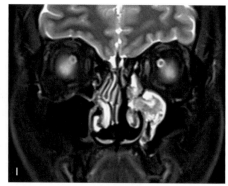

图 3-3-1　鼻腔鼻窦内翻性乳头状瘤多参数图像重建显示图

A~D. 分别为 CT 轴位常规图像、虚拟单能级 40keV 图像、有效原子序数图、常规图像与碘密度融合图,显示左侧中鼻甲明显增厚并明显强化,左侧上颌窦内见密度增高影;虚拟单能级图像病变对比度增高,显示边界清晰,碘密度值显示病变有碘摄取,有效原子序数图显示病灶与左侧上颌窦内病变对比鲜明,测量二者有效原子序数分别为 9.69、7.51。E、F. 冠状位虚拟单能级 40keV 图像、常规图像与有效原子序数融合图,显示病变区域边界更为立体、清晰。G. 为 ROI S1 和 S2 能谱功能图,能谱曲线显示 ROI S1 和 S2 二者曲线走行及斜率有差异,均表明两个病变来源不同。H、I. T₂WI 轴位及冠状位,显示左侧上颌窦及中鼻甲团块状混杂短 T₂信号,基质部位于中鼻甲。

【影像诊断】

鼻腔鼻窦内翻性乳头状瘤。

【鉴别诊断】

鼻息肉:多数双侧同时发病,单侧发病相对少见,CT 平扫密度相对稍低,增强扫描一般为边缘强化,中心内容物强化不明显,而 MRI T₂WI 多为明显高信号,增强后增生肥厚的组织及黏膜明显强化,内容物一般无强化。

真菌球:常发生于上颌窦,CT 可显示病变内多有点、条状钙化,而在 MRI T₂WI 上呈明显低信号。

血管瘤:临床上常有反复鼻出血病史,CT 增强后有明显强化,在 T₁WI 多为中等信号,T₂WI 多为高信号,增强后明显强化。

鼻腔及鼻窦癌:以鳞癌多见,CT 显示不规则形骨质破坏,强化程度不一,易侵犯鼻外结构。

原发性鼻腔淋巴瘤:多为非霍奇金淋巴瘤,其中 NK/T 细胞型淋巴多见,单侧鼻腔多见,肿瘤更容易侵犯鼻窦、鼻咽和眼眶等,大部分病例都伴有骨质破坏,但程度常较轻,增强扫描呈中度均匀强化。

【病例小结】

内翻性乳头状瘤(inverting papilloma)是较为常见的鼻腔、鼻窦良性肿瘤,起源于鼻黏膜上皮,以单侧鼻腔发病居多,好发年龄为 35~60 岁,国外报道其发病率为 0.5%~4%,鼻内翻性乳头状瘤恶变及伴发鳞状细胞癌的概率为 5%~15%,术后复发率为 15.0%~25.3%,具有侵蚀性、易复发、易恶变三大特点,发病原因暂不明确,有部分研究表明,人乳头状瘤病毒、EB病毒、环境因素在其发生发展过程中有重要的影响作用。尽管本病组织学上属于良性肿瘤,但其术后复发率高且有癌变倾向,缺乏特异性临床症状和体征,临床上早期经常漏诊或误诊为鼻息肉而延误治疗。

鼻窦肿瘤术前影像学检查方法包括计算机断层成像(CT)和磁共振成像(MRI),可评估肿瘤的位置、大小、侵及范围和性质等。MRI 软组织分辨率较高,但当鼻内翻性乳头状瘤起源于不规则或狭窄区域,或合并癌变、巨大囊性变时,会影响其诊断准确性,另外禁忌证较多,检查费用高,使 MRI 的临床应用受限。CT 诊断鼻内翻性乳头状瘤的准确性为83%~97%,对骨质有较高的分辨率,扫描时间短、价格低、可操作性强,特别是多层面重建为术前明确肿瘤侵及范围、性质及耳鼻喉科医师术前规划创建手术路径提供了帮助。

光谱成像是一种新技术,可获得 40~140keV 能量下图像,生成虚拟单能级图像,相当于单一能量射线成像。不同组织衰减性随 X 线束能量的变化而变化,X 线能量越低,组织吸收系数越大,X 线衰减量越多,故低 keV 能量可放大组织结构间的细微差别,较传统 CT 更易检出微小病变。虚拟单能级图像可以提高内翻性乳头状瘤与周围组织对比,更好地显示内翻性乳头状瘤的边界、大小、形态;有效原子序数图伪彩显示提高病灶的可视化,使内翻性乳头状瘤与周围组织形成鲜明对比,同时有效原子序数定量测量提示两种不同物质;通过光谱曲线、直方图及散点图均可以区分内翻性乳头状瘤与周围组织的区别;光谱 CT 的虚拟单能级和有效原子序数图、有效原子序数融合图及光谱曲线,直方图及散点图可为内翻性乳头状瘤的检出提供更多的影像学信息。

(王 博 史素素 岳松伟)

第四节 口 腔 颌 面

一、下颌骨病变检出

【扫描方案】

扫描参数:扫描范围从颅底至颈,椎体水平,采用常规颈部模式螺旋扫描,管电压为120kVp,自动管电流 100~200mA,转速 0.5 秒 / 周,螺距 1.0,重建图像层厚 1.00mm,层间距1.00mm,图像采用迭代重建算法进行重建,光谱数据包 SBI 自动重建。在工作中用软件生成光谱参数图像,包括虚拟单能级图像、有效原子序数图、有效原子序数融合图及能谱曲线。

(一)病例一

【病例摘要】

患者,男,31 岁,"发现颌骨囊肿 5 天"(图 3-4-1)。

【图例】

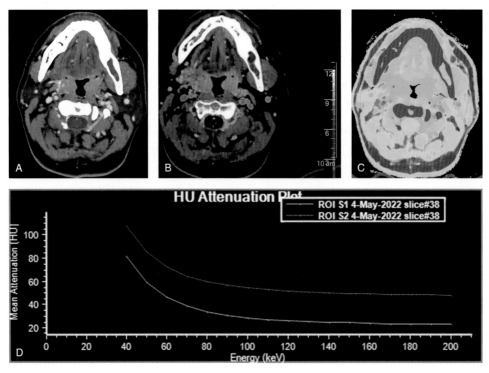

图 3-4-1　下颌骨牙源性角化囊肿多参数图像重建显示图

A~C.左侧下颌骨低密度病变的常规增强 CT 图、碘密度融合图、原子序数融合图,低密度灶边界清,增强扫描强化不明显,碘密度融合图显示病变组织相对于周围正常组织表现为低碘摄取,原子序数融合图显示病灶与周围正常组织伪彩图对比鲜明;D.原发病灶(ROI S1)与周围正常腺体(ROI S2)光谱曲线斜率有显著差异。

【影像诊断】

左侧下颌骨牙源性角化囊肿。

【鉴别诊断】

成釉细胞瘤:最常见的良性牙源性肿瘤;具有膨胀性和局部浸润性生长特点;青壮年多见,下颌多于上颌;面部不对称膨大(多向唇颊侧);扪之可有乒乓球感;术后易复发。CT 表现骨质膨胀明显(颊向),骨密质菲薄;牙槽骨破坏,根间浸润征;牙根呈锯齿状吸收,牙移位、脱落;局部边缘骨增生硬化;瘤内罕见钙化,可含牙;多为囊实并存,实质部分有强化。

【病例小结】

牙源性角化囊肿(odontogenic keratocyst)来源于原始的牙胚或牙板残余,占颌骨囊肿的10%,多见于 20~40 岁,好发部位多在下颌第三磨牙区、下颌升支,其次是上、下第一双尖牙以后区域。可为单囊(70%~80%)或多囊,多囊者囊腔大小相似;病变沿颌骨长轴生长,颊舌向则以舌侧膨胀为多,复发者常侵犯软组织。多发性角化囊肿同时伴有皮肤基底细胞痣(或基底细胞癌)、分叉肋、脊椎骨融合、小脑镰钙化等症状时,称为多发性基底细胞痣综合征(multiple basal cell nevus syndrome)或痣样基底细胞癌综合征(nevoid basal cell carcinoma syndrome),常有阳性家族史,具有常染色体显性遗传特点。角化囊肿可转变为或同时伴有成釉细胞瘤存在,有显著的复发性和癌变能力。常规CT可较为准确地反映病灶的特征,但存在一定的局限性。光谱CT虚拟单能级图像可以提高病灶与周围组织对比,更好地显示角化囊肿的边界、大小、形态;有效原子序数图伪彩显示提高病灶的可视化,使角化囊肿与正常组织形成鲜明对比,同时有效原子序数定量测量提示不同物质;通过光谱曲线、直方图及散点图均可以区分角化囊肿与正常结构的区别;光谱CT的虚拟单能级和有效原子序数图、有效原子序数融合图及光谱曲线,直方图及散点图可为角化囊肿的定性诊断提供更多的影像学信息。

（二）病例二

【病例摘要】

患者,男,69岁,"拔牙后持续性疼痛6个月"（图3-4-2）。

【图例】

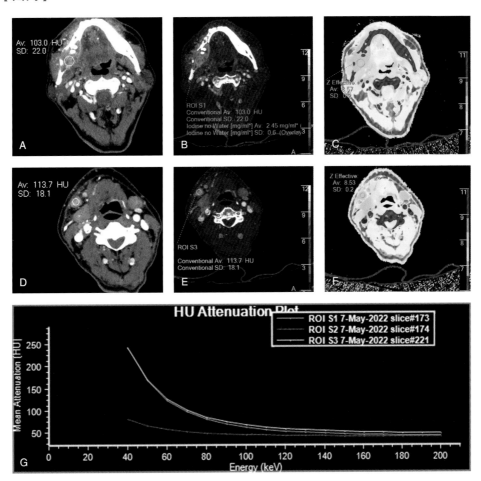

图3-4-2 右侧下颌骨肉瘤样癌多参数图像重建显示图

A~C.右侧下颌骨旁软组织肿块的常规增强CT图、碘密度融合图、原子序数融合图,可见病灶边界不清,周围骨质见溶骨性骨质破坏,碘密度融合图显示肿块组织相对于周围正常组织呈高碘摄取,原子序数融合图亦显示肿块与周围正常组织存在鲜明对比;D~F.右侧颌下肿大淋巴结的常规增强CT图、碘密度融合图、原子序数融合图;G.原发病灶（ROI S1）与周围正常腺体（ROI S2）光谱曲线斜率有显著差异,与颌下肿大淋巴结（ROI S3）光谱曲线斜率具有一致性。

【影像诊断】

右侧下颌骨肉瘤样癌。

【鉴别诊断】

下颌骨骨髓炎：炎症对颌骨的破坏呈渐进性改变，主要表现为骨质密度减低、斑点状或较大范围破坏区，可见死骨形成，表现为界限清楚的斑块状、斑点状高密度影，部分可伴有病理性骨折；此外可见骨膜反应，表现为密质骨外线条状或层状影。

牙龈癌：早期表现为黏膜溃疡或增生，逐渐向牙槽骨及颌骨浸润，出现骨质破坏，引起牙松动和疼痛，牙齿可以悬浮其中，骨质破坏的牙槽骨主要呈现"口大底小"骨破坏区，可与下颌骨"底大口小"的病变区相鉴别。

【病例小结】

肉瘤样癌是一种恶性程度极高的复合型肿瘤，既含有上皮样癌成分，又含有间质样肉瘤成分，且存在过渡移行区的双相性肿瘤。肉瘤样癌可发生于全身，常见于肺、食管、肝脏、膀胱等部位，发生于头颈部的肉瘤样癌较少见。常见于老年男性，年龄在 50~80 岁，男女比例为(5~10)：1。肉瘤样癌的临床表现及常规影像学检查缺乏特异性，而光谱 CT 虚拟单能级图像可以进一步提高病灶与正常组织间的对比度，更好地显示病灶的边界、大小、形态；有效原子序数图伪彩显示提高病灶的可视化，同时有效原子序数定量测量提示两种不同物质；通过光谱曲线、直方图及散点图均可以区分病灶与正常组织的区别；光谱 CT 的虚拟单能级和有效原子序数图、有效原子序数融合图及光谱曲线，直方图及散点图可为肿瘤性病变的检出与诊断提供更多的影像学信息。

二、舌部病变检出

【扫描方案】

扫描参数：扫描范围从颅底至颈‚椎体水平，采用常规颈部模式螺旋扫描，管电压为120kVp，自动管电流 100~200mA，转速 0.5 秒/周，螺距 1.0，重建图像层厚 1.00mm，层间距 1.00mm，图像采用迭代重建算法进行重建，光谱数据包 SBI 自动重建。在工作中用软件生成光谱参数图像，包括虚拟单能级图像、有效原子序数图、有效原子序数融合图及能谱曲线。

（一）病例一

【病例摘要】

患者，男，59 岁，"发现口底溃烂 2 个月余"（图 3-4-3）。

【图例】

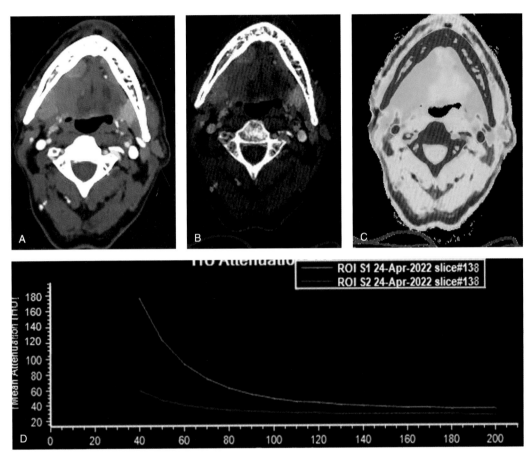

图 3-4-3　右侧舌体鳞状细胞癌多参数图像重建显示图

A~C.右侧舌体软组织肿块的常规增强 CT 图、碘密度融合图、原子序数融合图,可见肿块边界不清,增强扫描轻中度均匀强化,碘密度融合图可见肿块组织相对于周围正常组织高碘摄取,原子序数融合图显示病灶与周围正常组织伪彩图对比鲜明;D.原发病灶(ROI S1)与周围正常腺体(ROI S2)光谱曲线斜率有显著差异。

【影像诊断】

右侧舌体鳞状细胞癌。

【病例小结】

舌癌是口腔内发病率最高的恶性肿瘤,男性多于女性,一般恶性程度较高,生长快,浸润性较强,常累及舌肌导致舌运动受限,使说话、进食及吞咽产生困难。由于舌易于肉眼观察及活检,所以临床作出正确诊断并不困难,而通过术前影像学检查精确评估肿瘤的大小、浸润深度、病理分级、分期等来确定手术范围及术式的选择就显得尤为重要。光谱 CT 虚拟单能级图像可以进一步提高病灶与正常组织间的对比度,更好地显示病灶的边界、大小、形态;有效原子序数图伪彩显示提高病灶的可视化,同时有效原子序数定量测量提示两种不同物质;通过光谱曲线,直方图及散点图均可以区分病灶与正常组织的区别;光谱 CT 的虚拟单能级和有效原子序数图、有效原子序数融合图及光谱曲线,直方图及散点图可为肿瘤性病变的检出与诊断提供更多的影像学信息。

（二）病例二

【病例摘要】

患者,男,57岁,"发现颈部肿块2个月余"（图3-4-4）。

【图例】

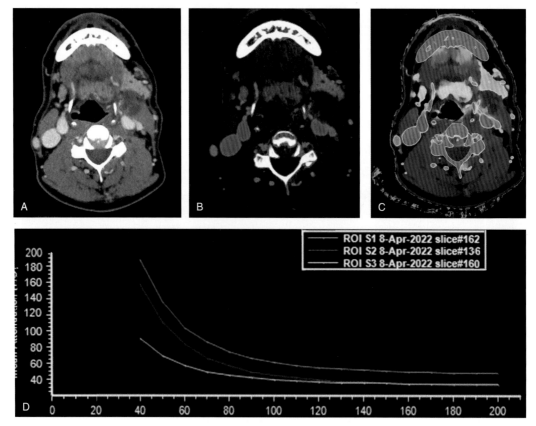

图3-4-4　舌根部鳞状细胞癌多参数图像重建显示图

A~C.舌根部软组织肿块的常规增强CT图、碘密度融合图、原子序数融合图,肿块边界不清,增强扫描明显均匀强化,碘密度融合图显示肿块组织相对于周围正常组织呈高碘摄取,原子序数融合图显示病灶与周围正常组织伪彩图对比鲜明;D.原发病灶（ROI S1）与周围正常腺体（ROI S3）光谱曲线斜率有显著差异,与颌下肿大淋巴结（ROI S2）光谱曲线斜率具有相似性。

【影像诊断】

舌根部鳞状细胞癌伴颈部淋巴结转移。

【鉴别诊断】

异位甲状腺:80%~90%的异位甲状腺发生于舌根部,约80%的病例正常的甲状腺缺如,以青年女性多见,临床检查舌根部肿块,质地较硬,若表面黏膜破溃,可有出血。

舌溃疡:溃疡灶可发生于舌的任何部位,溃疡灶常局限于舌表面,常无肿块或结节形成,周围可发生水肿,增强多无强化或仅边缘轻度强化。

【病例小结】

光谱 CT 单能量图像较常规图像可以进一步提高病灶与正常组织间的对比度,本病例中,60keV 单能量图像明显显示舌根部的软组织占位,碘密度融合图显示肿块组织相对于周围正常组织呈高碘摄取,原子序数融合图显示病灶与周围正常组织伪彩图对比鲜明,同时可见左侧颈部肿大淋巴结。

(三)病例三

【病例摘要】

患者,女,48 岁,"舌下肿胀疼痛 20 余天"(图 3-4-5)。

【图例】

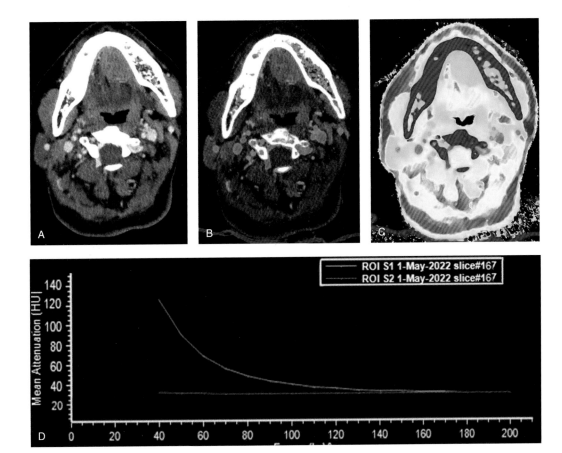

图 3-4-5 左侧舌体腺样囊性癌多参数图像重建显示图

A~C. 左侧舌体软组织肿块的常规增强 CT 图、碘密度融合图、原子序数融合图,肿块边界不清,增强扫描呈轻中度均匀强化,碘密度融合图显示肿块组织相对于周围正常组织呈高碘摄取,原子序数融合图显示病灶与周围正常组织伪彩图对比鲜明;D. 原发病灶(ROI S1)与周围正常腺体(ROI S2)光谱曲线斜率有显著差异。

【影像诊断】

左侧舌体腺样囊性癌。

【鉴别诊断】

舌癌:随着病情进展,舌癌可表现为溃疡型或浸润型,浸润性较强可波及舌肌,导致舌运动受限,晚期可蔓延至口底及下颌骨。而腺样囊性癌易向深部浸润,但很少穿破黏膜,肿块易沿神经扩散,出现相应神经功能障碍。

【病例小结】

腺样囊性癌是一种多来源于大、小涎腺或上呼吸道黏液腺的低度恶性肿瘤,有较强的侵袭性,常沿神经生长并侵犯神经,男女发病率无明显差异,女性稍多,好发年龄为40~60岁。主要发生于腮腺及颌下腺等大涎腺,发生于舌部者少见。在癌症晚期,瘤细胞易侵入血管,发生血行转移,因其少见,故易误诊。光谱CT虚拟单能级图像可以进一步提高病灶与正常组织间的对比度,更好地显示病灶的边界、大小、形态;有效原子序数图伪彩显示提高病灶的可视化,同时有效原子序数定量测量提示两种不同物质;通过光谱曲线,直方图及散点图均可以区分病灶与正常组织的区别;光谱CT的虚拟单能级和有效原子序数图、有效原子序数融合图及光谱曲线,直方图及散点图可为肿瘤性病变的检出与诊断提供更多的影像学信息。

三、腮腺病变检出

【扫描方案】

扫描参数:采用双层探测器光谱CT机。行头颈部增强CT扫描,扫描范围从第4颈椎到第1胸椎,管电压为120kVp,自动管电流100~200mA,转速0.5秒/周,螺距1.0,探测器宽度为40mm。头颈部增强扫描选用350mgI/mL对比剂40mL,流速为5mL/s。扫描完成后将图像采用迭代重建算法进行重建,光谱数据包SBI自动重建。在工作中用软件生成光谱参数图像,分别生成虚拟单能级图像、有效原子序数图、有效原子序数融合图及能谱曲线等多参数图像。

【病例摘要】

患者,女,55岁,"左侧腮腺肿胀6个月伴明显压痛"(图3-4-6)。

【图例】

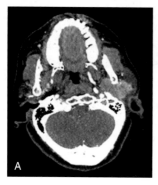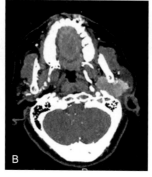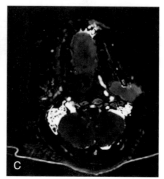

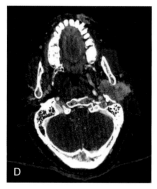
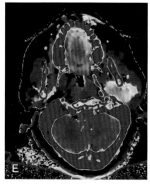
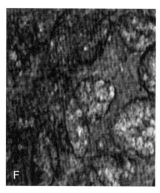

图 3-4-6　左侧腮腺黏液表皮样癌多参数图像重建显示图

A.常规增强图像显示左侧腮腺浅叶、深叶内可见不规则软组织肿物,边界不清;B.虚拟单能级 60keV 图像噪声降低,左侧腮腺肿物显示更加清晰;C.有碘密度图显示左侧腮腺肿物碘基值高于对侧腮腺组织碘基值;D、E.无水碘图、有效原子序数图均显示左侧腮腺肿物伪彩图与周围组织对比鲜明;F.病理图片示中等分化黏液表皮样癌。

【影像诊断】

左侧腮腺黏液表皮样癌。

【病例小结】

腮腺黏液表皮样癌是最常见的涎腺恶性肿瘤,也是腮腺恶性肿瘤中最常见的一种,发病率占腮腺恶性肿瘤的首位,主要来源于腺管上皮细胞,临床表现无特异性,多为腮腺无痛性包块,病程长短不一,肿块质韧,活动度差,多因患者较年轻且病程长,术前易误诊为良性肿瘤。腮腺黏液表皮样癌较小时,生长相对缓慢,推挤周围组织形成假包膜以及各个方向上生长速度不一,病灶可以表现为边缘光整但有分叶的软组织结节或肿块,形态上与腮腺良性肿瘤表现类似。较大肿瘤没有包膜或肿瘤突破假包膜呈浸润性生长,影像上多数表现为蟹足状、边缘不光整、边界不清的软组织肿块,可侵犯邻近的组织结构。平扫病灶呈等密度或稍低密度(与颈部肌肉相比),肿瘤呈实性或囊实性,以囊实性居多,病灶中心或边缘部分常见不同形态的囊腔形成,肿瘤细胞间质中含有较多的血管,增强扫描肿瘤一般强化明显。

光谱 CT,除了提供常规 CT 的参数以外,虚拟单能级图像可以提高病灶与正常腮腺组织的对比,更好地显示病灶;还可以通过碘密度值图定量测量摄碘值,提示病灶与正常腮腺组织间碘密度的差别;有效原子序数图伪彩显示提高病灶的可视化,使病灶与正常腮腺组织形成鲜明对比。光谱 CT 的虚拟单能级、碘密度值图和有效原子序数图可以提高腮腺病变的检出率,多种参数综合分析提高光谱 CT 的虚拟单能级、碘密度值图和有效原子序数图提高腮腺结节的检出率,并通过多种参数综合分析提高腮腺黏液表皮样癌的诊断准确度。

四、咽喉部病变及淋巴结病变的检查和评估

【扫描方案】

扫描参数:采用双层探测器光谱 CT 机。行头颈部增强 CT 扫描,扫描范围从第 4 颈椎到第 1 胸椎,扫描时嘱受检者连续发字母"E"音,使声带内收,梨状窝扩张,以便较好地显示声带、梨状窝、咽后壁及杓会厌襞的形态及病变。管电压为 120kVp,自动管电流 100~

200mA，转速 0.5 秒 / 周，螺距 1.0，探测器宽度为 40mm。扫描完成后将图像采用迭代重建算法进行重建，光谱数据包 SBI 自动重建。在工作中用软件生成光谱参数图像，分别生成虚拟单能级图像、有效原子序数图、有效原子序数融合图及能谱曲线等多参数图像。

（一）病例一

【病例摘要】

患者，男，70 岁，咽部异物感 1 个月余，1 个月前无明显诱因出现咽部疼痛，呈间断性、交替性，无头痛、脓涕、发热呼吸困难，伴有咳嗽，偶尔咳痰，痰中带血丝，咽部疼痛会出现头晕症状，并可自行缓解。右侧颈部出现肿块，鸡蛋大小。喉镜检查示左侧会厌喉面、喉前庭可见结节样新生物，左侧声带固定，左侧梨状窝不能窥视（图 3-4-7）。

【图例】

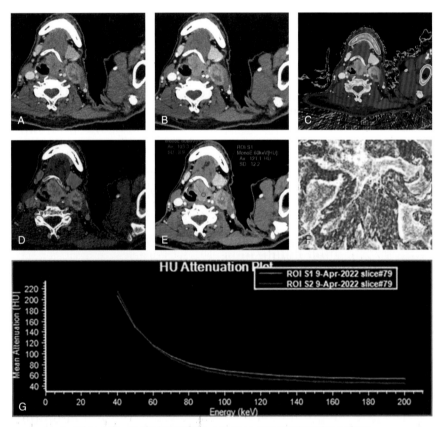

图 3-4-7 会厌癌及颈部肿大淋巴结多参数图像重建显示图

A. 常规横断面增强图像显示会厌左侧被裂占位及左侧颈部肿大淋巴结；B. 虚拟单能级 60keV 图像噪声降低，会厌部病变及左颈部肿大淋巴结显示更加清晰；C. 有效原子序数图显示病变部位伪彩图与周围颈部组织对比鲜明，会厌受侵，左侧咽隐窝变浅；D. 无水碘图显示会厌病变部位与颈部肿大淋巴结密度高于周显示；E. 横断位增强图像显示会厌左侧被裂占位（ROI S2）及左侧颈部肿大淋巴结（ROI S1）；F. 病理图像显示鳞状细胞癌，中 - 低分化，可见脉管内癌栓；G. 斜率曲线显示两病灶斜率相同，推测肿大淋巴结转移可能性大。

【影像诊断】

左侧会厌部鳞状细胞癌，伴左侧颈部淋巴结转移。

【病例小结】

会厌部肿瘤的分期是临床诊断的重点,但颈部组织众多,发生肿瘤后周围结构形态复杂,光谱 CT 虚拟单能级图像能降低图像噪声,在不降低周围结构显示的情况下,明显提高图像对比度,为肿瘤的分期提供重要的信息。颈部恶性肿瘤的颈部淋巴结转移常见,鉴别淋巴结是否转移是临床难点。由于转移淋巴结内肿瘤成分,增强后碘密度增加,光谱 CT 碘密度图、有效原子序数图、无水碘图均能较为清晰地显示和发现更多的淋巴结。选择感兴趣区如肿瘤本身和可疑的淋巴结进行比较,通过斜率图、散点图、直方图判断两者性质的异同。

(二)病例二

【病例摘要】

患者,男,52 岁,咽部不适 3 个月,轻微疼痛,声嘶,痰中带血,给予抗生素及中药治疗疼痛减轻,声嘶无改善,持续咽部不适,痰中带血。喉镜检查发现喉肿物。专科检查:左侧杓会厌襞可见一肿物,表面光滑。右侧声带前中 1/3 处可见息肉样新生物。双侧声带活动可,左侧梨状窝变浅。左侧颈部可触及一肿块,大小约 3cm×3cm,质硬,边界尚清,无明显压痛,活动度差(图 3-4-8)。

【图例】

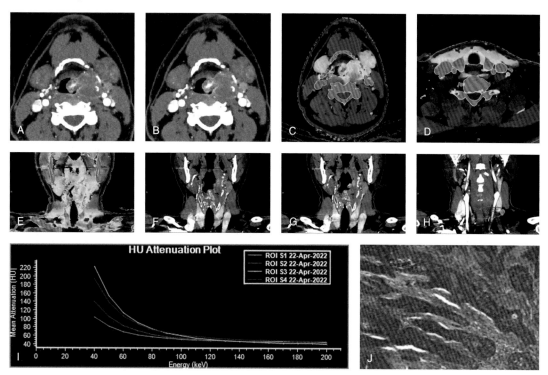

图 3-4-8 左侧下咽鳞状细胞癌,左侧甲状软骨破坏多参数图像重建显示图

A. 常规增强图像显示会厌及声门区左侧壁占位及左侧颈部肿大淋巴结,会厌受侵,咽腔变窄,左侧咽隐窝消失;B. 虚拟单能级 60keV 图像噪声降低,会厌病变及左颈部肿大淋巴结显示较常规图像更加清晰;C、D. 有效原子序数图显示病变部位伪彩图与周围颈部组织对比鲜明,病变组织内局部减低,提示坏死,周边密度较高,左颈部稍增大淋巴结密度增高,对比鲜明;E. 冠状位无水碘图显示左侧会厌病变,累及甲状软骨骨质破坏;F~H. 冠状位虚拟单能级 60keV 图像噪声降低,会厌部及声门区病变(ROI 2)、甲状软骨前方外侧组织(ROI 3)及左颈部肿大淋巴结(ROI 1、ROI 4)显示更加清晰,可见甲状软骨局部受侵;I. 斜率曲线显示病灶斜率相同,声门区病变有坏死区,测量区邻近坏死区,曲线较肿大淋巴结略低;J. 病理图片示中分化鳞状细胞癌,可见脉管癌栓,未见神经侵犯。

【影像诊断】

左侧下咽鳞状细胞癌,左侧甲状软骨破坏,伴左侧颈部多发淋巴结转移。

【病例小结】

光谱 CT 虚拟单能级图像可以提高病变与正常组织对比,更好地显示肿瘤的边界、大小、形态;有效原子序数图伪彩显示提高病灶的可视化,使肿瘤与正常组织形成鲜明对比,同时有效原子序数定量测量提示两种不同物质;通过光谱曲线、直方图及散点图均可以区分转移性淋巴结与正常淋巴结的区别;光谱 CT 的虚拟单能级和有效原子序数图、有效原子序数融合图及光谱曲线,直方图及散点图可为喉癌及转移性淋巴结的检出提供更多的影像学信息。

(三)病例三

【病例摘要】

患者,男,65 岁,右侧颈部肿物切除术后,病理提示转移性非角化鳞状细胞癌,经鼻咽组织活检确诊(鼻咽部)非角化鳞状细胞癌(图 3-4-9)。

【图例】

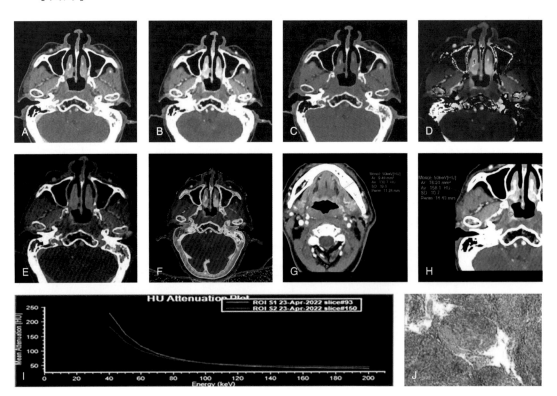

图 3-4-9 右侧鼻咽癌,右侧颈部淋巴结转移多参数图像重建显示图

A. 常规增强图像显示右侧鼻咽黏膜稍增厚;B. 虚拟单能级 60keV 图像清晰显示右侧鼻咽黏膜增厚、强化,有别于周围黏膜;C. 虚拟平扫,相当于常规平扫,减少扫描序列,降低辐射剂量;D. 碘密度图更加清晰地显示鼻咽黏膜增厚;E. 无水碘图;F. 有效原子序数图显示伪彩,提示鼻咽黏膜碘含量增多;G、H. 横断位增强图像显示右侧颈部稍大淋巴结(ROI S1)、鼻咽增厚黏膜(ROI S2);I. 能谱散点图显示两者斜率相似,考虑右侧颈部淋巴结转移;J. 病理图片显示非角化型鳞状细胞癌。

【影像诊断】

右侧鼻咽癌,右侧颈部淋巴结转移。

【病例小结】

光谱 CT 除了提供常规 CT 的 CT 值参数以外,虚拟单能级图像可以提高病灶与正常组织的对比,更好地显示病灶;还可以通过碘密度值图定量测量摄碘值,提示病灶与正常组织间碘密度的差别;有效原子序数图伪彩显示提高病灶的可视化,使病灶与正常组织形成鲜明对比。光谱 CT 的虚拟单能级、碘密度值图和有效原子序数图可以提高鼻咽占位的检出率,并通过多种参数综合分析提高鼻咽癌的诊断准确度。

(四)病例四

【病例摘要】

患者,女,48 岁,"咽部不适 1 个月"(图 3-4-10)。

【图例】

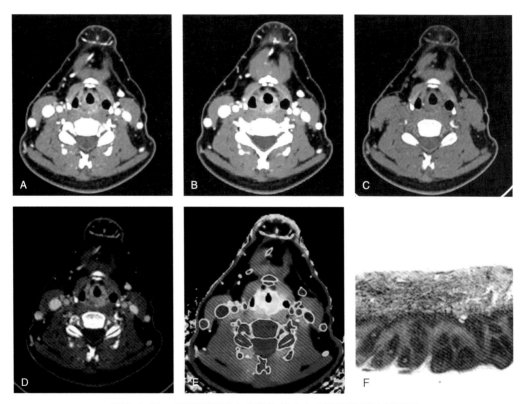

图 3-4-10　咽后壁鳞状上皮乳头状瘤多参数图像重建显示图

A. 常规增强图像显示咽后壁黏膜似可见增厚;B. 虚拟单能级 60keV 图像噪声降低,咽后壁局部强化范围显示较常规图像更加清晰;C. 虚拟平扫,图像质量同常规平扫,可减少扫描序列,降低辐射剂量;D、E. 无水碘图、有效原子序数图伪彩图对比清晰,有利于显示咽后壁及双侧颈部淋巴结情况;F. 鳞状上皮乳头状瘤。

【影像诊断】

咽后壁鳞状上皮乳头状瘤。

【病例小结】

光谱 CT 除了提供常规 CT 的参数以外,虚拟单能级图像可以提高病灶与正常咽喉组织的对比,更好地显示病灶,还可以通过碘密度值图定量测量摄碘值,提示病灶与正常组织间碘密度的差别;有效原子序数图伪彩显示提高病灶的可视化,使病灶与正常声门组织形成鲜明对比。光谱 CT 的虚拟单能级、碘密度值图和有效原子序数图可以提高咽部的良性乳头状瘤检出率,并通过多种参数综合分析提高喉部良性乳头状瘤的诊断准确度。

(五)病例五

【病例摘要】

患者,男,59 岁,声音嘶哑 2 个月余(图 3-4-11)。

【图例】

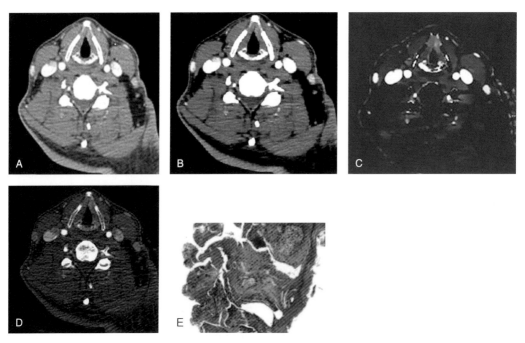

图 3-4-11　左侧声带鳞状上皮增生多参数图像重建显示图

A. 常规增强图像显示左声带前缘局部略增厚隆起;B. 虚拟单能级 60keV 图像噪声降低,左侧声带局部强化范围显示较常规图像更加清晰;C. 碘图密度显示左侧声带病变组织密度明显高于对侧声带,效果更优;D. 无水碘图显示病变部位与对侧声带对比密度略高,较常规图像对比更加明显;E. 病理图片显示左侧声带肿物鳞状上皮乳头状增生伴中度不典型增生。

【影像诊断】

左侧声带鳞状上皮增生。

【病例小结】

喉部鳞状上皮不典型增生是一种癌前病变,现在多称为上皮异型增生或鳞状上皮内病变,包括轻度、中度及重度异型增生和原位癌变。CT 与喉镜检测有利于早期发现喉部鳞状上皮不典型增生。

光谱 CT 除了提供常规 CT 的参数以外,虚拟单能级图像可以提高病灶与正常咽喉组织的对比,更好地显示病灶,还可以通过碘密度值图定量测量摄碘值,提示病灶与正常组织间碘密度的差别;有效原子序数图伪彩显示提高病灶的可视化,使病灶与正常声门组织形成鲜明对比。光谱 CT 的虚拟单能级、碘密度值图和有效原子序数图可以提高喉咽部黏膜病变的检出率,可借助曲线图分析病灶周围淋巴结是否为转移性淋巴结,并通过多种参数综合分析提高喉部鳞状上皮不典型增生的诊断准确度。

(王 博 王会霞 卢振威 杨 欢 岳松伟)

第五节 甲 状 腺

【扫描方案】

扫描参数:扫描范围为声带水平至颈根部,肿瘤较大者扫描范围扩大至胸廓入口。采用常规颈部模式螺旋扫描,管电压为 120kVp,自动管电流 100~200mA,转速 0.5 秒/周,螺距 1.0,重建图像层厚 1.00mm,层间距 1.00mm,增强扫描选用 350mgI/mL 对比剂 80mL,流速为 3mL/s,采用阈值触发的方式进行螺旋扫描。图像采用迭代重建算法进行重建,光谱数据包 SBI 自动重建。在工作中用软件生成光谱参数图像,包括虚拟单能级图像、碘基值图像、能谱曲线、有效原子序数图及有效原子序数融合图等。

(一)病例一

【病例摘要】

患者,女,24 岁,"甲状腺肿大 2 个月余,伴月经不调"(图 3-5-1)。

【图例】

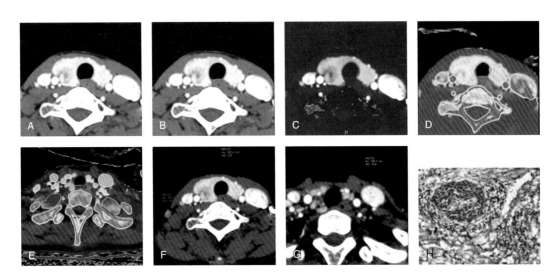

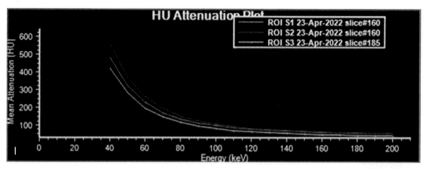

图 3-5-1 甲状腺乳头状癌多参数图像重建显示图

A. 常规增强图像显示甲状腺右侧叶低密度影,边界不清;B. 虚拟单能级 70keV 图像噪声降低,甲状腺病灶及周围肿大淋巴结显示更加清晰;C. 碘密度值图测量病变部位甲状腺组织碘基值低于周围组织碘基值;D. 有效原子序数图病变部位伪彩图与周围组织对比鲜明;E. 有效原子序数图显示双侧颈部多发肿大淋巴结,与周围组织对比鲜明;F、G. 横断位增强图像显示甲状腺右侧叶结节(ROI S1)、病灶右侧肿大淋巴结(ROI S2),左侧肿大淋巴结(ROI S3);H. 病理图片示甲状腺乳头状癌,浸润被膜及周围肌肉组织;I. 能谱斜率曲线显示三个病灶斜率相同,推测肿大淋巴结转移可能性大。

【影像诊断】

甲状腺乳头状癌。

【病例小结】

甲状腺结节是临床的常见病和多发病,尸检数据显示,甲状腺结节的发病率可达 65%,其中,约有 7% 的甲状腺结节为恶性肿瘤。早期发现结节病灶并鉴别其良恶性对临床治疗、手术方式的选择及预后判断均有重要意义。常规 CT 参数仅有 CT 值,无法准确鉴别甲状腺结节的良恶性。

光谱 CT 除了提供常规 CT 的参数以外,虚拟单能级图像可以提高病灶与正常甲状腺组织的对比,更好地显示病灶,还可以通过碘密度值图定量测量摄碘值,提示病灶与正常甲状腺组织间碘密度的差别;有效原子序数图伪彩显示提高病灶的可视化,使病灶与正常甲状腺组织形成鲜明对比。光谱 CT 的虚拟单能级、碘密度值图和有效原子序数图可以提高甲状腺结节的检出率,斜率曲线可借助曲线图分析病灶周围淋巴结是否为转移性淋巴结,通过多种参数综合分析提高甲状腺乳头状癌的诊断准确度。

(二) 病例二

【病例摘要】

患者,女,38 岁,"体检发现甲状腺结节 1 周"(图 3-5-2)。

【图例】

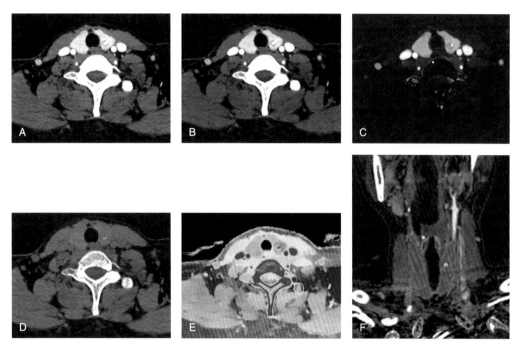

图 3-5-2　甲状腺左侧叶乳头状癌多参数图像重建显示图

A. 常规增强图像显示甲状腺左侧叶结节,内可见钙化；B. 虚拟单能级 70keV 图像噪声降低,甲状腺病灶显示更加清晰；C. 碘密度值图测量甲状腺左侧病灶碘基值低于周围正常甲状腺组织碘基值；D. 虚拟平扫图像,图像质量同常规平扫,可减少扫描序列,降低辐射剂量；E. 有效原子序数图显示病变部位伪彩图与周围组织对比鲜明；F. 冠状位无水碘图显示甲状腺左侧叶病变部位伪彩图与周围甲状腺组织对比鲜明。

【影像诊断】

甲状腺左侧叶乳头状癌。

【病例小结】

增强 CT 检查作为评价甲状腺疾病的重要方法之一,广泛应用于甲状腺疾病的诊断、良恶性鉴别及颈部淋巴结转移等,许多学者将癌症发病率增加与接受 CT 检查联系起来,尤其对于甲状腺这类电离辐射敏感的器官,人们越来越关注 CT 检查高辐射对甲状腺造成的不可逆损伤及致癌风险,因此如何在保证图像质量的情况下有效降低辐射剂量成为研究热点。虚拟平扫(virtual non-contrast scan,VNC)作为光谱 CT 的重要应用之一,有望省略常规 CT 平扫检查的环节,通过减少扫描次数降低辐射剂量,这种扫描方式不仅可以减少辐射剂量,还能提供与常规扫描影像质量相当的 VNC 影像。

（朱迪　杨欢　岳松伟）

【参考文献】

1. ZHAO XM, WANG M, WU RZ, et al. Dual-layer spectral detector CT monoenergetic reconstruction improves image quality of non-contrast cerebral CT as compared with conventional single energy CT. Eur J Radiol, 2018, 103: 131-138.

2. NEUHAUS V, ABDULLAYEV N, GROSSE HN, et al. Improvement of Image Quality in Unenhanced Dual-Layer CT of the Head Using Virtual Monoenergetic Images Compared With Polyenergetic Single-Energy CT. Invest Radiol, 2017, 52 (8): 470-476.

3. LENNARTZ S, LAUKAMP KR, NEUHAUS V, et al. Dual-layer detector CT of the head: Initial experience in visualization of intracranial hemorrhage and hypodense brain lesions using virtual monoenergetic images. Eur J Radiol, 2018, 108: 177-183.

4. CHO SB, BAEK HJ, RYU KH, et al. Initial clinical experience with dual-layer detector spectral CT in patients with acute intracerebral haemorrhage: A single-centre pilot study. PLOS ONE, 2017, 12 (11): e186024.

5. 邓喜青, 申跃明, 段圣武, 等. 双能量 CTA 在急性脑血肿扩大的预测价值. 放射学实践, 2022, 37 (2): 175-179.

6. 卢昊宁, 张晓琴, 车宏伟, 等. MRI 与 CT 诊断桥小脑角区占位性病变的临床价值以及影像学特征. 中国实用医药, 2021, 16 (26): 4-7.

7. 林瑞杰, 黄玉银, 刘贤金, 等. 脉络膜黑色素瘤的影像诊断. 黑龙江医学, 2018, 42 (1): 67-68.

8. DAMATO B, HOPE-STONE L, COOPER B, et al. Patient-reported outcomes and quality of life after treatment for choroidal melanoma. Ocular Oncology & Pathology, 2019, 5 (6): 402-411.

9. 刘睿, 黄晓红, 石野宽, 等. ^{18}F-FDG PET/CT 显像诊断脉络膜黑色素瘤 1 例. 川北医学院学报, 2022, 37 (10): 1358-1359.

10. 韩佩, 张水花, 唐杰, 等. ^{18}F-FDG PET/CT 评估眼球脉络膜黑色素瘤. 中国医学影像技术, 2022, 38 (2): 191-194.

11. 赵云, 郭金喜, 许建锋, 等. 脉络膜黑色素瘤的超声影像分析. 临床眼科杂志, 2021, 29 (6): 540-542.

12. HIROKI T, YASUHIKO T, RIWA K, et al. Dual-Energy Computed Tomography-Based Iodine Concentration Estimation for Evaluating Choroidal Malignant Melanoma Response to Treatment: Optimization and Primary Validation. Diagnostics, 2022, 12 (11): 2692.

13. 包冰, 宋济昌, 陈荣家. 眼球脉络膜黑色素瘤的 CT 和 MRI 表现. 中国医学计算机成像技术, 2004, 10 (4): 229-231.

14. 陈曦, 孙庆佳, 张鑫, 等. 鼻腔内翻性乳头状瘤的临床与基础研究进展. 中国老年学杂志, 2022, 2 (42): 759-764.

15. 任雪涛. CT 和 MRI 对鼻腔鼻窦内翻性乳头状瘤的诊断价值. 现代医用影像学, 2017, 26 (3): 769-770.

16. PADCHA T, ORANAN T, CHANSAKUL T, et al. Dual-Energy Computed Tomography-Derived Iodine Density and Spectral Attenuation Analysis for Differentiation of Inverted Papilloma and Sinonasal Squamous Cell Carcinoma/Lymphoma. J Comput Assist Tomogr, 2022, 46 (6): 953-960.

17. TATEKAWA H, SHIMONO T, OHSAWA M, et al. Imaging features of benign mass lesions in the nasal cavity and paranasal sinuses according to the 2017 WHO classification. Jpn J Radiol, 2018, 36 (6): 361-381.

18. EIDE JG, WELCH KC, ADAPPA ND, et al. Sinonasal inverted papilloma and squamous cell carcinoma: contemporary management and patient outcomes. Cancer, 2022, 14 (9): 2195.

19. 方德清, 陈祖华, 徐昕. 上下颌骨牙源性角化囊肿 CT 特点分析. 浙江创伤外科, 2014, 3 (7): 493-494.

20. 宋庆博, 任继亮, 陶晓峰. CT 纹理分析鉴别成釉细胞瘤及牙源性囊肿的价值. 实用放射学杂志, 2021, 37 (11): 1767-1771.

21. 孟园, 张亚琼, 叶欣, 等. 上颌成釉细胞瘤、牙源性角化囊肿及含牙囊肿的螺旋 CT 和锥形束 CT 影像分析. 中华口腔医学杂志, 2018, 53 (10): 656-664.

22. 郭相岑, 刘丽, 王军玲, 等. 头颈部肉瘤样癌 17 例临床分析. 临床耳鼻咽喉头颈外科杂志, 2022, 36 (2): 125-129.

23. 丁林, 袁杭, 赵晓慧, 等. 口腔肉瘤样癌 1 例. 中国癌症杂志, 2020, 30 (3): 237-240.

24. 王延林, 刘良发, 李亚卓, 等. 11 例头颈部肉瘤样癌临床分析. 中国耳鼻咽喉颅底外科杂志, 2013, 19 (1): 9-14.

25. 吕丹, 杨慧, 熊升华, 等. 喉肉瘤样癌八例临床病理分析. 中华耳鼻咽喉头颈外科杂志, 2015, 50 (6): 512-514.

26. 刘珍银, 邱士军, 吕晓飞, 等. 舌癌的 CT、MRI 诊断 (附 23 例报告). 医学影像学杂志, 2011, 21 (6): 835-838.

27. 王良, 李军, 沈毅, 等. B 超、增强 CT 及增强 MRI 诊断舌癌颈部转移性淋巴结的价值比较. 临床肿瘤学杂志, 2016, 21 (3): 267-270.

28. TAGLIABUE M, BELLONI P, DE BERARDINIS R, et al. A systematic review and meta-analysis of the prognostic role of age in oral tongue cancer. Cancer Med, 2021, 10 (8): 2566-2578.

29. 冉慕光, 王承光, 陈圣欢. 舌癌影像解剖特点及 MRI 征象分析. 临床放射学杂志, 2016, 35 (7): 1023-1026.

30. 吴枫阳, 吴求吉, 杨茜婷, 等. 头颈部腺样囊性癌的临床特点及预后影响因素. 肿瘤防治研究, 2022, 49 (5): 427-431.

31. 刘灶松, 叶瑶, 魏新华, 等. 涎腺腺样囊性癌的 CT、MRI 表现及病理对照研究. 中国 CT 和 MRI 杂志, 2017, 15 (11): 41-44.

32. MARCHIANO E, CHIN OY, FANG CH, et al. Laryngeal Adenoid Cystic Carcinoma: A Systematic Review. Otolaryngol Head Neck Surg, 2016, 154 (3): 433-439.

33. 靳晓媛, 刘斌, 李红文, 等. 能谱 CT 鉴别诊断腮腺良恶性肿瘤. 中国医学影像技术, 2015, 31 (3): 367-371.

34. 郭铼, 周诚, 陈涓, 等. 颈部能谱 CT 与常规 CT 扫描辐射剂量与图像质量的对比研究. 中华放射学杂志, 2015, 49 (4): 279-282.

35. 李泉江. 能谱 CT 在颌面部及颈部疾病诊断中的应用. 临床放射学杂志, 2020, 39 (6): 1232-1235.

36. 杨亮, 罗德红, 赵燕风, 等. 能谱参数诊断不同颈部淋巴结病变的价值. 医学影像学杂志, 2015, 25 (12): 2095-2099.

37. 王芳, 熊星, 张丹萍, 等. 光谱 CT 定量参数预测喉肿物良恶性的价值. 临床放射学杂志, 2022, 41 (5): 825-829.

38. 钟丽娟, 严敏, 周新杰, 等. 能谱 CT 虚拟平扫技术在头颈部 CTA 中的应用. 中国医学计算机成像杂志, 2020, 26 (3): 212-218.

39. 胡镭, 李琳, 林蒙, 等. 喉和下咽鳞状细胞癌能谱 CT 定量参数与其 EGFR 表达水平相关性研究. 临床放射学杂志, 2021, 40 (8): 1471-1474.

40. 张金梅, 董江宁, 吴瑶媛, 等. 能谱 CT 定量参数联合纹理分析鉴别甲状腺良恶性结节的价值. 实用放射学杂志, 2022, 38 (7): 1069-1073.

41. 田兆荣, 孙杰, 杨建平, 等. 能谱 CT 虚拟平扫联合多模型迭代重建算法在甲状腺图像质量及辐射剂量中的应用. 中国医学影像杂, 2022, 30 (2): 129-133, 138.

42. 张夏, 赵雯, 韩丹, 等. 能谱曲线对甲状腺癌与颈部转移淋巴结相关性的价值. 中国医学影像学杂志, 2018, 26 (7): 505-508, 511.

第四章

胸　部

第一节 肺内病变

一、肺结节性质的鉴别

【病例摘要】

患者1：女，61岁。以"体检发现左肺门结节4个月余"为主诉入院，PET/CT检查结果示左上肺门旁软组织结节代谢活跃，恶性不除外。

患者2：女，76岁。以"体检发现左肺下叶结节"为主诉入院。

【扫描方案】

扫描参数：扫描范围从胸廓入口到肺底，采用常规胸腹部模式螺旋扫描，管电压为120kVp，自动管电流60~180mA，转速0.5秒/周，螺距1.0，重建图像层厚1.00mm，层间距1.00mm，增强扫描选用350mgI/mL对比剂80mL，流速为3.0mL/s，采用阈值触发的方式进行螺旋扫描。图像采用迭代重建算法进行重建，光谱数据包SBI自动重建。在工作站利用软件进行光谱参数图像分析。

【图例】

患者1常规图像参见图4-1-1，患者2常规图像参见图4-1-2。患者2单能量图像参见图4-1-3。患者1、患者2良恶性结节光谱CT图像对比参数图参见图4-1-4、图4-1-5。

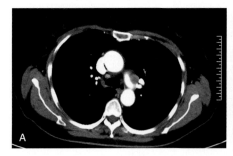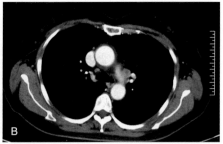

图 4-1-1 患者 1 光谱 CT 增强常规图像

A、B. 分别为患者一纵隔窗 CT 增强动脉期、静脉期图像，
左肺上叶近肺门区可见软组织结节。

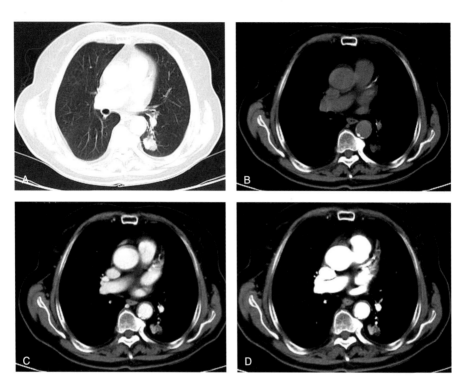

图 4-1-2　患者 2 光谱 CT 平扫及增强常规图像

A. 平扫肺窗显示左肺下叶可见一结节,边缘可见毛刺及胸膜牵拉;
B. 平扫纵隔窗显示结节呈软组织密度影;C、D. 分别为 CT 增强动脉期、静脉期图像。

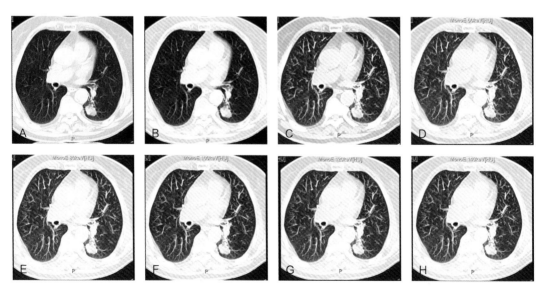

图 4-1-3　患者 2 光谱 CT 平扫及不同单能量图像图像对比

A. CT 常规图像;B. 虚拟平扫图像;C~H. 单能量图像(分别对应 40keV、60keV、80keV、100keV、120keV、140keV 单能量图像),结节边界在 60keV 单能图像上显示最清晰(D),在 120keV 单能图像上结节细节特征、边缘毛刺显示最清晰(G)。

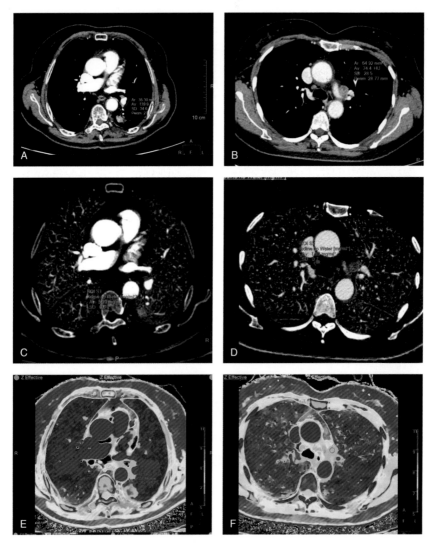

图 4-1-4 不同患者光谱 CT 增强、碘基物质密度及有效原子序数图像对比

A、B. 常规 CT 静脉期图像示患者 2 结节静脉期增强 CT 值（139.9Hu）>患者 1 结节（74.4Hu）；C、D. 碘基物质密度图像示患者 2 结节静脉期增强碘基值（5.29mg/mL）>患者 1 结节（1.93mg/mL）；E、F. 有效原子序数图像示患者 2 结节有效原子序数值（9.63）>患者 1 结节（8.30）。

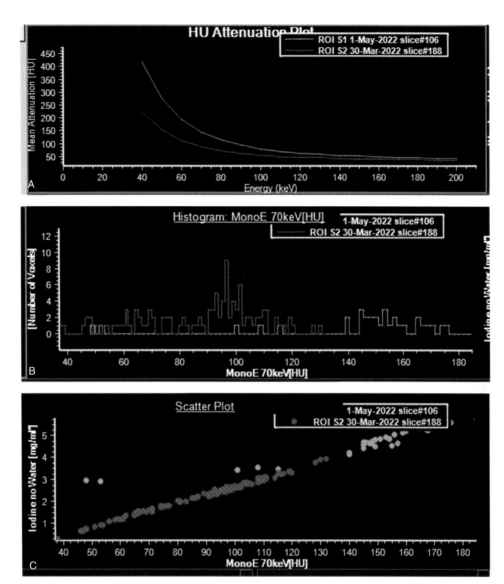

图 4-1-5　不同患者光谱 CT 能谱曲线、密度直方图和碘基值散点图对比

A. CT 能谱曲线；B、C. 密度直方图和碘基散点图。患者 2 恶性结节（蓝色）、患者 1 良性结节（玫红色）为对应病变的能谱曲线、密度直方图和碘基值散点图，分布均不同，两者有明显的界限。

【影像诊断】

患者 1：肺穿刺活检病理结果，慢性肉芽肿性炎。

患者 2：肺穿刺活检病理结果，腺癌。

【病例小结】

孤立性肺结节（solitary pulmonary nodule，SPN）定义为直径小于 3cm 的圆形或椭圆形病灶，其病因多样，确诊的结节包括炎性肉芽肿、肺癌和错构瘤等。临床管理取决于结节的良恶性，首先以排查恶性为目标，以便提供可治愈性的手术治疗，同时要尽量避免良性病变的侵入性治疗。国内外一直致力于通过筛查的手段来实现肺癌的早期诊断和早期治疗，低剂量 CT（low-dose CT,LDCT）具有筛查肺小结节的优势，欧美多家权威医学组织证明了 LDCT 的意义并陆续推出了肺癌筛查指南，我国也制定了相关的指南。LDCT 的筛查使更多的肺内结节被发现，良恶性的鉴别尤为重要。

结节的大小是与恶性相关的重要指标，结节的直径越大、恶性的概率越高。而直径大于 3cm 的肺部病变则被归类为肺肿块，与结节不同，其恶性程度更高。在大规模的研究中，即使是在肺癌高危人群中，直径小于 4mm 的结节都是良性，绝大多数小于 7mm 的小结节也都是良性的；直径为 7~10mm、11~20mm、21~30mm、>30mm 的结节恶性概率分别为 1.7%、11.9%、29.7% 和 41.3%，也就是说直径大于 10mm 的结节恶性概率从 1.7% 起显著升高。其次根据结节的形态及边缘、强化的程度、钙化的形式、生长的速度，以及对邻近结构的影响等 CT 表现，有利于对良恶性结节的鉴别。

光谱 CT 双能量一次扫描除了可以提供传统 CT 图像外，还可重建出多种图像，如单能量图像、能量衰减曲线图、碘密度图、有效原子序数图、虚拟平扫图等，为结节的良恶性鉴别提供更多的影像学信息和定量分析。CT 虚拟平扫技术不仅可以减少患者的暴露剂量，减少扫描前后测量感兴趣区域不一致造成的误差，也有利于对病变进行差异分析。如图 4-1-3 患者 2 单能量图像显示结节的恶性征象更清晰。此外，血管生成是恶性肿瘤发展的一个基本过程，在此过程中，恶性肿瘤需从邻近组织挪用血液来供应自身的不断增长，故一般情况下其恶性结节血供多于炎性结节。碘密度图像消除了非增强图像的影响，直接反映病变的血供情况，由于不像常规 CT 扫描需要 2 次 ROI 相减获得的量化，消除了 ROI 错位导致的测量误差，因此更准确。图 4-1-4 显示恶性结节静脉期增强 CT 值高于炎性结节，恶性结节静脉期增强碘基值高于炎性结节。值得注意的是，本文提供患者 1 良性结节是慢性炎性结节，与活动性炎性结节不同，有研究表明，活动性炎性结节的碘基值反而高于恶性结节。有效原子序数图是基于组织的有效原子序数不同而获得的彩色编码图，ROI 内有效原子序数值与物质组成成分及比例有关，提示不同病变的物质组成、血管和微结构不同，如图 4-1-4 显示恶性结节有效原子序数值高于炎性结节。此外，如图 4-1-5 光谱 CT 能谱曲线、密度直方图和碘基散点图显示良性结节和恶性结节的曲线和分布不同，这些图像的参数值均能够帮助良恶性结节的鉴别。

二、不同肺癌病理类型的评估

【病例摘要】

患者 1：男，72 岁。5 年前于我院行"胸腔镜下右上肺占位切除术"，术后病理示右上肺鳞状细胞癌。3 个月前复查胸部 CT 时发现左肺结节。

患者 2：女，58 岁。6 个月余前无明显诱因出现间断干咳、头晕，伴乏力、食欲下降，偶伴胸闷、头痛、双下肢疼痛。

患者 3：女，58 岁。2 个月前，发现右肺占位，伴胸闷、咳嗽。

【扫描方案】

扫描参数：扫描范围从胸廓入口到肺底，采用常规胸部模式螺旋扫描，管电压为120kVp，自动管电流60~180mA，转速0.5秒/周，螺距1.0，重建图像层厚1.00mm，层间距1.00mm，增强扫描选用350mgI/mL对比剂80mL，流速为3.0mL/s，监测主动脉，采用阈值触发的方式进行螺旋扫描。图像采用迭代重建算法进行重建，光谱数据包SBI自动重建。在工作站利用软件进行光谱参数图像分析，包括虚拟单能级图像、碘密度值图、有效原子序数图及有效原子序数融合图。

【图例】

患者1常规图像参见图4-1-6，患者2常规图像参见图4-1-7，患者3常规图像参见图4-1-8。患者1、2、3光谱CT增强、碘基物质密度及有效原子序数、能谱曲线图像对比参见图4-1-9。

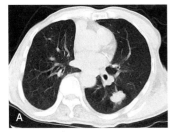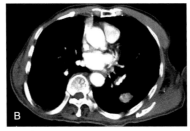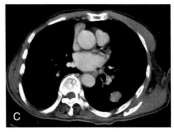

图 4-1-6 患者 1 光谱 CT 平扫及增强常规图像

A. 增强肺窗显示肺下叶可见分叶状结节；B、C. 分别为 CT 增强动脉期、静脉期纵隔窗图像。

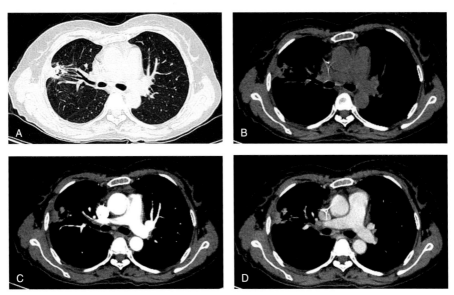

图 4-1-7 患者 2 光谱 CT 平扫及增强常规图像

A. 平扫肺窗显示右肺上叶可见不规则结节、邻近胸膜牵拉；B. 平扫纵隔窗显示结节内可见空洞影；
C、D. 分别为 CT 增强动脉期、静脉期图像。

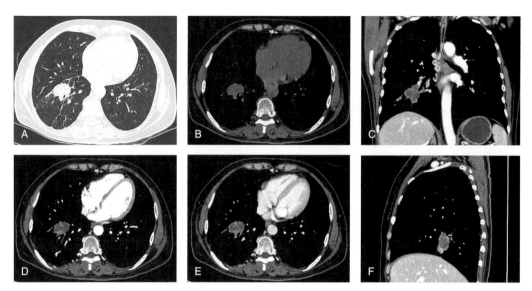

图 4-1-8 患者 3 光谱 CT 平扫及增强常规图像

A. 平扫肺窗显示右肺下叶可见一肿块；B. 平扫纵隔窗显示结节呈软组织密度影；

C、D. 分别为 CT 增强动脉期、静脉期图像；E、F. 分别为 CT 增强静脉期冠状位和矢状位图像。

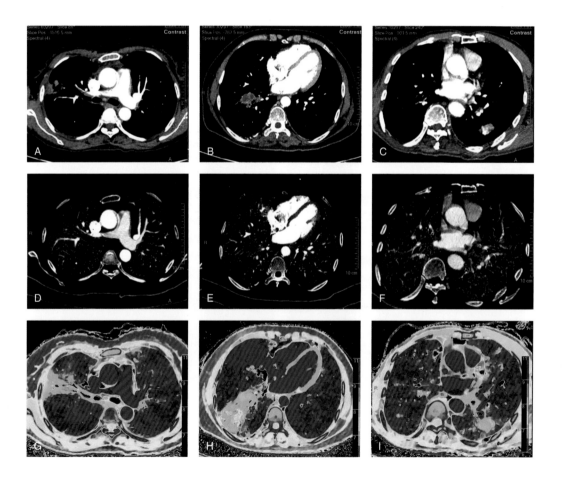

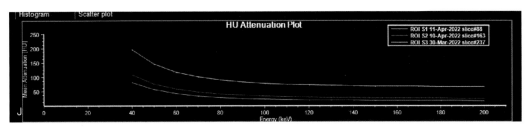

图 4-1-9　不同患者光谱 CT 增强、碘基物质密度及有效原子序数、能谱曲线图像对比

A~C. 常规 CT 静脉期图像示恶性结节静脉期增强 CT 值患者 2(110.8Hu)>患者 1(92.6Hu)>患者 3(63.3Hu); D~F. 碘基物质密度图像示静脉期增强碘基值患者 2(1.85mg/mL)>患者 1(1.49mg/mL)>患者 3(0.99mg/mL); G~I. 有效原子序数图像示有效原子序数值患者 2(8.87)>患者 1(8.16)>患者 3(7.90); J. 不同患者能谱曲线图像示患者 2(黄色)、患者 1(紫色)、患者 3(蓝色)的能谱曲线走行形态类似,但三者之间有界限,曲线斜率和曲线下面积不同。

【影像诊断】

患者 1: CT 引导下肺穿刺活检病理结果:鳞状细胞癌。

患者 2: CT 引导下肺穿刺活检病理结果:腺癌。

患者 3: CT 引导下肺穿刺活检病理结果:小细胞癌。

【病例小结】

肺癌是全球最常见的癌症,也是癌症死亡的主要原因。肺癌的组织学分类是肺癌诊断和治疗的前提和依据,随着病理学研究的进步和突破,世界卫生组织(WHO)更新了数版肺部肿瘤病理学分类,最新的 2021 年 WHO 肺部肿瘤的分类见表 4-1-1。肺癌病理类型的确定对临床治疗决策、进行精准治疗有重要意义。肺癌常见的病理类型临床可简单地分为小细胞癌(small cell lung cancer, SCLC)和非小细胞癌(non-small-cell carcinoma, NSCLC)两种基本类型,其中非小细胞癌包括鳞癌、腺癌、大细胞癌及腺鳞癌等,这两种类型的肺癌治疗方案截然不同。

表 4-1-1　2021 年 WHO 肺部肿瘤病理组织学分类

上皮性肿瘤	前驱腺体病变
乳头状瘤	非典型腺瘤性增生
支气管乳头状瘤	原位腺癌
腺瘤	腺癌
硬化性肺细胞瘤	微浸润性腺癌
肺泡性腺瘤	浸润性非黏液腺癌
细支气管腺瘤 / 纤毛黏液结节乳头状肿瘤	浸润性黏液腺癌
黏液性囊腺瘤	胶样腺癌
黏液腺腺瘤	胎儿型腺癌

续表

肠型腺癌	神经内分泌瘤
鳞状细胞前驱病变	类癌 / 神经内分泌瘤
鳞状细胞不典型增生和原位鳞癌	神经内分泌癌
鳞状细胞癌	小细胞肺癌
鳞状细胞癌	大细胞神经内分泌癌
淋巴上皮样癌	**异位起源性肿瘤**
大细胞癌	黑色素瘤
大细胞癌	脑膜瘤
腺鳞癌	**肺间叶性肿瘤**
腺鳞癌	肺错构瘤
肉瘤样癌	肺软骨瘤
多形性癌	弥漫性肺淋巴管瘤病
肺母细胞瘤	胸膜肺母细胞瘤
癌肉瘤	肺动脉内膜肉瘤
其他上皮肿瘤	先天性支气管周肌成纤维细胞瘤
肺部 NUT 癌	***EWSR1-CREB1* 融合的原发性肺黏液样肉瘤**
胸部 *SMARCA4* 缺失的未分化肿瘤	血管周上皮细胞肿瘤
涎腺型肿瘤	淋巴管平滑肌瘤病
多形性腺瘤	PEComa
腺样囊性癌	**淋巴造血系统肿瘤**
上皮 - 肌上皮癌	MALT 淋巴瘤
黏液表皮样癌	弥漫性大 B 细胞淋巴瘤
玻璃样变透明细胞癌	淋巴瘤样肉芽肿病
肌上皮瘤和肌上皮癌	血管内大 B 细胞淋巴瘤
肺神经内分泌肿瘤	肺朗格汉斯细胞组织细胞增生症
前驱病变	Erdheim-Chester 病
弥漫性特发性肺神经内分泌细胞增生	

根据影像判断肺癌的常见病理类型比评估肿块的良恶性更具有挑战,但不同病理类型的肺癌生物学特性不同,影像表现也有一定特点。首先,肺癌根据发生的部位分为中央型、

周围型和弥漫型,其中中央型肺癌最常见的病理类型是鳞癌和小细胞癌,少数为腺癌;周围型肺癌最常见的是腺癌,也可见于鳞癌、小细胞癌等;弥漫型肺癌一般为腺癌。其次,影像征象也有一定的提示作用,如坏死和空洞更倾向于鳞癌,玻璃密度影更倾向于腺癌,腺癌更易合并空泡征、胸膜牵拉和癌性淋巴管炎,冰冻纵隔最常见于小细胞癌等。但传统的鉴别方法不稳定,且与医生的主观诊断水平密切相关。

光谱 CT 重建的碘密度图、有效原子序数图、能量衰减曲线图等,能够提供客观定量的影像数值,帮助肺癌病理类型的鉴别。本文展示病例静脉期 CT 值、碘基值、有效原子序数值,依次是腺癌高于鳞癌高于小细胞癌。之前很多研究也证实了肺腺癌的碘基值高于鳞状细胞癌,肺腺癌与其他组织学类型肺癌相比碘基值最高,此外,也有研究证明了有效原子序数在鉴别小细胞肺癌与肺腺癌病理类型时具有较高的准确性。本文三种不同病理类型的肺癌能谱曲线图像显示三者之间有界限,之前研究能谱曲线斜率和曲线下面积在鉴别肺癌病理类型时也有统计学意义。

研究表明,能谱的定量参数不仅能够帮助病理类型的鉴别,而且能够预测肺癌基因突变的表达。值得注意的是,目前关于能谱参数的研究多为单中心、小样本量的研究,数据域在时间和空间上不能完全匹配,仅依靠能谱参数对肿瘤病理类型的诊断相对片面,未来在统一标准化多中心大样本的研究中获得稳定、一致的能谱参数,采用影像组学的方法联合临床和影像征象,期望在肺癌的诊疗方面发挥更重要的作用。

三、中央型肺癌与肺不张鉴别

(一) 病例一

【病例摘要】

患者,男,61 岁,胆囊切除术后,吸烟 40 年。1 个月前无明显诱因出现胸闷,至当地医院行胸部 CT 检查示左肺门占位。后至我院行光谱胸部增强 CT 及纤维支气管镜活检,病理示左肺上叶鳞状细胞癌。

【扫描方案】

扫描参数:扫描范围从胸廓入口到肺底,采用常规胸部模式螺旋扫描,管电压为 120kVp,自动管电流 60~180mA,转速 0.5 秒 / 周,螺距 1.0,重建图像层厚 1.00mm,层间距 1.00mm,增强扫描选用 350mgI/mL 对比剂 80mL,流速为 3.0mL/s,监测主动脉,采用阈值触发的方式进行螺旋扫描。图像采用迭代重建算法进行重建,光谱数据包 SBI 自动重建。在工作站利用软件进行光谱参数图像分析,包括虚拟单能级图像、碘密度值图、有效原子序数图及有效原子序数融合图。

【图例】

光谱 CT 检查图像见图 4-1-10。

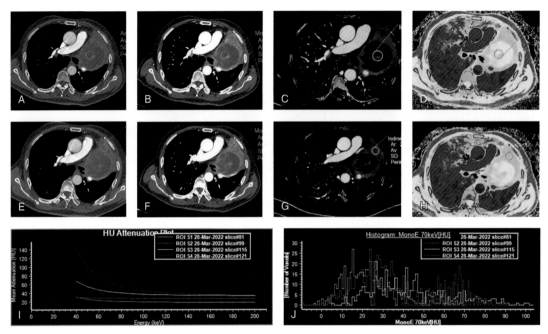

图 4-1-10　左肺上叶鳞癌合并肺不张光谱 CT 增强及多参数重建图像

A~D、E~H. 分别为同一层面肺癌及肺不张组织的常规混合能量图像（A、E），40keV 虚拟单能级图像（B、F），碘密度图（C、G），有效原子序数图（D、H）。A、E 混合能量图像测量肺癌与不张肺组织 CT 值分别为 40.9Hu、61.4Hu；B、F 虚拟单能级 40keV 图像上肺癌病灶与肺不张组织分界清楚，测量肺癌与肺不张组织 CT 值分别为 60.8Hu、128.3Hu；C、G 测量肺癌与肺不张组织碘密度值分别为 0.40mg/mL、1.24mg/mL；D、H 有效原子序数图上肺癌病灶与肺不张组织伪彩图对比鲜明，测量肺癌与肺不张组织有效原子序数值分别为 7.47、7.98；I. 显示感兴趣区 S1、S2、S3、S4 的光谱曲线，S1、S2、S3 斜率相似，S4 斜率陡峭，在低能量水平差异更明显；J. 显示直方图。

【影像诊断】

左肺上叶中央型肺癌合并阻塞性不张（病理结果为鳞癌）。

（二）病例二

【病例摘要】

患者，男，64 岁，咳嗽伴血丝痰 1 个月余。于当地医院行胸部 CT 示左上肺肿物并左肺上叶部分不张，后至本院行光谱胸部增强 CT 及纤维支气管镜活检，病理提示腺癌。

【扫描方案】

扫描参数：扫描范围从胸廓入口到肺底，采用常规胸部模式螺旋扫描，管电压为 120kVp，自动管电流 60~180mA，转速 0.5 秒 / 周，螺距 1.0，重建图像层厚 1.00mm，层间距 1.00mm，增强扫描选用 350mgI/mL 对比剂 80mL，流速为 3.0mL/s，监测主动脉，采用阈值触发的方式进行螺旋扫描。图像采用迭代重建算法进行重建，光谱数据包 SBI 自动重建。在工作站利用软件进行光谱参数图像分析，包括虚拟单能级图像、碘密度值图、有效原子序数图及有效原子序数融合图。

【图例】

光谱 CT 检查图像见图 4-1-11。

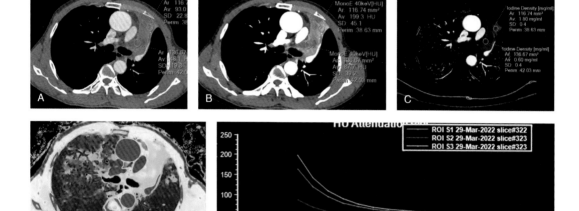

图 4-1-11 左肺上叶腺癌合并肺不张光谱 CT 增强及多参数重建图像

A. 混合能量图像测量肺癌与不张肺组织 CT 值分别为 48.1Hu、93.0Hu；B. 虚拟单能级 40keV 图像上肺癌病灶与肺不张组织分界清楚，测量肺癌与肺不张组织 CT 值分别为 87.7Hu、199.3Hu；C. 碘密度图测量肺癌与肺不张组织碘密度值分别为 0.60mg/mL、1.80mg/mL；D. 有效原子序数图显示肺癌病灶与肺不张组织伪彩图对比鲜明，测量肺癌与肺不张组织有效原子序数值分别为 7.56、8.28；E. 显示感兴趣区 S1、S2、S3 的光谱曲线，S1、S2 斜率相似，为肺不张组织斜率，S3 斜率低平，为肺癌组织斜率，两者在低能级水平差异更明显。

【影像诊断】

左肺上叶中央型肺癌合并阻塞性不张（病理结果为腺癌）。

【病例小结】

中央型肺癌是指肺段及段以上支气管发生的癌，可引起支气管阻塞导致肺不张。中央型肺癌起病隐匿，部分患者在确诊时已丧失手术机会，常常需要放疗或粒子植入等综合治疗方法，准确鉴别肺癌与肺不张组织，有助于精准勾画靶区，同时利于在治疗过程中准确评估疗效。

目前临床常用的方法有常规 CT、增强 CT、灌注 CT、MRI 及 PET/CT 等，不过这些方法各有局限性。有研究表明，DWI 与 T_2WI 联合应用可鉴别 88% 的中央型肺癌和肺不张。亦有研究发现，PET/CT 引导下勾画靶区更小，同时可降低肺受照射剂量。但是 DWI 和 PET/CT 价格昂贵，检查时间比较长，难以普及。CT 扫描不仅能显示病变本身及阻塞性改变，还可以显示转移等改变。常规 CT 及其他检查方法具有一定的局限性，仅能通过形态及增强扫描强化方式的不同确定肿瘤边界。光谱 CT 具有多参数和定量分析等优势，可以进行功能成像，将对病变的传统形态学分析提高到物质代谢层面。

　　肺癌供血动脉大多为支气管动脉,这是常规增强扫描鉴别肺癌与肺不张的基础。临床有时不易分辨两者,可能是增强扫描后强化程度较为接近,且受容积效应、硬化伪影等影响。光谱CT可以得到虚拟单能级图像(virtual monoenergetic image,VMI或MonoE),相当于单一能量射线成像,包括40~200keV共161个能级。其中高keV能量图像还可以有效减少硬化束伪影,还原周围组织结构。双层探测器技术能保持全能谱低噪声及显著提高图像质量,40~50keV图像具有良好的软组织密度分辨力且保持较低噪声,可观察软组织的细微差异,有利于分辨肿瘤及不张肺组织,根据文献及我院实践发现,40keV图像是显示瘤肺边界较好的图像(静脉期显示瘤肺边界更清晰)。

　　光谱成像的碘密度图为各体素所含碘浓度的分布图,可用于定量分析强化的程度,反映组织的血供情况,肺癌合并的不张肺组织血供丰富,且强化持续时间较肺癌长,有研究报道,肺癌组织双期碘密度均低于肺不张组织。

　　光谱CT还可以得到光谱曲线,以单能级水平为横坐标,以CT值为纵坐标获得具有物质特异性的曲线,代表不同物质成分的CT值随着能级的变化特征,根据曲线形态及斜率的不同,可对病灶及正常组织的成分差异进行鉴别。研究发现,肺癌组织和肺不张组织光谱曲线斜率亦不同。单能量图像同时联合碘密度和光谱曲线,更有利于两者的鉴别。

四、肺癌肿块与感染性肿块鉴别

(一)病例一

【病例摘要】

　　患者1:男,67岁,2个月前,无明显诱因出现胸痛,至当地医院查胸部CT平扫示右肺上叶肿物伴阻塞性炎症,为进一步诊治来我院。行光谱胸部增强CT检查。术后病理示鳞状细胞癌。

　　患者2:男,47岁,5个月前患者无明显诱因出现咳嗽、咳痰,至当地医院行胸部CT示右肺上叶高密度影,诊断为肺部感染,给予抗感染、止咳、化痰等对症处理,症状缓解不明显。后至防疫站,考虑为肺结核,给予抗结核药物治疗(具体不详),症状无明显改善。后至我院行光谱胸部增强CT检查,临床真菌免疫荧光染色提示曲霉菌感染。

【扫描方案】

　　扫描参数:扫描范围从胸廓入口到肺底,采用常规胸部模式螺旋扫描,管电压为120kVp,自动管电流60~180mA,转速0.5秒/周,螺距1.0,重建图像层厚1.00mm,层间距1.00mm,增强扫描选用350mgI/mL对比剂80mL,流速为3.0mL/s,监测主动脉,采用阈值触发的方式进行螺旋扫描。图像采用迭代重建算法进行重建,光谱数据包SBI自动重建。在工作站利用软件进行光谱参数图像分析,包括虚拟单能级图像、碘密度值图、有效原子序数图及有效原子序数融合图。

【图例】

　　光谱CT检查图像如下(图4-1-12)。

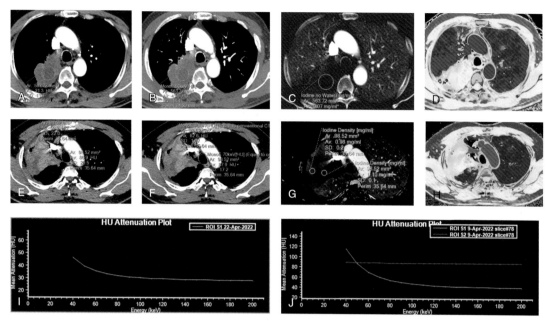

图 4-1-12 肺癌与曲霉菌感染肿块光谱 CT 增强及多参数重建图像对比

A~D. 为肺癌的常规混合能量图像(A)、55keV 虚拟单能级图像(B)、碘密度图(C)、有效原子序数图(D);
E~H. 为曲霉菌感染的常规混合能量图像(E)、55keV 虚拟单能级图像(F)、碘密度图(G)、有效原子序数图
(H)。A、E. 混合能量图像测量肺癌与炎症组织 CT 值分别为 21.3Hu、59.2Hu;B、F. 55keV 虚拟单能级图像
上肺癌与炎症组织 CT 值分别为 43.5Hu、120.3Hu;C、G. 测量肺癌与炎症组织碘密度值分别为 0.07mg/mL、
0.98mg/mL;D、H. 有效原子序数图显示肺癌病灶与炎症组织有效原子序数值分别为 7.4、7.88;I. 显示肺癌
组织的光谱曲线走行平缓;J. 显示炎症组织的光谱曲线走行陡峭,在低能量水平差异更明显。

【影像诊断】

患者 1:右肺上叶鳞癌。

患者 2:右肺上叶曲霉菌感染。

(二)病例二

【病例摘要】

患者 1:男,58 岁,咳嗽咳痰 10 天,加重 3 天,于我院门诊行 CT 发现肺占位,CT 引导下
肺穿刺活检提示"肺腺癌"。

患者 2:女,56 岁,10 余天前无明显诱因出现胸痛、闷气,不伴咳嗽、咳痰、咯血,至当地
医院行胸部 CT 和支气管镜检查,考虑右肺上叶感染性疾病,给予抗感染、止咳、化痰等对症
处理,症状缓解不明显。后至我院行光谱胸部增强 CT 检查(图 4-1-13),CT 引导下肺穿刺活
检结果考虑结核。

【扫描方案】

扫描参数:扫描范围从胸廓入口到肺底,采用常规胸部模式螺旋扫描,管电压为
120kVp,自动管电流 60~180mA,转速 0.5 秒 / 周,螺距 1.0,重建图像层厚 1.00mm,层间距
1.00mm,增强扫描选用 350mgI/mL 对比剂 80mL,流速为 3.0mL/s,监测主动脉,采用阈值触
发的方式进行螺旋扫描。图像采用迭代重建算法进行重建,光谱数据包 SBI 自动重建。在

工作站利用软件进行光谱参数图像分析,包括虚拟单能级图像、碘密度值图、有效原子序数图及有效原子序数融合图。

【图例】

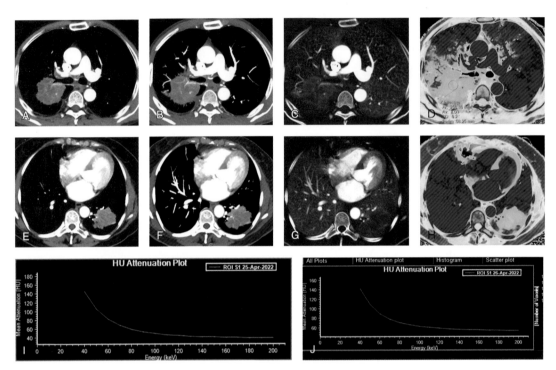

图 4-1-13 肺癌与结核肿块光谱 CT 增强及多参数重建图像对比

A~D. 为肺癌的常规混合能量图像(A)、55keV 虚拟单能级图像(B)、碘密度图(C)、有效原子序数图(D);
E~H. 为结核感染的常规混合能量图像(E)、55keV 虚拟单能级图像(F)、碘密度图(G)、有效原子序数图(H)。
A、E. 混合能量图像测量肺癌与结核组织 CT 值分别为 71.7Hu、67.5Hu;B、F. 55keV 虚拟单能级图像上肺癌与结核组织 CT 值分别为 120.3Hu、119.6Hu;C、G. 测量肺癌与结核组织碘密度值分别为 1.29mg/mL、1.08mg/mL;D、H. 有效原子序数图显示肺癌病灶与结核组织有效原子序数值分别为 8.03、7.92;I. 显示肺癌组织的光谱曲线走行平缓;J. 显示结核组织的光谱曲线走行平缓,且略低于肺癌组织。

【影像诊断】

患者 1:右肺上叶腺癌。

患者 2:左肺下叶结核。

【病例小结】

肺癌是世界上最常见和病死率最高的恶性肿瘤之一,早期手术切除及放化疗对肺癌患者的预后十分重要。肺内炎性病变指肿块状或浅分叶状的炎性假瘤、机化性肺炎、慢性肺脓肿等多种炎性病变。两者的鉴别诊断对于避免延误肺癌早期治疗和降低肺内良性病变的过度治疗尤为重要。

胸部 CT 扫描是肺部病变的首选检查方法,但是常规 CT 在肺癌和炎性病变的鉴别诊断上具有局限性,仅依靠病灶的形态特征及 CT 值的变化进行分析,部分不典型炎性病变的形态特征和强化方式与肺癌极其相似,常规 CT 检查难以准确定性。光谱 CT 成像是近年新兴的成像技术,利用光谱成像技术可以对肺部病变进行多参数、量化分析,碘物质图可以反映肿块的血流情况,能谱曲线可以反映物质的能量衰减特性,为肺部病变的诊断提供更丰富的信息。

已有大量的研究表明,光谱 CT 在鉴别肺癌与炎性病变上具有显著优势。IC、NIC、光谱曲线斜率作为光谱 CT 的特征参数,可有效鉴别肺癌与炎性肿块,而 NIC 能较好地反映病变的血供特性,是更有效的评价指标,选择同层面主动脉的 IC 计算病灶的 NIC 可以避免研究间的个体差异对结果的影像。

肺癌主要是大量微血管增生导致血管床容量增大,局部瘤体灌注增大,碘浓度较高;但肿瘤组织内血管由于血管壁平滑肌局限性破坏、内弹力膜和内皮细胞局限性缺失,导致新生血管紊乱、迂曲,粗细不均,有时有动静脉瘘形成,同时由于淋巴回流减少、细胞外间隙扩大,对比剂在血管中流速减慢,因此对比剂进入、流出缓慢,滞留时间长,肺癌呈现持续强化,能谱曲线平缓,斜率较小。而急性炎症在炎性因子的刺激下引起血管增多和微血管通透性增高,血流速度增快,血流量增大,使得对比剂容易过多、过快地在此聚集,能谱曲线陡直,斜率较大。肺结核的病理基础以干酪坏死组织与肉芽组织为主,由吞噬细胞吞噬大量脂质,发生干酪坏死,外围由机体免疫应答出现以淋巴细胞浸润、胶原纤维增生及朗格汉斯细胞形成为特征的慢性炎性反应带,将坏死灶包裹。研究发现,结核球内只有极少染色血管,增强后对比剂很少充盈。部分研究者发现,在肺增强扫描动、静脉两期(40~100keV)单能区间,肺结核在不同 keV 下的 CT 值、碘浓度值低于肺癌。

另有研究发现,静脉期光谱参数鉴别肺癌与炎性肿块的诊断效能更高,静脉期肺癌的碘浓度、标准化碘浓度及光谱曲线斜率均低于炎性病变。部分研究者的结果与其相反,可能是由于肺癌与炎性肿块拥有非常相近且丰富的血液供应,而且炎性肿块种类各异(肺结核等慢性肉芽肿性),肺癌也有不同的病理类型(鳞癌更容易出现空洞坏死等),不同时期的病变血供也可能不同,如肺癌的快速生长期、炎性肿块的急性充血期等,均会导致结果不同。

总之,光谱 CT 成像能反映病变的血供和生物学行为等特性,在肺癌肿块与感染性肿块的鉴别诊断中具有重要意义。

五、肺癌原发灶与转移灶同源性分析

【病例摘要】

患者1:男,72岁,6个月前无明显诱因出现左侧肋骨疼痛,2021年9月10日于当地医院检查超声示肝内多发占位;查 CT 示左肺下叶占位,肝脏多发转移灶。后至我院检查 CT 示左下肺占位,考虑肺癌;肝内多发占位,考虑转移瘤(图4-1-14、图4-1-15)。

患者2:女,79岁,1个月前患者因"胸闷2小时"入院,于当地医院查胸部 CT 示左肺下叶占位。后于我院行胸腹部 CT 示左肺下叶占位,考虑 CA;左侧锁骨上窝、纵隔内、双肺门多发肿大淋巴结,考虑转移。支气管镜检查提示4组、7组及左主支气管开口肿物活检腺癌(图4-1-16~图4-1-18)。

【扫描方案】

扫描参数：扫描范围从胸廓入口到肺底，采用常规胸腹部模式螺旋扫描，管电压为120kVp，自动管电流 60~180mA，转速 0.5 秒／周，螺距 1.0，重建图像层厚 1.00mm，层间距1.00mm，增强扫描选用 350mgI/mL 对比剂 80mL，流速为 3.0mL/s，采用阈值触发的方式进行螺旋扫描。图像采用迭代重建算法进行重建，光谱数据包 SBI 自动重建。在工作站用软件进行光谱参数图像分析。

【图例】

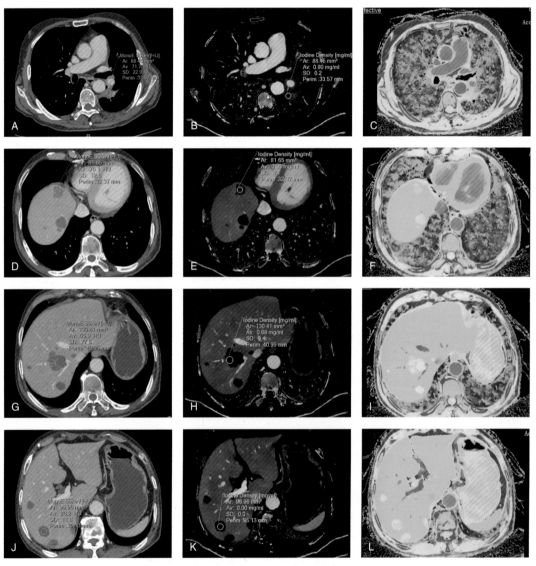

图 4-1-14　动脉期肺癌及肝转移能谱增强 CT 图像

A~L. 为动脉期对应病变的虚拟单能级图像、碘基物质密度图像及伪彩图像。A~C. 显示病灶位于左肺下叶近肺门处；D~I. 显示肝内多发环形强化病灶，证实为转移灶；J~L. 显示肝右叶囊状低密度，证实为肝囊肿。

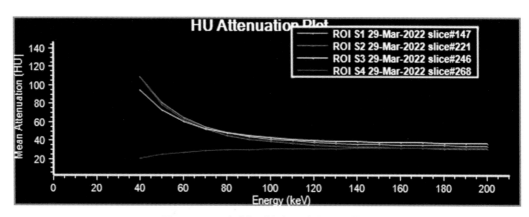

图 4-1-15　动脉期感兴趣区光谱衰减曲线

动脉期肺癌与肝内转移灶的光谱衰减曲线走行位置接近、走行形态基本一致,且弓背向下,说明两者关系密切;而肝囊肿的光谱衰减曲线走行位置明显较低,且弓背向上;光谱衰减曲线的高低可以反映病灶的摄碘能力,从图像上可以看到肝囊肿的摄碘能力明显低于肺癌及肝内病灶。

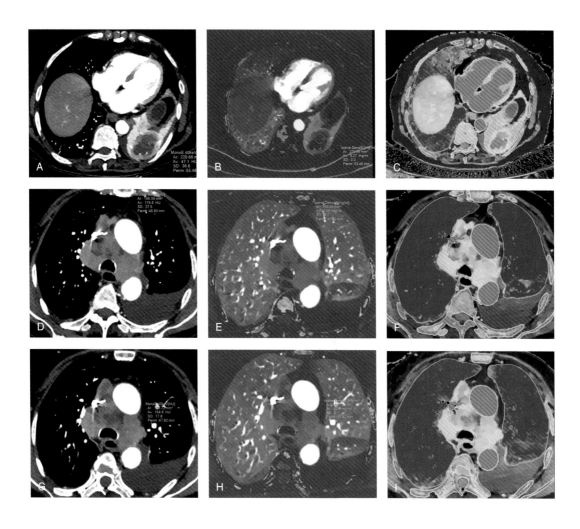

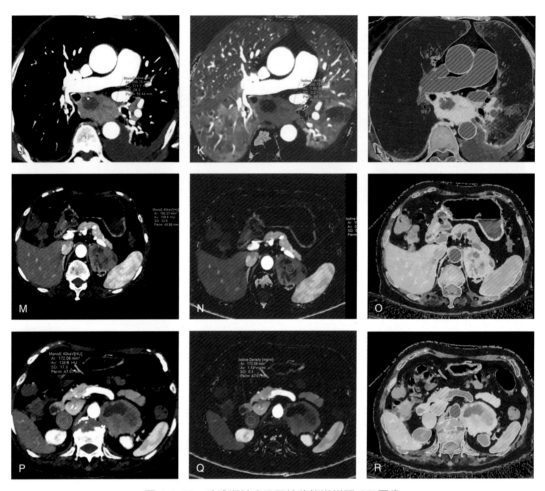

图 4-1-16 动脉期肺癌及肝转移能谱增强 CT 图像

A~R. 均为 40keV 对应病变的虚拟单能级图像、碘基物质密度图像及伪彩图像。A~C 显示病灶位于左肺下叶，病灶密度不均，与周围肺组织对比度显著；D~L 显示纵隔多发肿大淋巴结；M~R 显示双侧肾上腺转移。

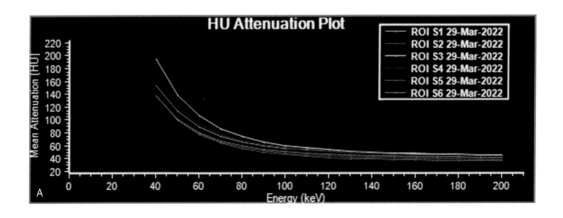

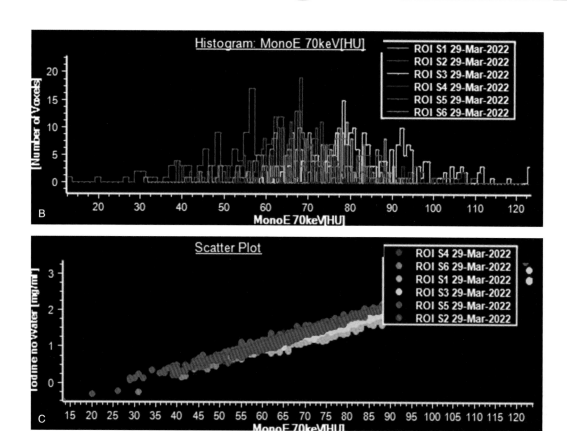

图 4-1-17　肺癌及多发转移灶的多参数图像重建显示图

A~C. 为 S1~S6 光谱功能图,光谱衰减曲线显示 ROI S1~S6 曲线走行及斜率基本一致,
光谱直方图和光谱散点图显示感兴趣区 CT 密度和碘含量基本重叠。

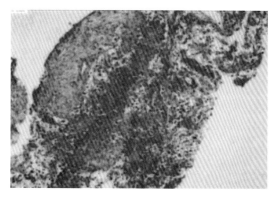

图 4-1-18　支气管镜检查病理结果

(左主支气管开口肿物活检)非小细胞肺癌,(第 4、7 组淋巴结活检)
镜下见异型细胞巢团,考虑癌转移。

【影像诊断】

患者 1:左肺下叶癌并肝内多发转移。

患者 2:左肺下叶癌并纵隔多发淋巴结转移及双肾上腺转移。

【病例小结】

肺癌是发病率与死亡率增长速度最快的恶性肿瘤之一,同时也是对人体生命安全威胁最大的恶性肿瘤之一,约占总癌症死亡的 18.4%。近年来,我国肺癌的发病率和死亡率呈逐年上升趋势,尽早进行肺癌的诊断及治疗是提高肺癌患者生存率与生活质量的关键所在,因此在肺癌早期进行诊断、分期并展开治疗极为重要。对于肺癌患者,是否存在淋巴结转移及远处转移,对患者术前分期、治疗方案以及预后评价都有一定的影响。因此,如何选择一种有效的方法来提高肺癌患者淋巴结转移及远处转移的检出率,具有重要的临床意义。

以往的影像学对于肺癌淋巴结转移及远处转移的诊断仅局限于形态学或血流情况,难以进行定量等更深层次的研究。能谱 CT 成像使用能谱分析的方法实现了虚拟单能级成像和物质分离两大功能。不同物质对于不同 X 线的吸收特征不同,这是由组成物质的化学分子结构决定的。CT 能谱成像是近年来新兴的双能量成像技术,采用单球管瞬时 kV 切换技术,在 0.5 毫秒内实现 80kVp 和 140kVp 快速转换,采集和处理几乎同方向,同源 2 种能量 X 线的数据生成 40~140keV 101 组单能级图像,得到能反映不同物质特征的光谱衰减曲线。

肿瘤细胞的转移是个复杂多步骤组成的系列过程,包括许多内在联系的步骤,概言之,早期原发癌的生长,肿瘤血管生成,肿瘤细胞脱落并侵入基质,进入脉管系统,瘤细胞在血循环存活并聚集星辰微小癌栓,瘤细胞在靶器官定位生长。肿瘤的强化程度与微血管密度密切相关。肿瘤供血血管的多少与其强化程度成正比,强化程度越高,则含碘量越高。碘浓度(iodine concentration, IC)直接反映病灶的血供状态,血供越多,强化程度越强,该病灶的含碘量越高,CT 值越大,光谱衰减曲线斜率越大。能谱 CT 生成的光谱衰减曲线中的每个能量点都代表了物质结构平均 CT 值与标准差,该值是由其组成物质的化学分子结构所决定的,光谱衰减曲线斜率无明显差异,则意味着两者的分子化学结构来源相同。碘对比剂的注入增强了不同性质病灶质量吸收系数的差别,导致 CT 值的相差较大,反映不同物质特性的能量衰减曲线的斜率也较大,有助于不同病灶的鉴别。可依据双源 CT 的能量衰减曲线、CT 值、碘含量进行鉴别肺癌原发病灶与转移病灶具有同源性。在本组病例中,原发灶和转移灶的光谱衰减曲线走行及斜率基本一致,光谱直方图和光谱散点图显示感兴趣区 CT 密度和碘含量基本重叠。在临床工作中,可采用能谱 CT 鉴别是否与原发灶具有同质性,早期鉴别诊断转移,对临床有极其重要的意义。总之,能谱 CT 成像在鉴别肺癌淋巴结转移及远处转移方面具有一定的临床与科研价值。

六、虚拟单能级成像在病灶边界确认中的应用

【病例摘要】

患者 1:女,64 岁,咳嗽、胸痛 5 个月余,就诊于当地医院,行胸部 CT 提示左肺上叶前段见一疑似肿块,考虑恶性病变可能性大;后来我院查 CT 示左肺上叶纵隔旁占位,考虑恶性。左肺穿刺活检,PATHO 报告腺癌(图 4-1-19)。

患者 2:男,58 岁,3 年前因发现右颈部肿块至当地医院查颈部浅表淋巴结彩超示右侧颈部淋巴肿大。胸部 CT 示左肺上叶占位并纵隔淋巴结肿大。后至我院行肺穿刺并送病

理,病理结果示腺癌,基因检测示携带 *KRAS* 基因突变的肿瘤,可能对 EGFR 靶向治疗产生耐药。于 2019 年 6 月 27 日于我院影像与核医学科行"局麻下 CT 引导下肺癌放射性粒子植入术"(图 4-1-20)。

【扫描方案】

扫描参数:扫描范围从胸廓入口到肺底,采用常规胸部模式螺旋扫描,管电压为 120kVp,自动管电流 60~180mA,转速 0.5 秒 / 周,螺距 1.0,重建图像层厚 1.00mm,层间距 1.00mm,增强扫描选用 350mgI/mL 对比剂 40mL,流速为 3.0mL/s,采用阈值触发的方式进行螺旋扫描。图像采用迭代重建算法进行重建,光谱数据包 SBI 自动重建。在工作站进行光谱参数图像分析。

【图例】

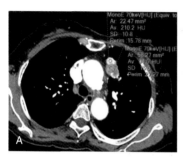
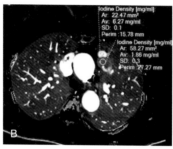
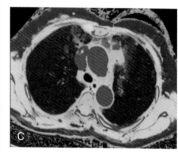

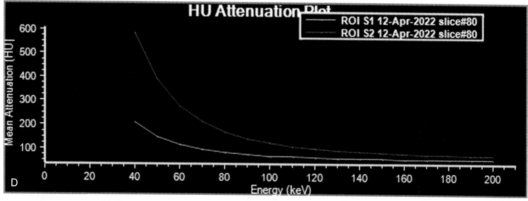

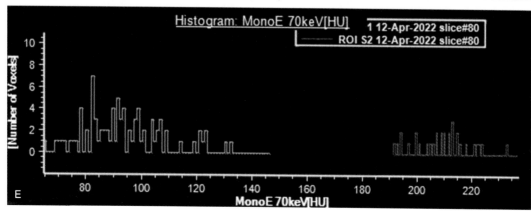

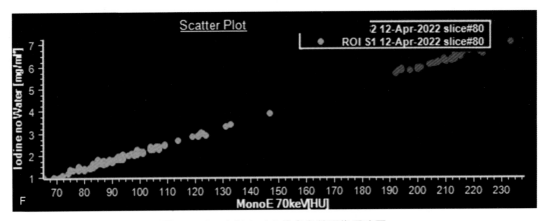

图 4-1-19　左肺上叶占位多参数图像重建图

A. 显示左肺上叶纵隔旁占位并周围炎症,70keV 两者 CT 值分别为 94.5Hu 和 210.2Hu;B. 为碘基物质密度图像,两者碘浓度分别为 1.86mg/mL 和 6.27mg/mL;C. 为病灶与周边组织的伪彩图像,两者对比鲜明;D. 为两者的光谱衰减曲线图像,显示两者走行形态类似,但两者之间分界明显,肿块光谱衰减曲线走行明显低于邻近炎症组织,特别是低 keV 条件下;E、F. 光谱直方图和光谱散点图显示二者 CT 密度和碘含量基本无重叠。

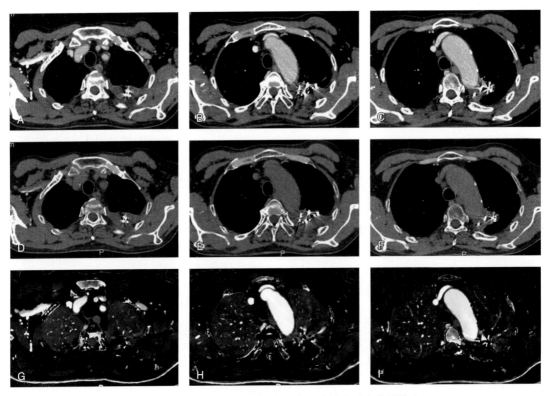

图 4-1-20　粒子的虚拟单能级图像和碘基物质密度图像上

A~C. 显示 70keV 虚拟单能级图像上,粒子显示模糊,粒子周围可见放射状带状伪影及暗区,粒子伪影连接呈片状,粒子周围软组织显示不清;D~F. 显示 200keV 虚拟单能级成像上,虽然粒子清晰可见,粒子周围软组织轮廓清晰,但在周围组织强化上无法判别;G~I. 为相同层面无水碘图上,显示病灶局部为高密度,提示病灶有摄碘。

【影像诊断】

患者 1: 左肺上叶腺癌。

患者 2: 左肺上叶腺癌并粒子植入术后。

【病例小结】

肺癌(lung cancer)是当前世界最常见的恶性肿瘤之一。对于起病隐匿者,部分患者在确诊时已经错过了手术时机,常常需要放射治疗,精确勾画放疗靶区是放疗的前提,目前临床上比较常用的有常规 CT、增强 CT、灌注 CT、MRI 以及 PET/CT 等,不过这些方法也存在着一定的局限性,尤其是存在阻塞性肺不张及肺炎的情况下,难以精确地勾画肿瘤的边界。CT 检查对于病灶的显示,无论平扫还是增强,取决于病灶本身的密度与周围组织结构之间的密度差,如两者之间密度相同或者差距较小,则难以区分。

常规 CT(conventional computed tomography)成像为混合能量成像(polychromatic energy imaging),降低了组织的低对比分辨率,常规 CT 增强扫描存在一定的局限性,当肿瘤组织与不张肺组织、阻塞性炎症强化程度相似时,通过肉眼很难辨别肿瘤与肺组织的边界。相比之下,能谱 CT 可以借助 X 线高低 2 种能量(80kVp 和 140kVp)的瞬时切换,产生 2 种已知密度的物质密度图像(material density image)和 40~140keV 共 101 种单能级图像(monochromatic energy image)。能谱 CT 仅需要一次扫描就可以获得常规混合能量图像和不同 keV 下的单能级图像、基物质对图像,一定程度可实现物质分离。一般来说,高能量时图像的组织对比度较小,而低能量时图像的组织对比度较大,有研究显示,对于中央型肺癌并发支气管阻塞者,利用能谱 CT 单能级图,特别是支气管动脉期虚拟单能级图,可很好地显示肿瘤和阻塞性实变组织的部位、大小、分界等解剖关系,为临床分期及治疗提供更加精确的信息。患者 1 表明,虚拟单能级成像可获得病变与肺不张的最佳对比噪声比,使得两者的密度差别增大,有利于将两者区分。

能谱 CT 成像的基本原理就是不同的物质对于不同能量的 X 线吸收特征不同。物质的 CT 值衰减曲线是指 X 线束穿过某种物质的衰减情况,可以用不同虚拟单能级(keV)下的组织相应的平均 CT 值来表示。物质的 CT 值衰减曲线是由组成物质的化学分子结构决定的,不同化学构成的组织具有不同的 CT 值衰减曲线,可以用 CT 值衰减曲线的差异来区分人体内不同的化学成分。因此,可通过在肿瘤边缘与邻近不张肺组织放置多个感兴趣区,比较其光谱衰减曲线的差异,从而进一步明确肿瘤边界及侵犯范围。

[125] 碘粒子(^{125}I particles)由内置全杆标记 [125]I 的靶丝及钛合金外壳组成,目前已广泛应用于不能手术及不愿手术的肺癌患者,由于其金属外壳密度高,常规 CT 检查,X 线通过时的衰减系数比人体其他组织高很多,从而引起 X 线急剧衰减,导致对应的投影数据失真,表失了周围组织 X 线衰减信息,从而形成粒子周围带状、杯状伪影及粒子间的暗带,影响了粒子周围结构的观察及评价。去金属伪影(metal artifacts reduction,MAR)技术能有效减低金属线圈、脊柱内固定物及关节置换物伪影,提高解剖结构的清晰度。能谱 CT 的虚拟单能级图像能够有效减除金属伪影与硬化伪影,并且通过调整能量水平分别获得观察金属粒子及周围软组织的最佳能量图像,达到多参数成像的目的。

患者 2 选用多个不同单能级水平的图像,随着 keV 值的增高,粒子周围伪影逐渐减少,粒子周围软组织可较清晰地显示,有助于观察粒子并了解粒子距离病灶边缘的距离,可为粒子效果评价及粒子补种提供较高质量的影像图像指导。低能量水平时伪影干扰病灶结构的观察,而高能量水平时病灶的碘汇聚能力降低,均难以准确判断病灶是否摄碘。这时,结合碘基物质密度图像,增强碘的汇聚能力,可以很好地判断病灶是否摄碘,从而推断其是否具有活性,为临床的诊治提供依据。

因此,能谱 CT 的虚拟单能级成像在肿瘤边界的确认及有效减少金属伪影方面具有较高的诊断价值。

(肖慧娟 李 睿 张 芮 李梦琦)

第二节 纵 隔

一、纵隔肿瘤的评估

（一）病例一

【病例摘要】

患者,女,56 岁,间断胸闷 3 个月余,发现纵隔鳞癌 1 个月余。体格检查:胸腹部无压痛、反跳痛,肝脾未触及。实验室检查:非小细胞肺癌抗原 21-1 值为 5.86ng/mL。

【扫描方案】

扫描参数:扫描范围从胸廓入口到肺底,采用常规胸部模式螺旋扫描,转速 0.5 秒 / 周,螺距 1.0,采集层厚 5mm,层间距 5mm;对比剂流速 3.0mL/s,对比剂用量 85mL;重建图像层厚 1.00mm,层间距 1.00mm。图像采用迭代重建算法进行重建,光谱数据包 SBI 自动重建。在工作站利用软件进行光谱参数图像分析,包括虚拟单能级图像、有效原子序数图、有效原子序数融合图及光谱衰减曲线。

【图例】

光谱 CT 检查见图 4-2-1、图 4-2-2。

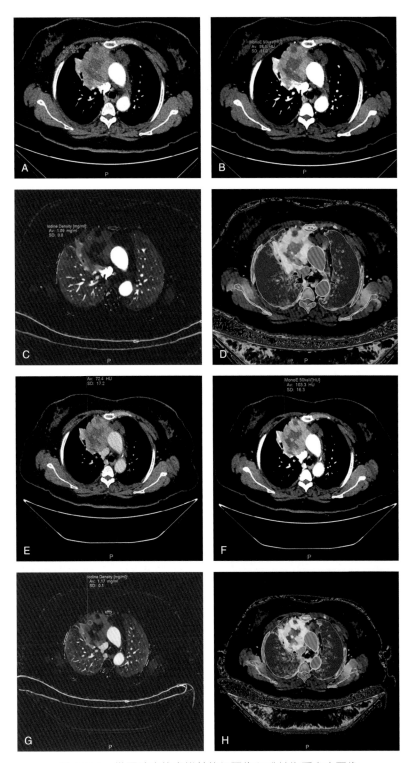

图 4-2-1 纵隔肿瘤的虚拟单能级图像和碘基物质密度图像

A~D. 分别为动脉期轴位常规图像、虚拟单能级 50keV 图像、碘密度图、有效原子序数图；E~H. 分别为静脉期轴位常规图像、虚拟单能级 50keV 图像、碘密度图、有效原子序数图，显示右前纵隔软组织密度肿块，中心可见坏死，增强呈延迟强化，虚拟单能级图像病变对比度增高，碘密度图显示肿块有碘摄取。

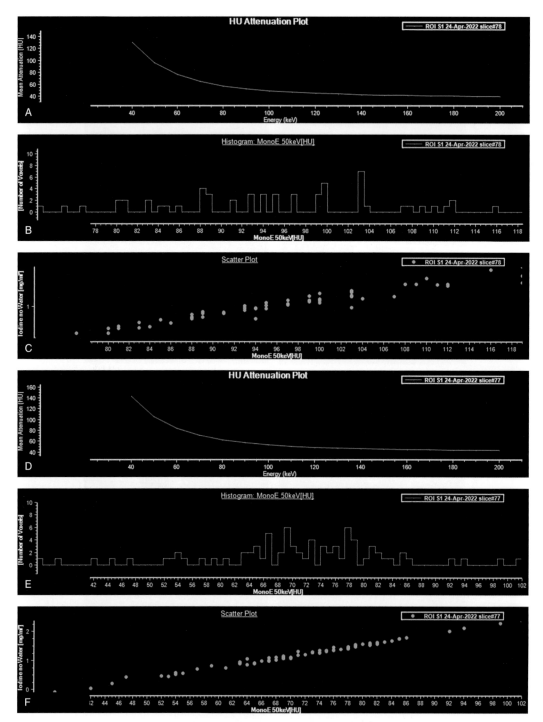

图 4-2-2 纵隔肿瘤的光谱衰减曲线、直方图和散点图
A~C. 分别为动脉期光谱衰减曲线、光谱直方图和光谱散点图；
D~F. 分别为静脉期光谱衰减曲线、光谱直方图和光谱散点图。

（二）病例二

【病例摘要】

患者,男,62 岁,发现胸壁结节 2 年余,确诊神经内分泌瘤 9 个月余。体格检查:胸廓对称、胸壁可见软组织密度结节,腹部反跳痛,肝脾未触及。实验室检查: CA199 241U/mL,神经元特异性烯醇化酶 98.7U/mL。

【扫描方案】

扫描参数:扫描范围从胸廓入口到肺底,采用常规胸部模式螺旋扫描,转速 0.5 秒 / 周,螺距 1.0,采集层厚 5mm,层间距 5mm;对比剂流速 3.0mL/s,对比剂用量 85mL;重建图像层厚 1.00mm,层间距 1.00mm。图像采用迭代重建算法进行重建,光谱数据包 SBI 自动重建。在工作站利用软件进行光谱参数图像分析,包括虚拟单能级图像、有效原子序数图、有效原子序数融合图及光谱衰减曲线。

【图例】

光谱 CT 检查见图 4-2-3~ 图 4-2-5。

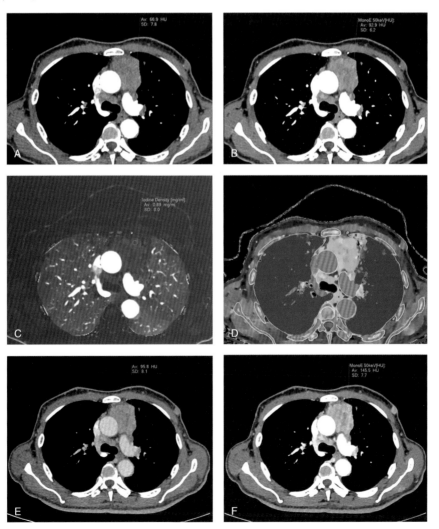

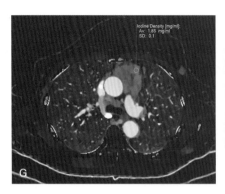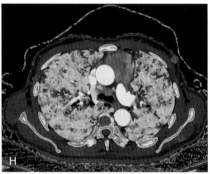

图 4-2-3　纵隔占位的虚拟单能级图像和碘基物质密度图像

A~D. 分别为动脉期轴位常规图像、虚拟单能级 50keV 图像、碘密度图、有效原子序数图；E~H. 分别为静脉期轴位常规图像、虚拟单能级 50keV 图像、碘密度图、有效原子序数图；显示左前纵隔软组织密度肿块,中心可见坏死,增强呈延迟强化,胸壁可见软组织密度结节,虚拟单能级图像病变对比度增高,碘密度图显示肿块与胸壁结节均有碘摄取。

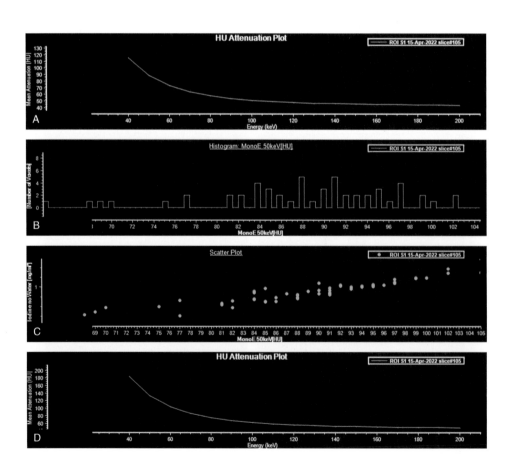

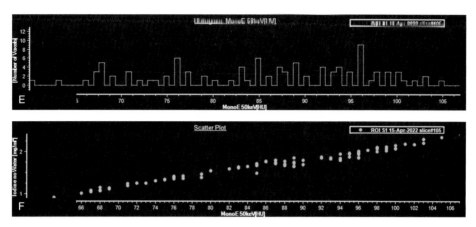

图 4-2-4　纵隔肿瘤的光谱衰减曲线、直方图和散点图

A~C. 分别为动脉期光谱衰减曲线、光谱直方图和光谱散点图；D~F. 分别为静脉期光谱
衰减曲线、光谱直方图和光谱散点图。

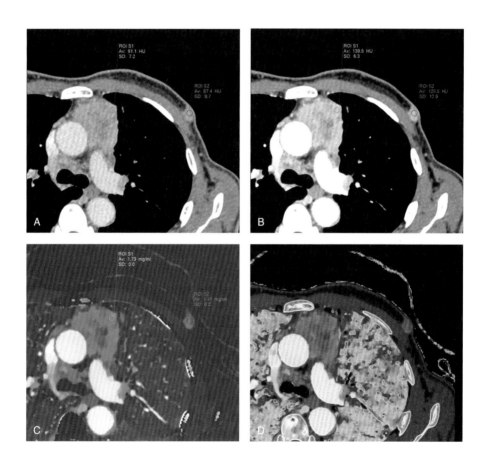

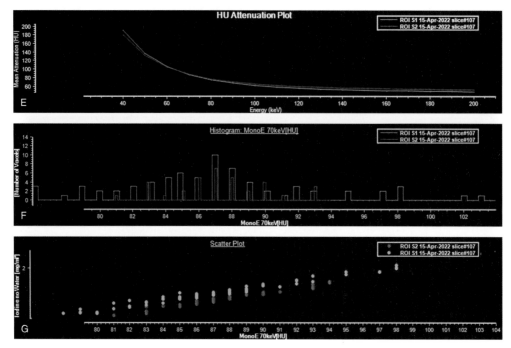

图 4-2-5　胸壁结节的虚拟单能级图像、碘基物质密度图像和光谱衰减曲线

A~D.分别为静脉期轴位常规图像、虚拟单能级 50keV 图像、碘密度图、有效原子序数图,显示左前纵隔软组织密度肿块,中心可见坏死,增强呈延迟强化,胸壁可见软组织密度结节,虚拟单能级图像病变对比度增高,碘密度图显示肿块与胸壁结节均有碘摄取;E~G.分别为光谱衰减曲线、光谱直方图和光谱散点图,光谱衰减曲线显示 ROI S1 和 S2 两者曲线走行及斜率基本一致,直方图和散点图显示二者 CT 密度和碘含量基本重叠,说明胸壁结节与左前纵隔肿瘤属于同一种物质。

【影像诊断】

患者 1:纵隔型肺鳞癌。

患者 2:前纵隔神经内分泌肿瘤。

【病例小结】

纵隔肿瘤是一类较常见的胸部肿瘤。纵隔内的病变因其影像重迭很难用正侧位胸片显示,CT 具有较高的密度分辨率,可清晰地分辨出纵隔间隙内的血管、淋巴结、气道、胸腺、食管等。对于一些常见的纵隔肿块,如胸内甲状腺、神经源性肿瘤、囊肿和胸腺瘤等,CT 常能作出初步诊断。而对于一些少见的纵隔肿瘤,常规 CT 对其作出定性诊断还存在一定困难。

光谱 CT 凭借其单光子成像与物质分离技术,提高了常规 CT 不能发现的小病灶、早期病灶的检出率,使医生能够早期对病变作出诊断,可以对肿瘤性病变进行鉴别诊断,在提供水、碘、钙基不同成像条件下,实现初步的物质分析,提高影像诊断的水平。根据光谱分析,可以分辨病灶的良恶性,实现病灶组织的定性分析。

由于光谱成像能反映组织的能量分辨率和化学分辨率,可采集多参数的虚拟单能级进行分析和比较,特别是对特定的组织基物质的图像进行分析和对比,除了可高度清晰地显示与组织血流动态变化相关的信息外,还增添了相当多的功能成像参数。随着临床应用研究的积累和新技术的开发,CT 光谱成像在各种肿瘤的病变包括纵隔肿瘤的检测中将会有更多的应用,在疾病的诊断、治疗中发挥更多的作用。

二、基于 EICT 的食管癌分期 / 分化程度的评价

(一) 病例一

【病例摘要】

患者,女,50 岁,进食梗噎感 1 个月余。体格检查:腹部无压痛、反跳痛,肝脾未触及。胃镜示:距门齿 25~31cm 处右侧壁可见不规则结节状隆起,表面充血、糜烂,管腔狭窄。术后病理示:食管中段中分化鳞癌。

【扫描方案】

扫描参数:扫描范围从胸廓入口到肺底,采用常规胸部模式螺旋扫描,转速 0.5 秒 / 周,螺距 1.0,采集层厚 5mm,层间距 5mm;对比剂流速 3.0mL/s,对比剂用量 85mL;重建图像层厚 1.00mm,层间距 1.00mm。图像采用迭代重建算法进行重建,光谱数据包 SBI 自动重建。在工作站利用软件进行光谱参数图像分析,包括虚拟单能级图像、有效原子序数图、有效原子序数融合图及光谱衰减曲线。

【图例】

光谱 CT 检查见图 4-2-6。

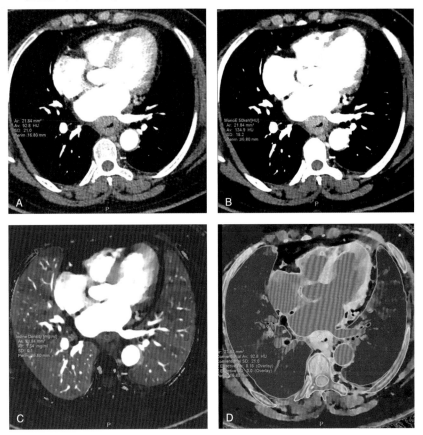

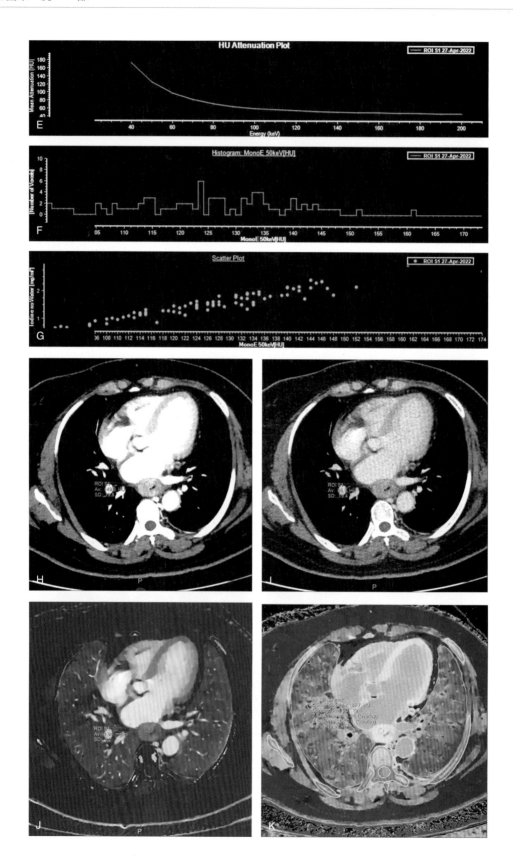

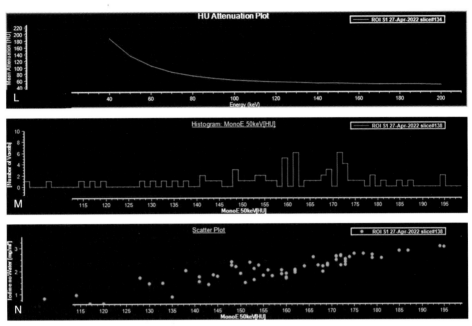

图 4-2-6　食管中段癌的虚拟单能级图像、碘基物质密度图像和光谱衰减曲线
A~D. 分别为动脉期常规图像、虚拟单能级 50keV 图像、碘密度图、有效原子序数图；E~G. 分别为动脉期光谱衰减曲线、光谱直方图、光谱散点图；H~K 分别为静脉期常规图像、虚拟单能级 50keV 图像、碘密度图、有效原子序数图，显示食管中段管壁明显增厚，管腔狭窄，增强病变呈渐进性明显强化，虚拟单能级图像显示病灶对比度增高；L~N. 分别为静脉期光谱衰减曲线、光谱直方图、光谱散点图。

【影像诊断】

食管中段中分化鳞癌。

(二) 病例二

【病例摘要】

患者，男，77 岁，进行性吞咽困难 1 个月余。体格检查：腹部无压痛、反跳痛，肝脾未触及。胃镜示：距门齿 20~30cm 可见管壁环周溃烂、上覆污苔，管腔狭窄。术后病理示：食管中上段低分化鳞癌。

【扫描方案】

扫描参数：扫描范围从胸廓入口到肺底，采用常规胸部模式螺旋扫描，转速 0.5 秒 / 周，螺距 1.0，采集层厚 5mm，层间距 5mm；对比剂流速 3.0mL/s，对比剂用量 85mL；重建图像层厚 1.00mm，层间距 1.00mm。图像采用迭代重建算法进行重建，光谱数据包 SBI 自动重建。在工作站利用软件进行光谱参数图像分析，包括虚拟单能级图像、有效原子序数图、有效原子序数融合图及光谱衰减曲线。

【图例】

光谱 CT 检查见图 4-2-7。

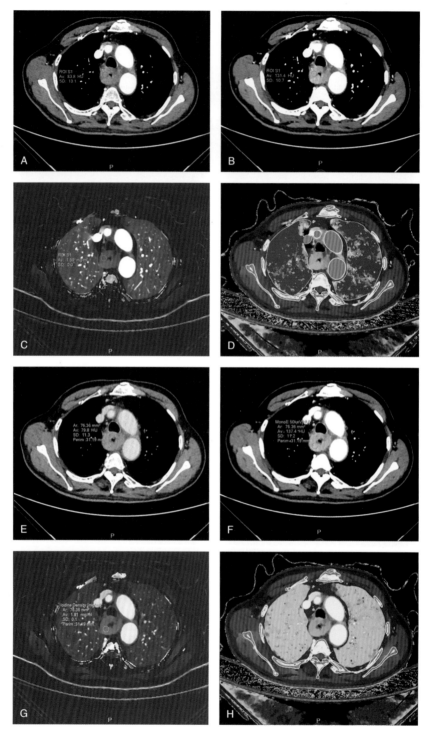

图 4-2-7　食管中上段癌的虚拟单能级图像、碘基物质密度图像和光谱衰减曲线
A~D. 分别为动脉期常规图像、虚拟单能级 50keV 图像、碘密度图、有效原子序数
图；E~H. 分别为静脉期常规图像、虚拟单能级 50keV 图像、碘密度图、有效原子序
数图，显示食管中上段管壁明显增厚，管腔狭窄，增强病变呈中度强化，虚拟单能级
图像显示病灶对比度增高。

【影像诊断】

食管中上段低分化鳞癌。

【病例小结】

常规 CT 检查时,食管易受到诸如上腔静脉硬化伪影、吞咽运动即收缩伪影等因素的影响。食管充气 CT(esophageal insufflation CT,EICT)是在进行 CT 检查前通过球囊向胃管内充气的方法,充分扩张食管管腔,进而充盈胃腔与近段小肠,以达到食管充气扩张的目的。常规 CT 在早期准确分期和分型方面并不占优势。随着光谱扫描及后处理技术的进步和发展,依据组织在不同能量水平的 X 线衰减系数来实现物质分离,有助于临床术前对于疾病类型和病理类型的判断。光谱 CT 对于病变性质的判断依赖于不同病变的组成成分和组织灌注的差异。光谱 CT 参数目前已广泛应用于临床各类疾病分型和分期的诊断,在疾病的治疗及预后判断中起到显著作用。

由于 CT 食管黏膜的显示不理想,对于早期食管癌的显示准确率低,选择合适的光谱基物质图像,不仅有利于改善图像质量,还能够有效地提高图像的分辨率,更加准确地显示食管病变与正常食管壁关系及周围脂肪间隙的浸润情况,对手术方案的选择、制定及术中的具体处理提供客观详细的影像学资料。因此,光谱 CT 联合充气技术有助于临床术前对于疾病类型和分期的判断。

三、食管癌转移至纵隔内淋巴结的评估

【病例摘要】

患者,男,77 岁,进行性吞咽困难 1 个月余。体格检查:腹部无压痛、反跳痛,肝脾未触及。胃镜示:距门齿 20~30cm 可见管壁环周溃烂、上覆污苔,管腔狭窄。术后病理示:食管中上段低分化鳞癌。

【扫描方案】

扫描参数:扫描范围从胸廓入口到肺底,采用常规胸部模式螺旋扫描,转速 0.5 秒/周,螺距 1.0,采集层厚 5mm,层间距 5mm;对比剂流速 3.0mL/s,对比剂用量 85mL;重建图像层厚 1.00mm,层间距 1.00mm。图像采用迭代重建算法进行重建,光谱数据包 SBI 自动重建。在工作站利用软件进行光谱参数图像分析,包括虚拟单能级图像、有效原子序数图、有效原子序数融合图及光谱衰减曲线。

【图例】

光谱 CT 检查见图 4-2-8。

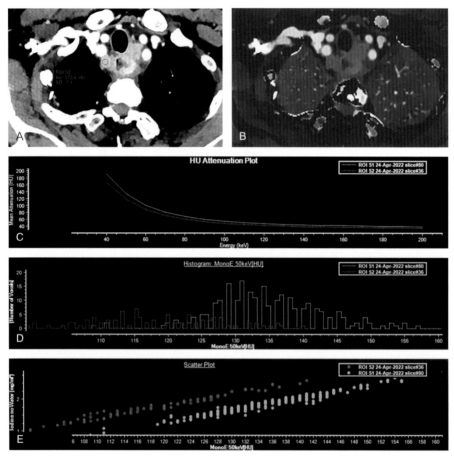

图 4-2-8 转移性淋巴结的虚拟单能级图像、碘基物质密度图像和光谱衰减曲线

A. 静脉期单能级 50keV 图像显示食管癌（ROI S1）及转移淋巴结淋巴结（ROI S2）均为中度强化；B~E. 分别为碘密度图、光谱衰减曲线、光谱直方图、光谱散点图，转移淋巴结和食管癌曲线及斜率走行基本一致，直方图和散点图显示二者 CT 密度和碘含量基本一致。

【影像诊断】

食管中上段低分化鳞癌转移至纵膈淋巴结。

【病例小结】

淋巴结转移（lymph node metastasis）是食管癌（esophageal cancer）发生转移的主要方式。治疗前进行 CT 检查对是否有淋巴结转移，以及对转移部位的观察和判断，治疗方案的制定起着指导作用。CT 具有较高的密度分辨率，能全面观察颈、胸及腹腔的淋巴结情况，是判断食管癌淋巴结转移情况的标准影像诊断方法。

淋巴结是否转移的 CT 诊断包括观察淋巴结的形状、大小、密度、边缘及强化特征。目前操作性强且得到普遍认可的方法是测量淋巴结的大小,横断面上最大短径≥1cm是目前应用最多的诊断标准,临床上发现的肿大淋巴结可能是由于炎性反应性增生所致,而正常的淋巴结也有可能受到肿瘤的浸润,故单纯通过淋巴结大小作为诊断标准,其灵敏度和特异度均较低。CT光谱成像将碘与水作为最基本的标准物质,碘密度图可以反映不同性质淋巴结的血供情况,淋巴结被侵犯后,其组织结构发生了改变,进入淋巴结的对比剂也随之发生改变,从而引起不同性质的淋巴结碘含量不同。以上病例中,炎性增生性淋巴结动静脉期标准化碘含量的差值大于转移性淋巴结,因此,光谱成像可以通过评价淋巴结动静脉期碘含量变化,为淋巴结性质的判定提供依据。

(周　悦　邢静静　苑倩倩)

第三节　胸膜与胸壁

一、陈旧性胸膜炎

【病例摘要】

患者,男,69岁,"确诊右肺上叶鳞癌并骨转移5个月余"。免疫组化:P40(+),TTF-1(-),SMARCA4(+),INI-1(-)。基因检测:BRCA1突变 PDL-A 1%。已行规律化疗2周期。

既往史:10年余前确诊肺结核,规律治疗后,复查遗留右肺陈旧性结核病灶,右侧陈旧性胸膜炎;定期复查未见复发。既往吸烟史40年,已戒1年。

实验室检查:血沉66mm/h↑(0~15mm/h),C反应蛋白19.88mg/L↑(0~10mg/L)。

【扫描方案】

扫描参数:采用光谱CT行胸部增强CT扫描,扫描范围从胸廓入口至膈肌下缘水平。管电压为120kVp,自动管电流60~180mA,探测器宽度为40mm,螺距为1.0,转速0.5秒/周,采集层厚5mm,层间距5mm;重建图像层厚1.00mm,层间距1.00mm。图像采用迭代重建算法进行重建,光谱数据包SBI自动重建。在工作站利用软件进行光谱参数图像分析。采用高压注射器将85mL非离子型碘对比剂(碘海醇或碘佛醇350mgI/mL)以3mL/s的流速经肘正中静脉注射,监测升主动脉并在达到阈值100Hu后12秒触发动脉期扫描,动脉期后30秒进行静脉期扫描。

扫描完成后,分别采用迭代重建算法重建常规CT图像,采用投影空间光谱重建生成全息光谱图像(spectral based image,SBI),重建层厚和层间距均为1mm。将SBI光谱图像导入图像重建工作站进行分析,分别生成虚拟单能级图像、无水碘密度图和有效原子序数图等多参数图像。

【图例】

光谱 CT 检查见图 4-3-1~图 4-3-3。

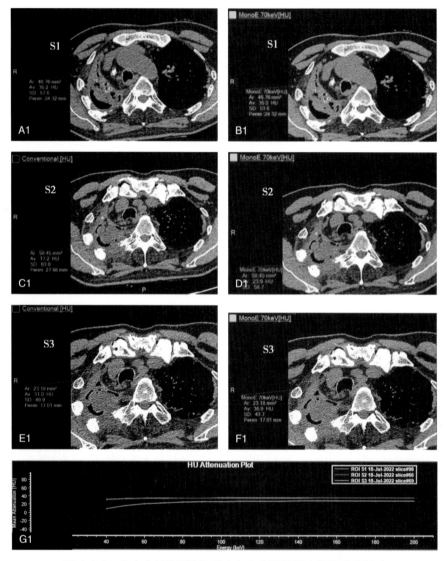

图 4-3-1 肺癌合并陈旧性胸膜炎多参数图像重建显示图（平扫）

A1~G1. 为平扫期图像。A1、C1、E1 为原始图像，选取三个层面标记为感兴趣区 S1、S2 和 S3，分别测量相应感兴趣区 CT 值可见 S1 和 S3 的 CT 值接近，S2 的 CT 值相对稍低；B1、D1、F1 为相应层面的 70keV 虚拟单能级图像，测量到的 S1~S3 的 CT 值相对较接近，考虑 S2 原始图像 CT 值受周围肋骨容积效应影响；另外，对比三组图像可见，虚拟单能级图像 SD 值均有减低，图像质量有所提升；G1 为光谱衰减曲线图，测量 S1、S2、S3 光谱衰减曲线，斜率一致，提示为同一种物质。

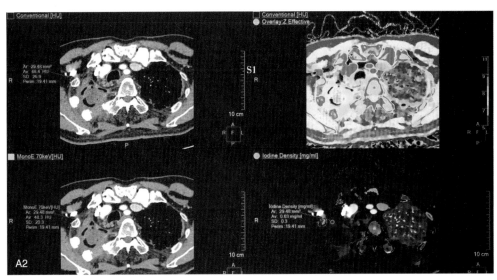

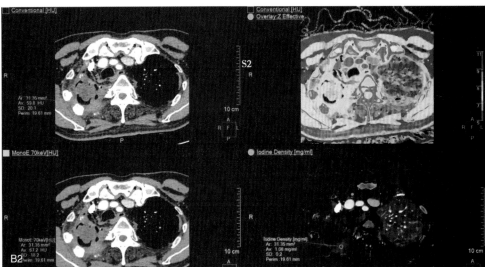

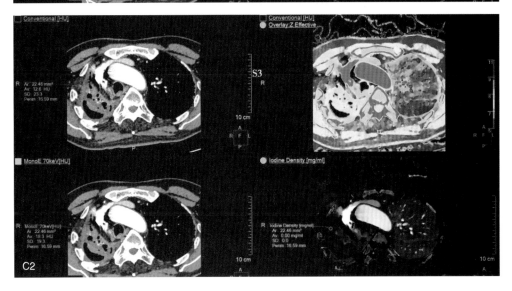

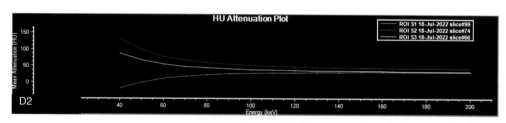

图 4-3-2　肺癌合并陈旧性胸膜炎多参数图像重建显示图（动脉期）

A2~D2. 为动脉期图像。A2、B2、C2 每组图像均包括四幅图，分别为原始图像（左上）、70keV 虚拟单能级图像（左下）、有效原子序数融合图像（右上）、碘密度图（右下），A2、B2、C2 分别对应感兴趣区 S1、S2 和 S3，分别测量相应图像中感兴趣区 CT 值和碘密度值，可见 S2 强化较明显，CT 值增加约 35Hu；对比三组图像可见，虚拟单能级图像 SD 值均有减低，病灶边界清晰，融合伪彩图像提示相应感兴趣区色阶大致一致，并与周围组织对比鲜明。D2 为光谱衰减曲线图，测量 S1、S2、S3 光谱衰减曲线，斜率一致，提示为同一种物质。

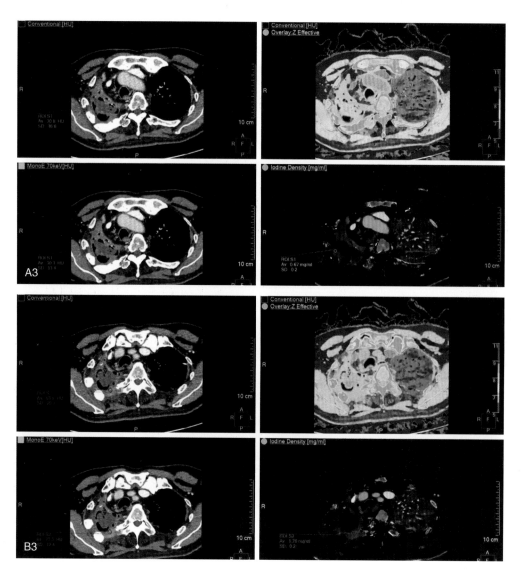

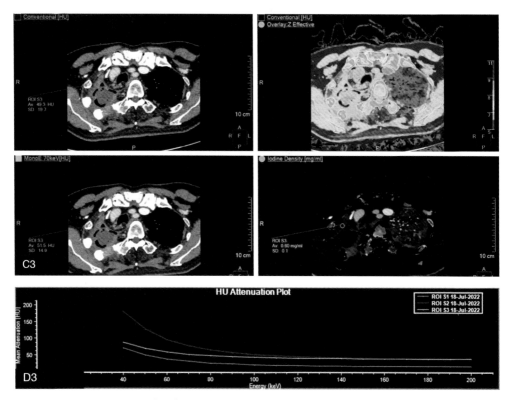

图 4-3-3　肺癌合并陈旧性胸膜炎多参数图像重建显示图（静脉期）

A3~D3. 为静脉期图像。A3、B3、C3 每组图像均包括四幅图，分别为原始图像（左上）、70keV 虚拟单能级图像（左下）、有效原子序数融合图像（右上）、碘密度图（右下），A3、B3、C3 分别勾画感兴趣区 S1、S2 和 S3，分别测量相应图像中感兴趣区 CT 值和碘密度值，可见与动脉期接近，CT 值增加约 10Hu 以下；对比三组图像可见，虚拟单能级图像 SD 值均有减低，图像质量有所提升，病灶边界显示更加清晰；融合伪彩图提示相应感兴趣区与周围组织对比鲜明。D3 为光谱衰减曲线图，测量 S1、S2、S3 光谱衰减曲线，斜率一致，提示为同一种物质。

【影像诊断】

肺恶性肿瘤，鳞癌；骨继发恶性肿瘤；陈旧性肺结核；陈旧性胸膜炎。

【病例小结】

陈旧性胸膜炎多因曾患过肺炎或结核引起胸膜炎而形成的陈旧性病变，胸膜炎导致的胸腔积液在恢复过程中吸收不完全，导致胸膜增厚，部分伴有钙化，多和胸壁发生粘连；大多数患者无明显临床症状，无须治疗，部分患者因壁层胸膜神经丰富，部分陈旧性胸膜炎患者可表现为呼吸牵拉痛；部分结核性陈旧性胸膜炎患者免疫力低下时会引起结核复发。如需治疗，治疗上多采用手术治疗。

陈旧性胸膜炎在 CT 图像上多表现为胸膜不均匀明显增厚，部分伴有钙化，部分肺内伴有陈旧性软组织灶，结合患者临床症状和相应的病史一般不难诊断。常规 CT 已可较好地提供诊断价值，但是陈旧性胸膜炎的老年患者常合并肺癌的发生，对于肺癌合并胸膜转移、肺癌合并陈旧性胸膜炎的鉴别诊断上,仍然无法提供较好的依据;对于陈旧性胸膜炎合并早期肺癌的患者,甚至有较大漏诊的可能;另外,肺癌发生后,继发肺内及胸膜结核感染的患者,传统增强 CT 无法有效地区分肺癌病灶、胸膜转移病灶、良恶性胸腔积液,检出主要靠PET/CT、胸腔积液的细胞学检查和胸膜穿刺活检。光谱 CT 可以提高胸膜和胸壁、肺内不张的肺组织等其他软组织的对比,更好地显示胸膜不均匀增厚的范围,有效原子序数图伪彩显示提高病灶的可视化,使增厚的胸膜与正常组织形成鲜明对比,同时有效原子序数定量测量肺内病灶、胸膜病灶的有效原子序数,鉴别物质成分的差异;通过光谱衰减曲线,光谱直方图及光谱散点图均可以看到多处病灶的曲线一致性,提示为同一种物质;光谱 CT 的虚拟单能级和有效原子序数图、有效原子序数融合图及光谱衰减曲线,光谱直方图及光谱散点图可为胸膜良恶性病变的检出提供更多的影像学信息。

另外,经验表明,如为陈旧性肺结核、陈旧性胸膜炎合并肺癌,则其原发肿瘤位置一般难以发现,且穿刺活检不易明确诊断,易出现取不到理想检材漏诊的情况,光谱 CT 可以通过有效原子序数定量测量来区分肺内及胸膜多发病灶的成分差异,与标准肺癌、肺结核的相关数据对比给出较高的提示意义,可标记出高度怀疑区域,方便临床医师进一步鉴别区分、术前定位。

二、胸膜转移瘤

【病例摘要】

患者,男,64 岁,"确诊右肺腺癌 2 年"。

肿瘤标志物:甲胎蛋白 370ng/mL↑(0~10ng/mL),癌胚抗原 60.5ng/mL↑(0~5ng/mL),肿瘤相关抗原 125 88.9U/mL↑(0.01~35U/mL),非小细胞肺癌抗原 21-1 5.98ng/mL↑(0.1~3.3ng/mL),神经元特异性烯醇化酶 129ng/mL↑(0~25ng/mL)及铁蛋白 838ng/mL↑(30~400ng/mL)。

【扫描方案】

扫描参数:采用光谱 CT 行胸部增强 CT 扫描,扫描范围从胸廓入口至膈肌下缘水平。管电压为 120kVp,自动管电流 60~180mA,探测器宽度为 40mm,螺距为 1.0,转速 0.5 秒 / 周,采集层厚 5mm,层间距 5mm;重建图像层厚 1.00mm,层间距 1.00mm。图像采用迭代重建算法进行重建,光谱数据包 SBI 自动重建。在工作站利用软件进行光谱参数图像分析。采用高压注射器将 85mL 非离子型碘对比剂(碘海醇或碘佛醇 350mgI/mL)以 3mL/s 的流速经肘正中静脉注射,监测升主动脉并在达到阈值 100Hu 后 12 秒触发动脉期扫描,动脉期后 30 秒进行静脉期扫描。

扫描完成后,分别采用迭代重建算法重建常规 CT 图像,采用投影空间光谱重建生成全息光谱图像(spectral based image,SBI),重建层厚和层间距均为 1mm。将 SBI 光谱图像导入图像重建工作站进行分析,分别生成虚拟单能级图像、无水碘密度图和有效原子序数图等多参数图像。

【图例】

光谱 CT 检查见图 4-3-4。

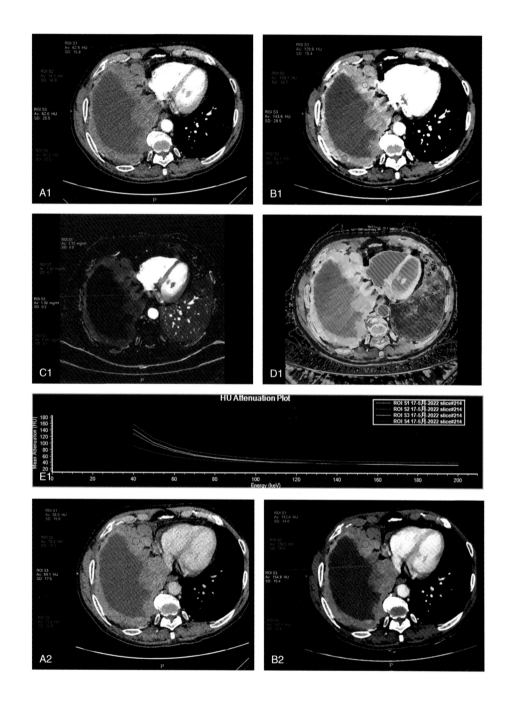

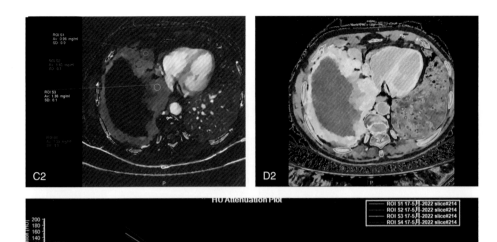

图 4-3-4　肺癌合并胸膜转移多参数图像重建显示图(动脉期 + 静脉期)

A1~E1 为动脉期图像,A2~E2 为静脉期图像,每组图像均勾画 S1~S4 四个感兴趣区。A1、
A2 为常规图像,显示右侧胸膜多发不均匀增厚,右侧心膈角区、右肺近纵隔旁多发软组织
占位,测量其 CT 值均呈现软组织密度影,增强两期 CT 值变化不明显,部分 CT 值增加约
10~20Hu;B1、B2 为虚拟单能级 70keV 图像,可见图像噪声降低,病灶边界显示地更加清晰;
C1、C2 为碘密度图像,两期图像病灶碘基值变化不大;D1、D2 为有效原子序数图融合图像,
显示病灶伪彩图色阶变化不大;E1、E2 为光谱衰减曲线图,测量 S1、S2、S3、S4 光谱衰减曲
线提示斜率均一致,提示为同一物质。

【影像诊断】

右肺腺癌Ⅳ期,EGFR19 外显因子缺失突变;脑、骨继发恶性肿瘤,右侧恶性胸腔积液,
右侧胸膜转移。

【病例小结】

胸膜肿瘤约 95% 为转移性,主要来源是肺癌胸膜转移,其次为乳腺癌、淋巴瘤、卵巢癌
及胃癌等。胸腔局部的主要临床表现为胸痛与胸腔积液。转移性胸膜肿瘤常引起渗出性恶
性胸腔积液,提示患者已有全身转移性疾病,预后极差。其中,肺癌(30%)、乳腺癌(25%)、淋
巴瘤(20%)引起的恶性胸腔积液,约占全部恶性胸腔积液病例的 75%;转移性卵巢癌占 6%;
肉瘤,特别是黑色素瘤占 3%;6% 有恶性胸腔积液的患者从未找到原发癌。胸部 X 线、CT
检查、血性胸腔积液及其病理细胞学检查有助于诊断,但约 10% 的胸腔积液在病理学检查
中常找不到原发肿瘤细胞。

常规 CT 为胸膜转移和恶性胸腔积液的影像诊断提供了非常好的影像学依据,如胸膜
不均匀增厚,密度较高的胸腔积液,但是仍然无法提供较确切的诊断,对于出现转移早期胸
膜增厚不明显的较小病灶,检出率比较低;另外,不合并胸膜增厚的恶性胸腔积液,常规 CT
检出更加困难,主要靠胸腔积液的细胞学检查和胸膜穿刺活检。光谱 CT 可以提高胸膜和

胸壁其他软组织的对比,更好地显示胸膜不均匀增厚的范围,有效原子序数图伪彩显示可提高病灶的可视化,使增厚的胸膜与正常组织形成鲜明对比,同时有效原子序数定量测量提示与原发病灶类似的物质;通过光谱衰减曲线,光谱直方图及光谱散点图均可以看到多出病灶的曲线一致性,提示为同一种物质;光谱 CT 的虚拟单能级和有效原子序数图、有效原子序数融合图及光谱衰减曲线,光谱直方图及光谱散点图可为胸膜转移性肿瘤的检出提供更多的影像学信息。

经验表明,如为腺癌,其原发肿瘤位置一般难以发现,且不易与恶性胸膜间皮瘤鉴别,光谱 CT 可以通过有效原子序数定量测量来区分转移瘤和恶性间皮瘤的成分差异,与标准恶性间皮瘤的相关数据对比,具有较高的提示意义,方便临床医师进一步鉴别区分。

三、胸壁转移瘤

【病例摘要】

患者,男,54 岁,"胸腺低分化鳞癌侵犯甲状腺,手术切除 7 年余",术后规律化疗及口服靶向药治疗。

肿瘤标志物:非小细胞肺癌抗原 21-1 56.8ng/mL↑(0.1~3.3ng/mL)。

【扫描方案】

扫描参数:采用光谱 CT 行胸部增强 CT 扫描,扫描范围从胸廓入口至膈肌下缘水平。管电压为 120kVp,自动管电流 60~180mA,探测器宽度为 40mm,螺距为 1.0,转速 0.5 秒/周,采集层厚 5mm,层间距 5mm;重建图像层厚 1.00mm,层间距 1.00mm。图像采用迭代重建算法进行重建,光谱数据包 SBI 自动重建。在工作站利用软件进行光谱参数图像分析。采用高压注射器将 85mL 非离子型碘对比剂(碘海醇或碘佛醇 350mgI/mL)以 3mL/s 的流速经肘正中静脉注射,监测升主动脉并在达到阈值 100Hu 后 12 秒触发动脉期扫描,动脉期后 30 秒进行静脉期扫描。

扫描完成后,分别采用迭代重建算法重建常规 CT 图像,采用投影空间光谱重建生成全息光谱图像(spectral based image,SBI),重建层厚和层间距均为 1mm。将 SBI 光谱图像导入图像重建工作站进行分析,分别生成虚拟单能级图像、无水碘密度图和有效原子序数图等多参数图像。

【图例】

光谱 CT 检查见图 4-3-5~ 图 4-3-7。

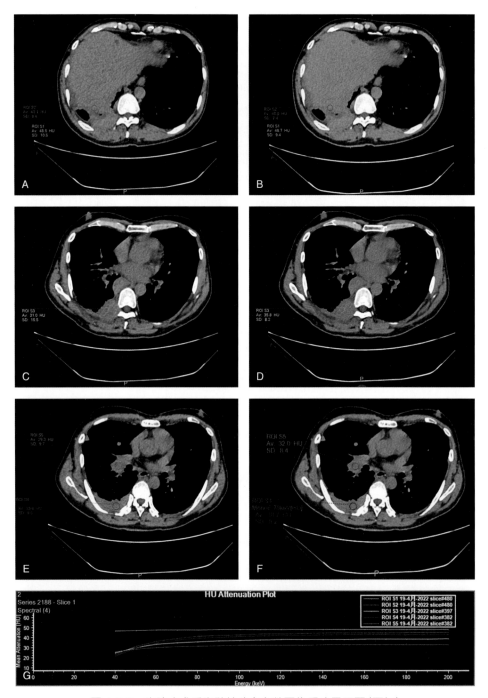

图 4-3-5　胸腺癌术后胸壁转移多参数图像重建显示图(平扫)

A~G. 为平扫期图像。A、C、E 为原始图像,可见右肺门、右侧胸膜、胸壁多发软组织占位,部分肋骨受累破坏。分别选取 5 个层面标记为感兴趣区 S1~S5,其中 S1 选取右肺底层面后胸壁,S2 选取右肺底膈胸膜,在一个层面;S3 和 S4 分别选取右肺底胸膜转移侵犯局部胸壁及肋骨处,S5 标记为右肺门区肿物,S4 和 S5 在一个层面,S3 单独一个层面。分别测量相应感兴趣区 CT 值,可见其 CT 值均较接近,呈软组织密度;B、D、F 为相应层面的 70keV 虚拟单能级图像,对比可见虚拟单能级图像 SD 值均有减低。G 为光谱衰减曲线图,测量 S1~S5 相应光谱衰减曲线,斜率一致,提示为同一种物质。

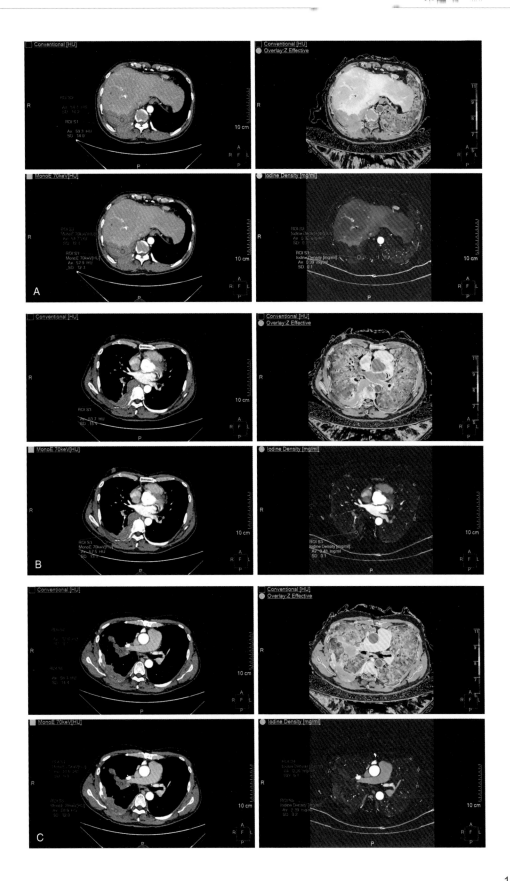

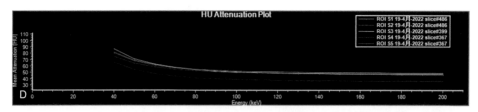

图 4-3-6　胸腺癌术后胸壁转移多参数图像重建显示图(动脉期)

A~D. 为动脉期图像。A、B、C 每组图像均包括 4 幅图,分别为原始图像(左上)、70keV 虚拟单能级图像(左下)、有效原子序数融合图像(右上)、碘密度图(右下);与平扫图像一致,三组图像分别对应 5 个感兴趣区 S1~S5(S1 选取右肺底层面后胸壁,S2 选取右肺底膈胸膜,在一个层面; S3 和 S5 分别选取右肺底胸膜转移侵犯局部胸壁及肋骨处,S4 标记为右肺门区肺肿物,S4 和 S5 在一个层面,S3 单独一个层面)。分别测量相应感兴趣区 CT 值和碘密度值,均呈轻度,CT 值增加 10~20Hu,碘密度值接近;融合伪彩图像提示相应感兴趣区色阶大致一致,并与周围组织对比鲜明。D 为光谱衰减曲线图,测量 S1~S5 光谱衰减曲线,斜率一致,提示为同一种物质。

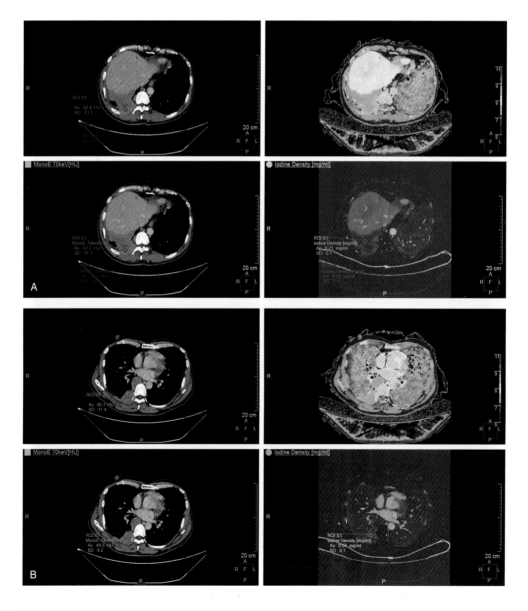

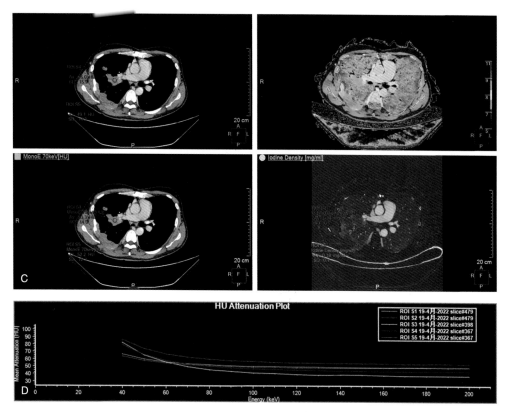

图 4-3-7　胸腺癌术后胸壁转移多参数图像重建显示图(静脉期)

A~D. 为静脉期图像。A、B、C 每组图像均包括 4 幅图,分别为原始图像(左上)、70keV 虚拟单能级图像(左下)、有效原子序数融合图像(右上)、碘密度图(右下),与平扫和动脉期图像一致,三组图像分别对应 5 个感兴趣区 S1~S5(S1 选取右肺底层面后胸壁,S2 选取右肺底膈胸膜,在一个层面;S3 和 S5 分别选取右肺底胸膜转移侵犯局部胸壁及肋骨处,S4 标记为右肺门区肺肿物,S4 和 S5 在一个层面,S3 单独一个层面)。分别测量相应感兴趣区 CT 值和碘密度值,均呈轻度强化,较动脉期 CT 值增加不足 10Hu,碘密度值接近;单能级图像可见图像对比度较常规图像提高,病灶边界显示更加清晰;融合伪彩图像提示相应感兴趣区色阶大致一致。D 为光谱衰减曲线图,测量 S1~S5 光谱衰减曲线,斜率一致,提示为同一种物质。

【影像诊断】

胸腺鳞癌术后,双肺、胸膜、胸壁及骨多发转移。

【病例小结】

胸壁肿瘤是指发生在胸廓深部的软组织、肌肉和骨骼等部位的肿瘤,分原发性和继发性两种。原发性胸壁肿瘤可分为良性和恶性,多来源于胸壁软组织及骨组织,原发的良性肿瘤有脂肪瘤、纤维瘤、神经纤维瘤、神经性神经鞘瘤、骨纤维瘤、软骨瘤、骨软骨瘤及骨囊肿等,原发性恶性肿瘤以纤维肉瘤、神经纤维肉瘤、血管肉瘤、横纹肌肉瘤、软骨肉瘤、骨肉瘤、骨软骨肉瘤、恶性巨细胞瘤等多见。继发性胸壁肿瘤多由于乳腺、肺及胸膜内肿瘤的直接扩散,亦可由胃癌、甲状腺癌及前列腺癌转移而来。临床表现为胸壁出现的逐渐增大的无痛或者有痛性包块,大多可触及,较重的可出现持续性钝痛,发展迅速,行穿刺活检可确定肿瘤性质。

　　胸壁肿瘤在常规 CT 图像上表现为胸壁软组织包块,其内密度不一,依据组织来源不同和良恶性,表现不一。胸壁转移瘤多表现为进展迅速的肿块,侵袭性较强,侵犯周围组织较早,生长较快,患者多有明确的恶性肿瘤病史,结合患者病史一般不难诊断;少数恶性肿瘤以胸壁转移瘤为首发表现,临床上较少见。常规 CT 已可较好地提供诊断价值,对于肿瘤的大小、边界、形态、密度等都能较好地评估;但是对于一些合并症较多、多发转移性病变或多源肿瘤患者,肿瘤来源、肿瘤范围及对周围的侵犯程度有时显示不清晰,无法对良恶性病灶有效区分,评估较困难;对于一些胸壁较小的肿瘤,甚至有较大漏诊的可能;胸壁转移瘤的明确检出主要靠 PET/CT、穿刺活检。光谱 CT 可以提高胸膜和胸壁、肺内不张的肺组织等其他软组织的对比,降低噪声,更好地显示胸壁肿瘤侵及的范围;有效原子序数图伪彩显示可提高病灶的可视化,使肿瘤与正常组织形成鲜明对比,同时有效原子序数定量测量胸壁肿瘤病灶的有效原子序数,与已有肿瘤谱对比,鉴别物质成分差异,可用来初步判定病变良恶性;通过光谱衰减曲线,光谱直方图及光谱散点图均可看到多组织或病灶的曲线一致与否,提示是否为同一种物质;光谱 CT 的虚拟单能级和有效原子序数图、有效原子序数融合图及光谱衰减曲线,光谱直方图及光谱散点图可为胸壁转移瘤的检出提供更多的影像学信息。

　　另外,胸壁转移瘤患者多合并多部位多发转移瘤的存在,且穿刺活检取材一般都根据经验取具有代表性的检材,对于极少数多源肿瘤患者,可能出现漏诊。光谱 CT 可以通过有效原子序数定量测量来区分胸壁及其他各个部位多发病灶的成分差异,与标准原发肿瘤的相关数据对比,具有较高的提示意义,可标记其一致性,为临床医师提供一定的参考价值。

(张慧宇　梁丽丹)

第四节　乳　　腺

一、乳腺良性肿瘤

(一)病例一

【病例摘要】

患者,女,34 岁,发现右乳肿块 1 个月。

【扫描方案】

扫描参数:扫描范围从胸廓入口到肺底,采用常规胸部模式螺旋扫描,管电压为 120kVp,自动管电流 100~200mA,转速 0.5 秒 / 周,螺距 1.0,重建图像层厚 1.00mm,层间距 1.00mm,图像采用迭代重建算法重建,光谱数据包 SBI 自动重建。在后处理工作站上进行光谱参数图像分析,包括虚拟单能级图像、有效原子序数图、有效原子序数融合图及能谱曲线。

【图例】

光谱 CT 检查见图 4-4-1。

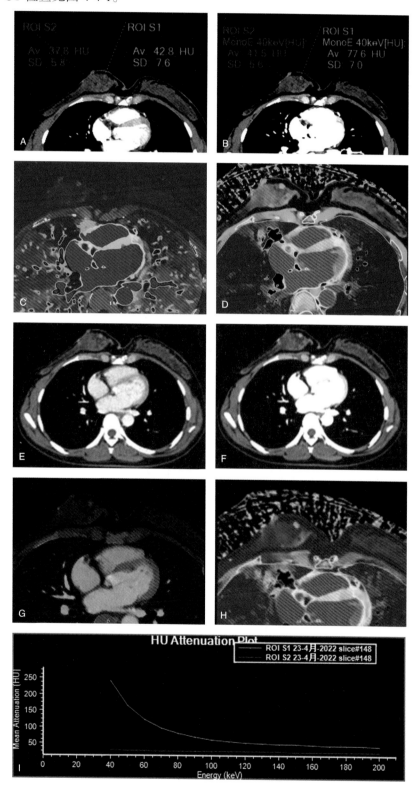

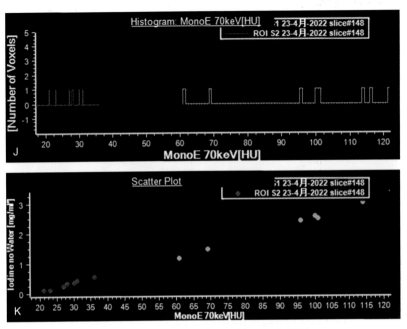

图 4-4-1　右乳纤维腺瘤光谱 CT 示意图

A. 常规增强 CT 动脉期,显示右乳内一椭圆形软组织肿块影,内缘与腺体相重叠,增强后呈弱强化,平均 CT 密度为 42.8Hu,周围正常腺体平均密度为 37.8Hu;B. 动脉期,在虚拟虚拟单能级 40keV 下,病灶较周围正常腺体强化更明显,平均 CT 密度为 77.6Hu,周围正常腺体平均密度为 41.5Hu;C. 碘密度融合图,显示病灶碘摄取值平均值为 0.71mg/mL,而对侧正常腺体碘摄取值平均值为 0.01mg/mL;D. 原子序数融合图,显示病灶与周围正常组织伪彩图对比鲜明;E. 常规增强 CT 静脉期,强化程度较动脉期增加,平均 CT 密度为 73.7Hu,周围正常腺体平均密度为 23.6Hu;F. 静脉期,在虚拟虚拟单能级 50keV 下,病灶强化程度较动脉期进一步增加,平均 CT 密度为 109.7Hu,周围正常腺体平均密度为 32.4Hu,病灶与周围腺体分界更加清晰;G. 碘密度融合图;H. 原子序数融合图(局部放大),病灶显示更加清晰;I~K. 原发病灶(ROI S1)与周围正常腺体(ROI S2)光谱衰减曲线斜率、光谱直方图、光谱散点图均有显著差异。

【影像诊断】

右侧乳腺纤维腺瘤。

【病例小结】

乳腺纤维腺瘤是女性乳腺最常见的良性肿瘤,该肿瘤常见于年轻女性,特别是 40 岁以下的人群,但也可见于任何年龄。CT 对乳腺纤维腺瘤的检出及诊断能力,要优于乳腺 X 线摄影,有其特点及优点。CT 能发现一些被致密乳腺腺体遮蔽的纤维腺瘤。当腺体内透亮的斑点状脂肪岛局限消失时,应考虑有纤维腺瘤存在的可能。而光谱 CT 虚拟单能级图像可以进一步提高病灶与乳腺正常组织的对比,更好地显示病灶的边界、大小、形态;有效原子序数图伪彩显示提高病灶的可视化,使病灶与正常乳腺组织形成鲜明对比,同时有效原子序数定量测量提示两种不同物质;通过光谱衰减曲线、光谱直方图及光谱散点图均可以区分病灶与正常乳腺组织的区别;光谱 CT 的虚拟单能级和有效原子序数图、有效原子序数融合图及光谱衰减曲线,光谱直方图及光谱散点图可为乳腺良性病变的检出与诊断提供更多的影像学信息。

（二）病例二

【病例摘要】

患者,女,44岁,左侧腋窝疼痛不适4天。

【扫描方案】

扫描参数:扫描范围从胸廓入口到肺底,采用常规胸部模式螺旋扫描,管电压为120kVp,自动管电流100~200mA,转速0.5秒/周,螺距1.0,重建图像层厚1.00mm,层间距1.00mm,图像采用迭代重建算法重建,光谱数据包SBI自动重建。在后处理工作站上进行光谱参数图像分析,包括虚拟单能级图像、有效原子序数图、有效原子序数融合图及能谱曲线。

【图例】

光谱CT检查见图4-4-2。

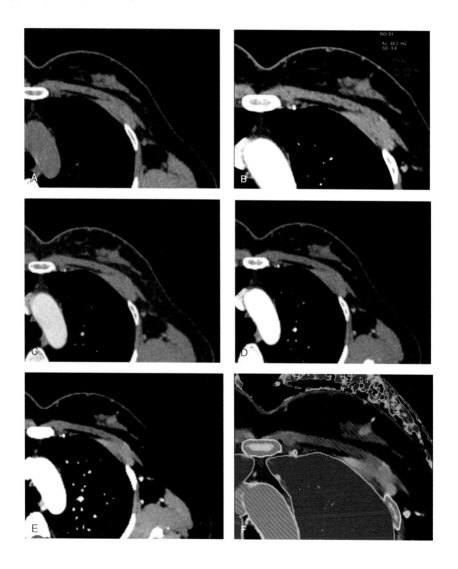

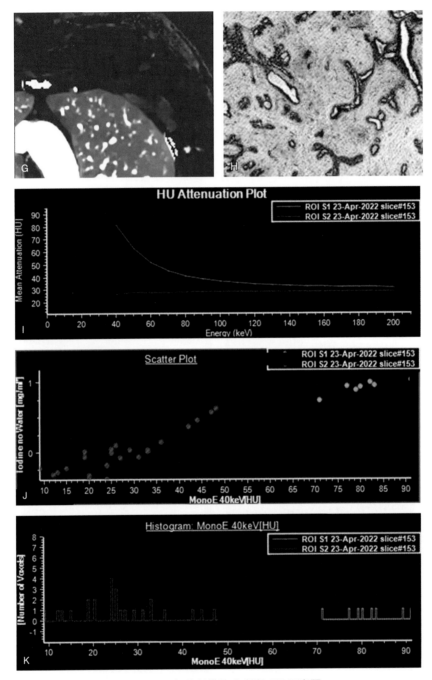

图 4-4-2 左乳纤维腺瘤光谱 CT 示意图

A. 常规 CT 平扫图, 病灶边缘被正常腺体组织遮蔽而显示不清; B. 常规增强 CT 动脉期, 显示左乳内一软组织肿块影, 周围与腺体相重叠, 增强后呈弱强化, 平均 CT 密度为 46.6Hu, 周围正常腺体平均密度为 35.0Hu; C~E. 虚拟单能图像中的平均密度从 100keV (C) 时的 46.4Hu、70keV (D) 时的 48.3Hu 增加到 40keV (E) 时的 58.1Hu; F. 原子序数融合图, 病灶与周围组织分界更加清晰; G. 碘密度图, 病灶几乎不摄碘, 平均值为 0.21mg/mL; H. 病理结果符合纤维腺瘤; I~K. 动脉期 ROI S1 和 S2 光谱功能图, 光谱衰减曲线显示 ROI S1 和 S2 二者曲线走行及斜率不一致, 光谱直方图和光谱散点图显示二者 CT 密度和碘含量基本无重叠。

【影像诊断】

左侧乳腺纤维腺瘤。

【病例小结】

光谱 CT 虚拟单能级 40keV 图像可以提高病灶与乳腺正常组织的对比,更好地显示病灶的边界、大小、形态、血供,能够发现常规 CT 不易发现的隐匿性病灶。碘密度值图和有效原子序数图伪彩显示提高病灶的可视化,使病灶与正常组织形成鲜明对比。病灶几乎不摄碘提示病灶倾向于良性病变。能谱曲线走行及斜率不一致,光谱直方图和光谱散点图基本无重叠,可以进一步将病灶与正常组织区分开。

二、乳腺恶性肿瘤

(一) 病例一

【病例摘要】

患者,女,46 岁,发现左侧乳腺肿块半年余。

【扫描方案】

扫描参数:扫描范围从胸廓入口到肺底,采用常规胸部模式螺旋扫描,管电压为 120kVp,自动管电流 100~200mA,转速 0.5 秒 / 周,螺距 1.0,重建图像层厚 1.00mm,层间距 1.00mm,图像采用迭代重建算法重建,光谱数据包 SBI 自动重建。在后处理工作站上进行光谱参数图像分析,包括虚拟单能级图像、有效原子序数图、有效原子序数融合图及能谱曲线。

【图例】

光谱 CT 检查见图 4-4-3、图 4-4-4。

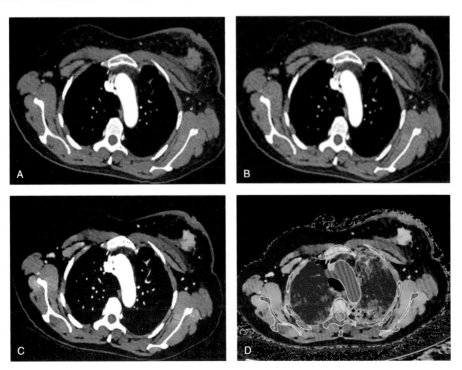

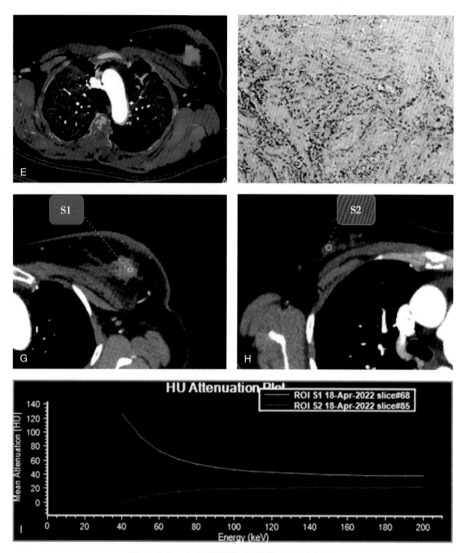

图 4-4-3 左乳浸润性癌光谱 CT 示意图

A. 常规增强 CT 图像动脉期,显示实体瘤边缘不规则,平均密度为 65.3Hu;B、C. 虚拟单能级 40keV 图像的 CT 值为 126.0Hu,虚拟单能级 70keV 图像的 CT 值为 62.3Hu;D. 病灶与正常组织伪彩图对比鲜明,测量病灶有效原子序数平均值为 7.03;E. 病灶碘摄取值平均值为 1.06mg/mL;F. 病理结果符合乳腺浸润性癌;G、H. 在原发病灶与对侧正常腺体分别勾画 ROI S1 和 S2;I. 曲线斜率示原发病灶(ROI S1)CT 值在 40~70keV 呈快速下降型,对侧正常腺体(ROI S2)CT 值在 40~70keV 呈弓背向上型,两者在此区间的能谱曲线走行趋势有明显差异。

乳腺癌腋窝淋巴结转移是乳腺癌的一个重要预后因素。一般认为,>2cm 且无脂肪成分,即提示有转移可能,但小的淋巴结亦不能完全排除已有镜下转移的可能,最终须参考病理检查。腋窝淋巴结增大亦可见于某些良性病变,如结节病、结核及类风湿关节炎等。光谱衰减曲线图可进行增生淋巴结的同源性分析,碘密度图可评估可疑淋巴结的摄碘率。因此,通过综合分析淋巴结与原发灶的能谱曲线形态、光谱散点图及光谱直方图分布模式，能够鉴别肿大淋巴结的良恶性及来源，实现定性诊断。

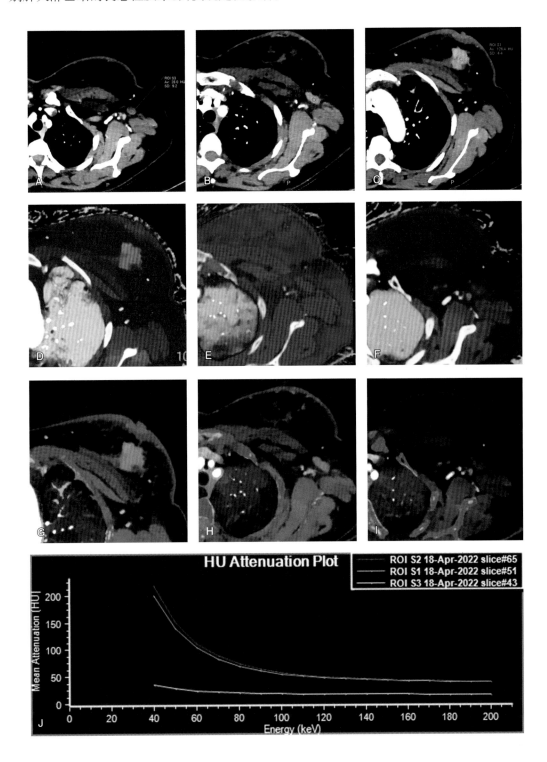

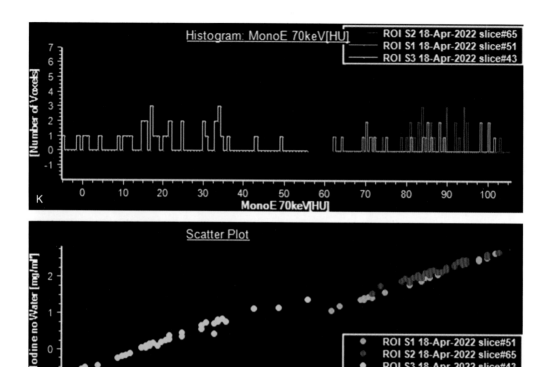

图 4-4-4　光谱 CT 对转移淋巴结的评估

A~C. 原发病灶(ROI S1)在虚拟单能级 40keV 下 CT 平均值为 126.0Hu,可疑转移性淋巴结(ROI S2)为 113.8Hu,另一感兴趣区(ROI S3)为 22.8Hu,考虑为反应性增生所致;D~F. 碘密度图显示可疑转移性淋巴结摄碘率与原发病灶接近,而另一区(ROI S3)摄碘率几乎为 0;G~I. 原发病灶与可疑转移性淋巴结的原子序数平均值分别为 7.94、7.89,较 ROI S3 值 7.29 稍大;J~L. 原发病灶与可疑转移性淋巴结的光谱衰减曲线、光谱直方图及光谱散点图与原发病灶几乎完全重合,而反应性淋巴结与之有明显差异。

【影像诊断】

左侧乳腺癌伴左侧腋窝淋巴结转移。

【病例小结】

女性乳腺癌在全球发病率中排名第一,在全球癌症死亡原因中排名第五,严重威胁女性健康。传统 CT 因辐射剂量高、软组织分辨率低等问题,在乳腺病变定性诊断方面应用受限,从而影响其成为乳腺病变的常规检查方法。而光谱 CT 的虚拟单能级和有效原子序数图、有效原子序数融合图、光谱衰减曲线,光谱直方图及光谱散点图可为乳腺癌的诊断提供更多的影像学信息。虚拟单能级(MonoE)可以提升碘强化效果,低 keV 图像可提高病变的检出率、可视化以及光谱衰减曲线帮助判断淋巴结转移的准确诊断。碘密度(ID)图可以测量病灶及可疑淋巴结的摄碘率。有效原子序数(Z-effective)可以测量病灶有效原子序数,并有助于区分癌组织与腺体组织。综上,光谱 CT 可以通过多参数数据分析及高质量图像在乳腺癌定性诊断和定量分析方面做出突破。

表 4-4-1 示动、静脉期乳腺癌在 40~200keV 单能级下的 CT 值均显著高于正常腺体,以静脉期为著。在虚拟单能级图像 40keV 的 CT 值更高,对病灶显示效果最好。

表 4-4-1 动、静脉期乳腺癌与对侧正常腺体不同单能级下 CT 值比 （单位：Hu）

	项目	40keV	70keV	100keV	130keV	170keV	200keV
动脉期	乳腺癌	126.0	62.3	47.0	43.4	40.8	39.8
	对侧腺体	−1.8	15.5	19.7	20.6	21.1	21.6
静脉期	乳腺癌	222.6	87.0	54.1	47.0	41.7	39.7
	对侧腺体	8.8	16.9	18.9	21.2	21.5	21.5

表 4-4-2 示乳腺癌肿块的碘摄取值动脉期为 1.08mg/mL、静脉期为 2.26mg/mL,而对侧腺体的碘摄取值均为 0mg/mL。乳腺癌为富血供肿瘤,碘摄取值明显增高,静脉期明显。同样,乳腺癌肿块有效原子序数动静脉期与对侧正常腺体均较高。

表 4-4-2 动、静脉期乳腺癌与正常腺体碘浓度及有效原子序数比较

项目		动脉期	静脉期
碘浓度（mg/mL）	乳腺癌	1.08	2.26
	正常腺体	0.00	0.00
有效原子序数	乳腺癌	7.93	8.50
	正常腺体	7.07	7.18

（二）病例二

【病例摘要】

患者,女,60 岁,发现右乳肿块 1 年余。

【扫描方案】

扫描参数:扫描范围从胸廓入口到肺底,采用常规胸部模式螺旋扫描,管电压为 120kVp,自动管电流 100~200mA,转速 0.5 秒 / 周,螺距 1.0,重建图像层厚 1.00mm,层间距 1.00mm,图像采用迭代重建算法重建,光谱数据包 SBI 自动重建。在后处理工作站上进行光谱参数图像分析,包括虚拟单能级图像、有效原子序数图、有效原子序数融合图及能谱曲线。

【图例】

光谱 CT 检查见图 4-4-5、图 4-4-6。

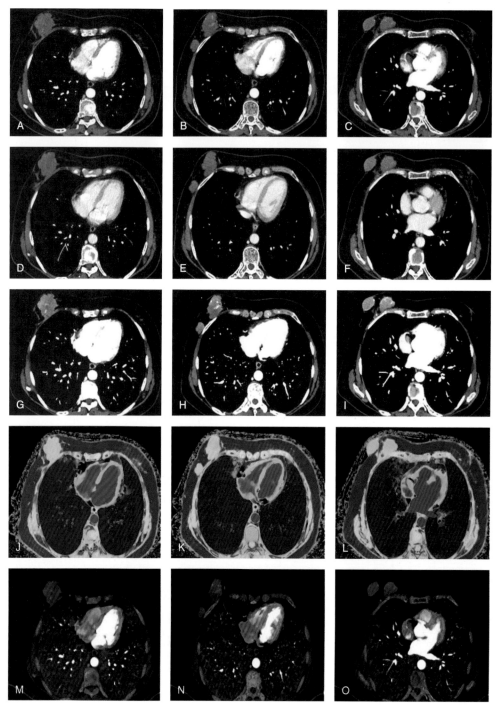

图 4-4-5 右乳恶性叶状肿瘤光谱 CT 示意图

A~C. 常规增强 CT 图像动脉期, 显示右乳可见三处软组织肿块影, 较大者 (A) 大小约 41mm×
36mm, 呈分叶状, 三者平均密度分别为 45.1Hu、46.8Hu、48.4Hu; D~F. 常规增强 CT 图像静脉期, 三
者平均密度分别为 46.7Hu、47.2Hu、55.4Hu; G~I. 动脉期虚拟单能级 40keV 下, 病灶强化进一步增
加, 与周围腺体组织分界更加清晰, 三者平均密度分别为 92.6Hu、82.6Hu、113.1Hu; J~L. 有效原子序
数融合图显示病灶与正常组织伪彩图对比鲜明, 测量病灶有效原子序数平均值为 7.77、7.67、7.92;
M~O. 显示病灶碘摄取值平均值为 0.79mg/mL、0.63mg/mL、1.02mg/mL。

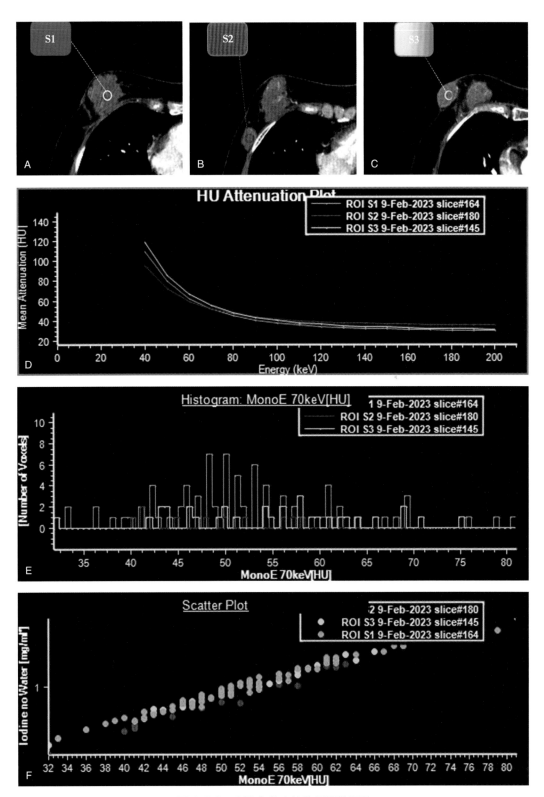

图 4-4-6 右乳多发占位的同源性评估

A~F. 光谱衰减曲线、光谱直方图和光谱散点图显示三者走行趋势几乎完全重合,提示三者同源性可能。

【影像诊断】

右侧乳腺恶性叶状肿瘤。

【病例小结】

乳腺叶状肿瘤是一种由间质细胞和上皮两种成分共同组成的肿瘤。根据叶状肿瘤间质细胞密度、细胞异型性和核分裂多少,分为良性、交界性、恶性。随着 CT 设备的升级和图像后处理技术的革新,CT 不仅能较准确地反映乳腺癌原发灶的形态学特征及远处淋巴结转移等情况,还可以反映乳腺癌病灶的病理生理学特点。光谱 CT 成像技术使用快速千伏切换技术来获取组织在不同能量下的单能图像,相较于传统 CT 三期增强扫描,光谱 CT 成像不仅能够观察病灶的形态学特征,还能够通过物质分离技术获得碘密度图,通过 ROI 的勾画计算碘基值,扩展了传统 CT 的功能,给放射诊断医师提供参考,为临床提供更多的指标和分析工具。但目前鲜少有研究报道光谱成像技术在乳腺癌中的应用。

在此病例中,光谱 CT 虚拟单能级 40keV 图像可以提高乳腺病灶与周围正常组织的对比,更好地显示乳腺病灶的边界、大小、形态、血供;碘密度值图和有效原子序数图伪彩显示提高病灶的可视化,使乳腺病灶与正常组织形成鲜明对比,病灶局部几乎不摄碘,提示病灶局部出血、坏死可能。三个病灶光谱衰减曲线、光谱散点图、光谱直方图几乎重叠,提示三者同源性可能。

(于 湛 刘思腾)

【参考文献】

1. HARZHEIM D, EBERHARDT R, HOFFMANN H, et al. The Solitary Pulmonary Nodule. Respiration, 2015, 90 (2): 160-172.

2. 中华医学会放射学分会心胸学组. 低剂量螺旋 CT 肺癌筛查专家共识. 中华放射学杂志, 2015 (5): 328-335.

3. SWENSEN SJ, JETT JR, HARTMAN TE, et al. CT screening for lungcancer: five-year prospective experience. Radiology, 2005, 235 (1): 259-265.

4. NATIONAL LUNG SCREENING TRIAL RESEARCH TEAM. Results of initial low-dose computed tomographic screening for lung cancer. N Engl J Med, 2013, 368 (21): 1980-1991.

5. TAKASHIMA S, SONE S, LI F, et al. Indeterminate solitary pulmonary nodules revealed at population-based CT screening of the lung: using first follow-up diagnostic CT to differentiate benign and malignant lesi ons. AJR Am J Roentgenol, 2003, 180 (5): 1255-1263.

6. CHAE EJ, SONG JW, SEO JB, et al. Clinical utility of dual-energy CT in the evaluation of solitary pulmonary nodules: Initial experience. Radiology, 2008, 249 (2): 671-681.

7. LIN JZ, ZHANG L, ZHANG CY, et al. Application of Gemstone Spectral Computed Tomography Imaging in the Characterization of Solitary Pulmonary Nodules: Preliminary Result. J Comput Assist Tomogr, 2016, 40 (6): 907-911.

8. 何蓉, 周伟生, 杨贤卫. 周围型肺癌 CT 征象与病理对照研究. 实用放射学杂志, 2007, 23 (1): 43-45.

9. KIM C, KIM W, PARK SJ, et al. Application of dual-energy spectral computed tomography to thoracic oncology imaging. Korean J Radiol, 2020, 21 (7): 838-850.

10. 程子珊, 李圣磊, 李文武, 等. 能谱 CT 多参数定量分析鉴别肺癌病理类型的应用价值. 中华肿瘤防治杂志, 2022, 29 (1): 59-65.

11. DOU P, LIU Z, XIE L, et al. The predictive value of energy spectral CT parameters for assessing Ki-67 expression of lung cancer. Transl Cancer Res, 2020, 9 (7): 4267-4278.

12. 中华放射学杂志双层探测器光谱 CT 临床应用协作组. 双层探测器光谱 CT 临床应用中国专家共识 (第一版). 中华放射学杂志, 2020, 54 (7): 635-643.

13. 张龙江, 卢光明. 双能量 CT 临床应用指南. 北京: 人民卫生出版社, 2015.

14. 韩铭钧, 冯敢生, 杨建勇, 等. 肺动脉不参与肺癌供血- 试验和 DSA 研究. 中华放射学杂志, 2000, 34 (12): 802-804.

15. 侯唯妹, 殷焱, 吴华伟, 等. 能谱 CT 成像在鉴别周围型肺癌和肺炎性肿块中的价值. 中华放射学杂志, 2014, 48 (10): 832-835.

16. 何天宇, 李思涵, 李光. 磁共振增强扫描序列在合并阻塞性肺炎或肺不张肺癌放疗靶区勾画价值. 中华放射肿瘤学杂志, 2020, 5 (29): 369-373.

17. 赵丹, 余荣, 胡俏俏, 等. 肺癌伴肺不张者放疗前 MRI 与 CT 模拟定位比较研究. 中华放射肿瘤学杂志, 2016, 2 (25): 158-163.

18. 王素雅, 高剑波, 张芮, 等. CT 能谱成像对孤立性肺结节的诊断价值. 中华医学杂志, 2016, 96 (13): 1040-1043.

19. 王君鑫, 牛丹丹, 孙玉清, 等. 能谱 CT 定量参数对结节/ 肿块样肺炎与肺癌的鉴别诊断价值. 放射学实践, 2021, 36 (7): 863-867.

20. SIEGEL RL, MILLER KD, JEMAL A. Cancer statistics, 2018. CA Cancer JClin, 2018, 68 (1): 7-30.

21. VANIQUI A, SCHYNS L E, ALMEIDA I P, et al. The impact of dual energy CT imaging on dose calculations for pre-clinical studie. Radiation Oncology, 2017, 12 (1): 181-236.

22. Tateishi U. Vascular endothelial growth factor-related angiogenesis. Radiology, 2005, 235 (3): 1084-1085.

23. ZHOU P, ZHANG C, GAO Z, et al. Evaluation of the quality of CT images acquired with smart metal artifact reduction software. Open Life Scien, 2018, 13 (1): 155-162.

24. LAUKAMPK R, LENNARTZS, NEUHAUS VF, et al. CT metal artifacts in patients with total hip replacements: For artifact reduction monoenergetic reconstructions and post-processing algorithms are both efficient but not similar. EurRadiol, 2018, 28 (11): 4524-4533.

25. GHANDOUR A, SHER A, RASSOULI N, et al. Evaluation of virtual monoenergetic images on pulmonary vasculature using the dual-Layer detector-based spectral computed tomography. J Comput Assist Tomogr, 2018, 42 (6): 858-865.

26. LIU JJ, LIU W, JIN ZY, et al. Improved visualization of gastric cancer and increased diagnostic performance in lesion depiction and depth identification using monoenergetic reconstructions from a novel dual-layer spectral detector CT. Acad Radiol, 2020, 27 (6): e140-e147.

27. TANOUE S, NAKAURA T, NAGAYAMA Y, et al. Virtual Monochromatic Image Quality from Dual-Layer Dual-Energy Computed Tomography for Detecting Brain Tumors. Korean J Radiol, 2021, 22 (6): 951-958.

28. DEMIRLER ŞIMŞIR B, KRUG KB, BURKE C, et al. Possibility to discriminate benign from malignant breast lesions detected on dual-layer spectral CT-evaluation. Eur J Radiol, 2021, 142: 109832.

第五章

心血管

第一节　冠　状　动　脉

一、"双低"及肾功能不全患者低剂量冠脉CTA血管的评估

（一）病例一

【病例摘要】

患者,男,31岁,身高180cm,体重91kg,心率71次/min,慢性肾功能不全Ⅱ期,肾小球滤过率87mL/（min·1.73m²）,胸闷查因（图5-1-1）。

【扫描方案】

扫描参数:采用第二代双层探测器光谱CT,前瞻性心电门控轴位扫描方式,管电压120kVp,管电流330mA。探测器准直128×0.67mm,机架转速0.27秒/周,触发窗为78%。扫描范围从气管隆嵴至心脏膈面水平。使用高压注射器经肘前静脉注入对比剂（浓度350mgI/mL）23mL及生理盐水30mL,流速为2.3mL/s。使用团注跟踪技术,在降主动脉放置感兴趣区（ROI）以监测对比剂的到达,并在达到90Hu阈值后延迟6秒进行数据采集。重建层厚0.67mm,层间距0.67mm,矩阵512×512,视野180~200mm。在工作站利用软件分析虚拟单能级图像。

【图例】

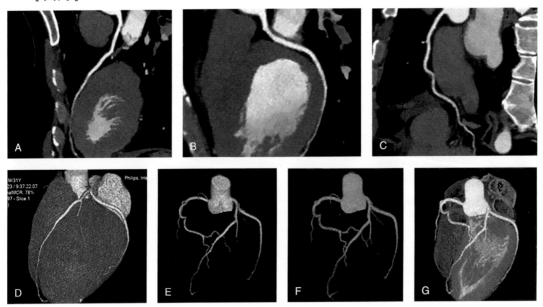

图5-1-1　心脏VR及冠状动脉曲面重建图像

患者,男,31岁,BMI为29.7kg/m²。A~G.前瞻性心电门控120kVp扫描,有效辐射剂量为1.8mSv,碘对比剂浓度350mgI/mL,对比剂用量23mL,流速2.3mL/s;虚拟单能级60keV冠脉MRP图像（A~C）示左前降支中远段局部管腔浅表心肌桥形成,管腔约轻度狭窄,右冠状动脉、左回旋支管腔通畅,未见明显狭窄;全心VR像（D）、冠脉VR像（E）及MIP像（F）显示冠状动脉整体形态及细小分支;G.带心肌的MIP像。

【影像诊断】

左前降支中远段局部管腔浅表心肌桥形成,管腔约轻度狭窄。

（二）病例二

【病例摘要】

患者,女,62 岁,身高 163cm,体重 61kg,心率 70 次 /min,慢性肾功能不全 Ⅰ 期,间断胸闷、胸痛 1 年,近 2 个月加重,既往有高血压病史(图 5-1-2)。

【扫描方案】

扫描参数:采用第二代双层探测器光谱 CT,前瞻性心电触发轴位扫描方式,探测器准直 128×0.625mm,机架转速 0.27 秒 / 周,触发窗为 78%。管电压 80kVp,管电流 200mA。扫描范围从气管隆嵴至心脏膈面水平。经肘前静脉采用双筒高压注射器注射对比剂(浓度 370mgI/mL)20mL,然后注射生理盐水 30mL,流速为 2mL/s。使用团注跟踪技术,在降主动脉放置感兴趣区(ROI),达到 120Hu 阈值后延迟 6 秒进行数据采集。重建层厚 0.67mm,层厚 0.34mm,矩阵 512×512,FOV 250mm。在工作站上利用软件进行图像分析。

【图例】

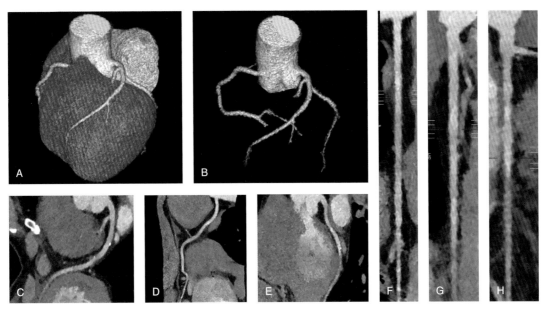

图 5-1-2　心脏 VR 及冠状动脉血管后处理图像

患者,女,62 岁,BMI 为 22.7kg/m²。有效辐射剂量为 1.19mSv。A~H. 全心 VR 像(A)及冠脉 VR(B)显示整体冠状动脉走行及与心肌的关系。冠脉 MPR 曲面重组(C~E)及血管拉直图像(F~H)示左前降支近段钙化斑块形成,管腔约轻微狭窄,其余右冠状动脉、左回旋支管腔通畅,未见明显狭窄。

【影像诊断】

前降支近段钙化斑块形成,管腔约轻微狭窄。

【病例小结】

对于肾功能不全的患者,在急需进行 CT 增强检查时,降低对比剂用量可以减轻患者的肾脏负担,降低对比剂注射流速可以减少患者对比剂外渗的发生概率。采用光谱 CT 的低能级技术可以实现更低的对比剂流速和用量。光谱 CT 在一次扫描中既可以获得常规图像,同时也可以获得光谱图像,因此,对于血管强化值较低的患者,采用光谱 CT 低能级图像重建可以增加血管强化值,提高图像对比度,从而减少或避免重复扫描。光谱 CT 虚拟单能级图像重建能级可低至 40keV,其图像 CT 值相当于常规图像的 3~4 倍,可最大限度地改善血管强化不佳时的图像质量。另外,由于光谱 CT 采用反相关噪声抑制技术,可以使图像的噪声在不同能级水平图像中均维持在较低的水平。管电压采用 80kVp 时虽然不能重建 SBI 光谱数据包,但低管电压扫描本身 X 线束的硬度较低,穿透人体组织的效果不如高管电压,最终成像获得的 CT 值会更高,这为降低对比剂用量及流速带来更多可能。

二、支架术后患者管腔及支架内再狭窄评估

(一)病例一

【病例摘要】

患者,男,53 岁,身高 178cm,体重 70kg,1 年前行冠状动脉支架置入手术,再发胸闷 5 天,检查时心率 84 次 /min(图 5-1-3)。

【扫描方案】

扫描参数:采用第二代双层探测器光谱 CT,回顾性心电门控螺旋扫描,管电压为 120kVp,管电流 365mA,探测器准直 128 × 0.625mm,机架转速 0.27 秒 / 周,螺距 0.160。使用团注跟踪技术,在降主动脉放置 ROI,达到 120Hu 阈值后延迟 6 秒开始扫描。扫描范围从气管隆嵴至心脏膈面水平。重建图像层厚 0.67mm,层间距 0.34mm。图像采用第二代双层探测器 CT 自带的运动伪影校正算法及全模型迭代重建算法重建,光谱数据包 SBI 重建采用 Spectral level 4 能级。在工作站利用软件进行光谱参数图像分析,包括虚拟单能级图像、有效原子序数图及无水碘图。图像显示窗宽为 800Hu,窗位为 240Hu。

对比剂方案:非离子碘对比剂,碘海醇 350mgI/mL;对比剂用量为 49mL,流速 4.9mL/s,盐水 40mL,流速 4.9mL/s。

【图例】

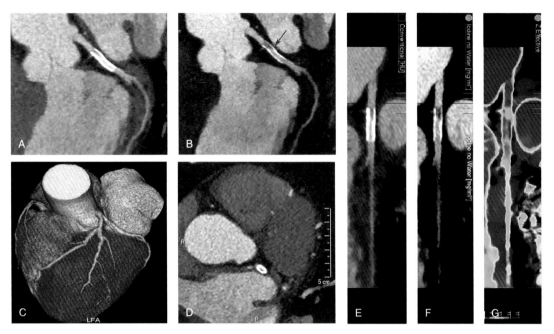

图 5-1-3　左回旋支支架置入术后再发狭窄病例

A~G. 冠脉 MPR 常规相(A)、冠脉轴位(D)示左回旋支近段可见支架影,支架近段可疑软斑块、远段未见明显狭窄。全心 VR 像(C)显示支架所在位置。冠脉 MPR 无水碘图(B、F)消除了钙化、支架伪影的干扰,清晰显示近段支架内低密度充盈缺损。左前降支拉直像无水碘图(F)和有效原子序数图(G)与左前降支拉直像常规像(E)相比较清晰显示支架内再狭窄。

【影像诊断】

左回旋支支架置入术后管腔内再发狭窄。

(二) 病例二

【病例摘要】

患者,男,51 岁。身高 175cm,体重 88kg,心率 68 次 /min。间断胸闷胸痛 1 年,PCI 术后 23 天,再发胸闷 3 天(图 5-1-4)。

【扫描方案】

扫描参数:采用第二代双层探测器光谱 CT,回顾性心电门控螺旋扫描,管电压为 120kVp,管电流 365mA,探测器准直 128×0.625mm,机架转速 0.27 秒 / 周,螺距 0.160,使用团注跟踪技术,在降主动脉放置 ROI,达到 120Hu 阈值后延迟 6 秒开始扫描。扫描范围从气管隆嵴至心脏膈面水平。重建图像层厚 0.67mm,层间距 0.34mm。图像采用第二代双层探测器 CT 自带的运动伪影校正算法及 IMR level 1 重建,光谱数据包 SBI 重建采用 Spectral level 4 能级。在工作站利用软件进行光谱参数图像分析,包括虚拟单能级图像及有效原子序数图。

对比剂方案:非离子碘对比剂,碘海醇 350mgI/mL;对比剂用量为 55mL,流速 5.5mL/s,盐水 40mL,流速 5.5mL/s。

【图例】

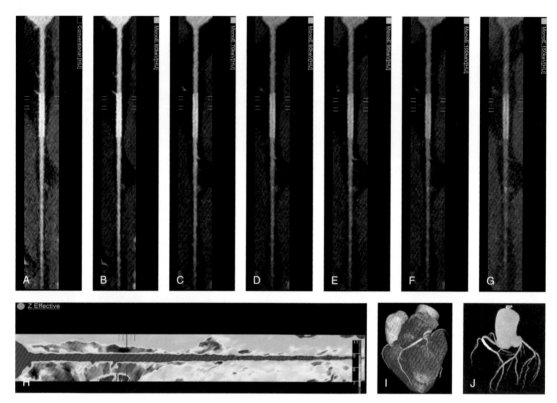

图 5-1-4　右冠状动脉支架置入术后,支架内管腔通畅病例

A~J. 常规图像(A)示右冠状动脉支架内管腔通畅。MonoE 60keV 像(B)、MonoE 70keV 像(C)、MonoE 80keV 像(D)、MonoE 90keV 像(E)、MonoE 100keV 像(F)、MonoE 150keV 像(G)显示高能级图像可清晰显示支架内管腔细节,管腔内可视化面积增大。有效原子序数图(H)示支架内外未见明显异常密度区。全心 VR 像(I)、tree MIP 像(J)显示支架自然形态及解剖位置。

【影像诊断】

右冠状动脉支架置入术后,支架内管腔通畅。

【病例小结】

在一次常规冠脉扫描后,通过后处理工作站可生成多参数图像。多参数功能 CT 生成的无水碘图、有效原子序数图可以提高支架内病变处与正常组织的对比,更好地显示支架内病变的大小、形态,并可以具体测量 CT 值和碘密度值,有助于对支架内再狭窄的检出及狭窄程度的评估。与传统图像相比,虚拟单能级(MonoE)图像中的图像噪声显著降低,支架本身引起的金属伪影会在高能级图像上明显减少。在具有更高 keV 水平的 MonoE 重建图像中,可见管腔直径明显大于传统图像,更接近实际置入的支架内径。有效原子序数、无水碘图与虚拟单能级重建图像可清晰显示支架内再狭窄与否及其细节,为患者的进一步治疗提供依据。

三、复杂性先天性心脏病的评估

【病例摘要】

患者，女，79岁，身高162cm，体重60kg，心率71次/min。间断胸痛4年，加重20天（图5-1-5）。

【扫描方案】

扫描参数：采用双层探测器光谱CT进行回顾性心电门控螺旋扫描，管电压为120kVp，管电流365mA，探测器准直64×0.625mm，机架转速0.27秒/周，螺距使用团注跟踪技术，在降主动脉放置ROI，达到120Hu阈值后延迟6秒开始扫描。扫描范围从胸廓入口至心脏膈面水平。重建图像层厚0.67mm，层间距0.34mm。图像采用全模型迭代重建，光谱数据包SBI重建采用Spectral level 4能级。在工作站利用软件进行光谱参数图像分析，包括虚拟单能级图像、有效原子序数图及无水碘图。

对比剂方案：碘海醇350mgI/mL；对比剂用量为65mL，流速4.5mL/s，盐水40mL，流速4.5mL/s。

【图例】

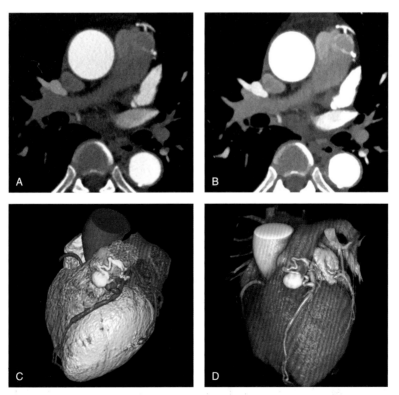

图5-1-5 复杂性先天性心脏病多参数评估示意图

A.常规图像示肺动脉主干管壁旁小血管显影；B.MonoE 55keV像可以提高对比度，清晰显示肺动脉与前降支之间相通的血管；C、D.组织分割图像及仿真VR图像可以立体地显示冠状动脉-肺动脉瘘的开口位置及通道大小、动脉瘤与肺动脉的解剖及位置关系。

【影像诊断】

冠状动脉 - 肺动脉瘘并动脉瘤形成。

【病例小结】

肺动脉干周围见迂曲增粗血管影,局部瘤样扩张,大小约 16.7mm×13.4mm,载瘤动脉管径约 4.0mm、2.0mm,部分层面与前降支分支、肺动脉主干局部相通。碘密度图能够高亮显示内漏,鉴别内漏和钙化及陈旧性出血等成分。

超声是诊断先天性心脏病的首选方式,但由于受到透声条件及视窗等因素的制约,其对周围血管的检测仍然存在一定的盲区,此外,该检查技术还依赖检查者的技术和经验。随着 CT 的发展,其诊断先天性心脏病的优势也得到了体现。最新的光谱 CT 拥有的多参数图像提高了 CT 诊断复杂先天性心脏病的临床应用价值。其丰富的图像重建方式可以立体、清晰地显示复杂的心血管解剖结构,为临床治疗提供帮助。

四、冠脉斑块的检出与成分分析

(一)病例一

【病例摘要】

患者,男,64 岁,身高 173cm,体重 85kg,偶发室性期前收缩三联律,偶伴心悸,检查时心率 66 次 /min(图 5-1-6)。

【扫描方案】

扫描参数:采用双层探测器光谱 CT,回顾性心电门控螺旋扫描,管电压为 120kVp,管电流 500mA,探测器准直 128×0.625mm,机架转速 0.27 秒 / 周,扫描范围从气管隆嵴至心脏膈面水平,使用团注跟踪技术,在降主动脉放置感兴趣区(ROI)以监测对比剂的到达,并在达到 120Hu 阈值后 5 秒开始采集。重建图像层厚和层间距均为 0.67mm,FOV 250mm。图像采用全模型迭代重建算法进行重建,光谱数据包 SBI 重建采用 Spectral level 4 能级。在工作站利用软件进行光谱参数图像分析,包括虚拟单能级图像、有效原子序数图、光谱曲线及无水碘图。

【图例】

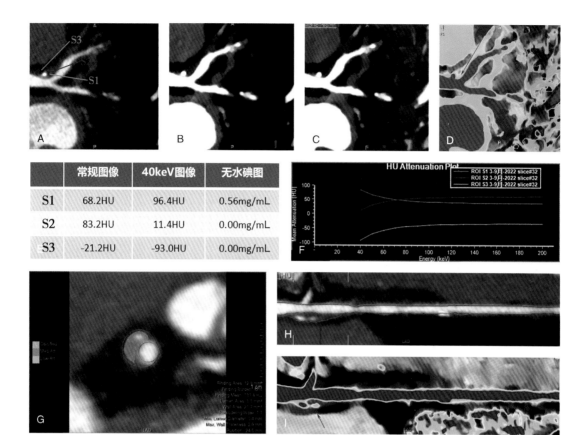

图 5-1-6　冠脉斑块成分分析示意图

A. 为常规图像,显示轴位上 ROI 的勾画位置,S1 和 S2 示斑块的不同位置,S3 示左冠状动脉主干旁冠周脂肪位置;B~D. 分别采用 40keV 虚拟单能级、无水碘图及有效原子序数图显示病灶形态;E. 总结了测得数值,有助于鉴别不同的斑块性质;F. 显示了各斑块成分的光谱曲线图,与 S3 斜率弓背向上的冠周脂肪相比,S2 斑块成分以脂质为主,S1 以纤维混合斑块成分为主;G. 显示左前降支近段斑块的分析结果,在轴位图像上对不同斑块成分赋予伪彩显示;H、I. 分别为常规图像和有效原子序数图的拉直图像,有效原子序数图给不同斑块赋予不同的伪彩,有助于区分斑块性质。

【影像诊断】

左冠状动脉主干及左前降支(LAD)近段钙斑及混合斑块形成,管腔轻度狭窄。

(二)病例二

【病例摘要】

患者,男,67 岁,身高 174cm,体重 88kg,检查时心率 83 次 /min。冠状动脉搭桥术、二尖瓣置换术后 3 年复查,拟行冠状动脉 CTA 检查(图 5-1-7)。

【扫描方案】

扫描参数:采用第二代双层探测器光谱 CT,回顾性心电门控螺旋扫描,管电压为 120kVp,管电流 500mA,探测器准直 128×0.625mm,机架转速 0.27 秒 / 周,螺距 0.160,监测触发阈值 120Hu, 延迟 5 秒开始扫描。重建图像层厚和层间距均为 0.67mm, FOV 250mm。扫描范围从胸廓入口至心脏膈面水平。图像采用第二代双层探测器 CT 自带的运动伪影校正算法以及全模型迭代重建,光谱数据包 SBI 重建采用 Spectral level 4 能级。在工作站利用冠状动脉分析软件进行光谱参数图像分析,包括有效原子序数图、碘密度图、虚拟单能级图像及无水碘图。

【图例】

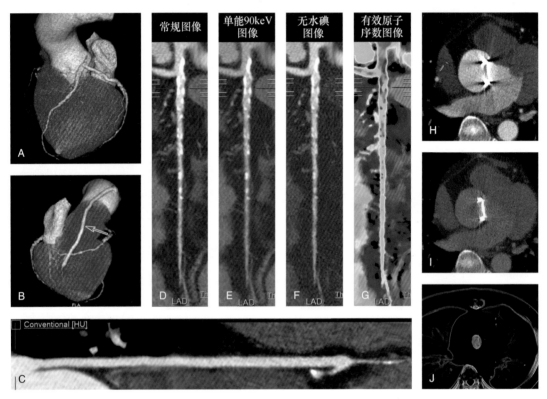

图 5-1-7 冠脉斑块成分分析及瓣膜显示示意图

A、B. 显示了整个心脏、冠脉及桥血管(红箭)的常规 VR 图像,没有明显的拼接错层伪影;C. CPR 拉直图像显示搭桥血管,管腔强化适中,管壁显示清晰,无明显狭窄及斑块形成;D. 常规混合能量图像,左前降支近中远段多发钙斑及软斑块,钙化斑块周围晕状伪影明显,软斑块显示不清;E. 虚拟单能级 90keV 图像,高能级图像减少钙化斑块的晕状伪影,清晰显示管腔狭窄情况;F. 无水碘图像,清晰地显示钙化斑块及软斑块的形态,同时减少晕状伪影;G. 有效原子序数图像,基于不同组织的效原子序数不同,用彩色色阶显示,清晰显示左前降支斑块不同成分的形态及范围,增加了斑块的可视化;H. 显示二尖瓣置换术后,金属瓣膜周围伪影明显;I、J. 采用虚拟单能级 200keV 图像可见金属瓣膜周围伪影较常规图像减少,清晰还原邻近组织结构形态。

【影像诊断】

CABG 术后、二尖瓣瓣膜置换术后:右冠状动脉全程多发钙斑及混合斑块,近段管腔闭塞,以远管腔不规则轻 - 中度狭窄。大隐静脉搭桥至右冠状动脉,且全程管腔通畅,未见斑块形成。

【病例小结】

光谱 CT 虚拟单能级 45keV 图像可以提高冠状动脉管腔衰减值,增加钙化斑块与纤维脂质斑块的对比,更好地显示斑块的边界、大小、形态;有效原子序数图伪彩显示提高病灶的可视化,使混合斑块与正常管腔对比更明显;光谱曲线可以直观地显示斑块的不同成分。对于冠状动脉搭桥术后的患者,定期复查桥血管及原冠状动脉的血管通畅性至关重要,而 CTA 检查的扫描范围是从胸廓入口至心脏膈面,这相比常规冠脉 CTA 检查对设备及心率有着更严格的要求,采用第二代双层探测器 CT 不仅可以通过其较宽的探测器进行更快速的扫描,还可以结合运动伪影校正算法,对高心率患者有着更宽泛的适应性。

易损斑块又称不稳定斑块,指容易破裂、易形成血栓且进展迅速、极有可能发展成"罪犯斑块"的动脉粥样硬化斑块。冠状动脉斑块高危形态学特征主要包括低衰减斑块、正性重构、点状钙斑及餐巾环征。存在这些特征可以前瞻性预测斑块的破裂。约 75% 的急性心肌梗死和 50% 的心脏猝死都是由急性斑块破裂引起的。因此,识别易破裂的冠状动脉粥样硬化斑块,对于心血管疾病的预防工作至关重要。光谱 CT 多参数图像的引入有助于提高对易损斑块的检出率。

五、基于冠脉 CTA 图像的钙化积分评估

（一）病例一

【病例摘要】

患者,男,66 岁,身高 169cm,体重 76kg,胸痛 10 年余,再发后背疼痛 1 个月余。检查时心率 74 次 /min（图 5-1-8）。

【扫描方案】

扫描参数:钙化积分非增强扫描:管电压为 120kVp,管电流 191mA,图像采用迭代重建算法重建,扫描范围从气管隆嵴至心脏膈面水平。重建图像层厚 2.5mm,层间距 2.5mm。

CTA:采用回顾性心电门控螺旋扫描,管电压为 120kVp,自动管电流技术,探测器准直 128×0.625mm,机架转速 0.27 秒 / 周,螺距 0.180,重建图像层厚 0.67mm,层间距 0.67mm,扫描范围与钙化积分平扫一致。光谱数据包 SBI 自动重建。在工作站利用软件进行光谱参数图像分析,对 CTA 图像进行虚拟平扫重建,层厚、层间距、重建算法及重建时相都与平扫钙化积分序列保持一致。

【图例】

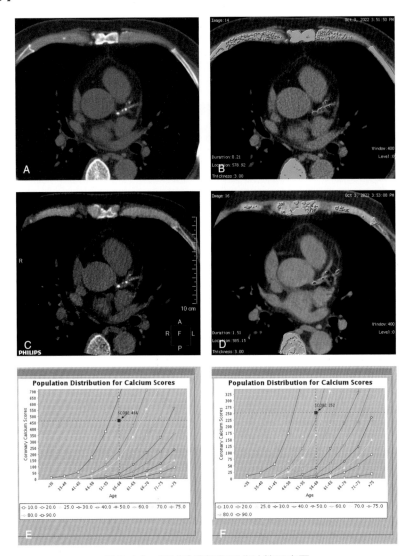

图 5-1-8　冠状动脉钙化积分计算示意图

A~F. 常规图像显示钙化积分平扫（A）与虚拟平扫轴位图像（C）重建时相为 75%，层厚及层间距为 2.5mm，重建算法采用迭代重建算法 level 3。通过 Smartscore 软件包处理，玫红色区域为手动勾画的冠状动脉钙化所在位置（B、D）。常规图像获得阿加斯顿钙化积分（Agaston score）值为 466（E），虚拟平扫图像获得 Agaston 积分值为 252（F），处在不同钙化积分风险分层内。

【影像诊断】

冠脉总钙化积分是 466，提示高度心血管病风险；CTA 示：左冠状动脉主干及前降支近段、右冠状动脉近段钙化斑块形成，管腔约轻度狭窄。

（二）病例二

【病例摘要】

患者，男，57 岁，身高 178cm，体重 63kg，间断心悸、气短 4 年，加重 2 个月。检查时心率

83 次 /min（图 5-1-9）。

【扫描方案】

扫描方案同上。

【图例】

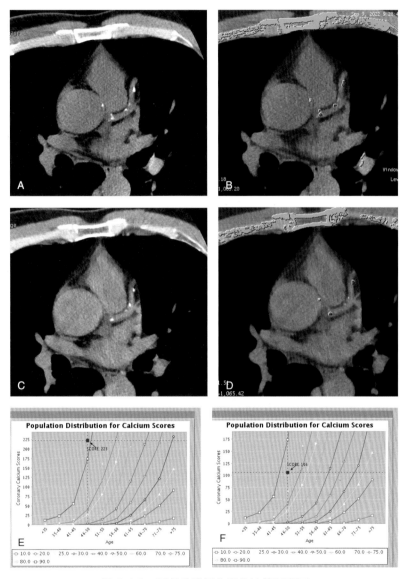

图 5-1-9　冠状动脉钙化积分计算示意图

A~F. 常规图像显示钙化积分平扫（A）与虚拟平扫（C）轴位图像，重建时相为 75%，层厚及层间距为 2.5mm，重建算法采用迭代重建算法 level 3。通过 Smartscore 软件包处理，玫红色区域为手动勾画的冠状动脉钙化所在位置（B、D）。常规图像获得阿加斯顿钙化积分（Agaston score）值为 223（E），虚拟平扫图像获得 Agaston 积分值为 106（F），处在同一钙化积分风险分层内。

【影像诊断】

冠脉总钙化积分是 223,提示中度心血管病风险；CTA 示：左冠状动脉主干及 LAD 钙化斑块形成,管腔约轻度狭窄。

【病例小结】

光谱 CT 对冠状动脉 CTA 图像提取虚拟平扫图像进行钙化积分计算时,若得分与真实平扫冠状动脉钙化积分获得的分数在同一个风险区间,有望节省一次平扫扫描,降低患者的复照剂量。

有研究表明,从虚拟平扫图像中提取钙化积分后,采用一种人工智能模型算法校正钙化积分结果,可以有效提升虚拟平扫与真实钙化积分扫描间的一致性,这项研究结果也发表在放射学顶刊 *Radiology* 上,为降低患者总体辐射剂量及优化扫描流程提供参考。

（张永高　王怡然　侯佳蒙　任丽臣　詹鹤凤）

第二节　心　肌

【病例摘要】

患者,男,53 岁,身高 177cm,体重 79kg,检查时心率 62 次 /min。冠状动脉搭桥术后 2 年,心前区不适 1 个月余(图 5-2-1)。

【扫描方案】

扫描参数:先行 CCTA 扫描,7 分钟后行延迟扫描。CCTA 扫描范围自胸廓入口至横膈膜水平,采用回顾性心电门控扫描模式,管电压为 120kVp,管电流 301mA,机架转速 0.27 秒 / 周,探测器准直组合为 128×0.625mm(上、下两层),螺距 0.16,FOV 为 250mm。选择降主动脉动态监测触发扫描,阈值为 120Hu,延迟时间为 6 秒。延迟扫描时采用前瞻性门控轴扫,管电压 120kVp,自动管电流 301mA,机架转速 0.27 秒 / 周,探测器准直组合为 128×0.625mm。图像矩阵均为 512×512,层厚层间距 0.67mm×0.67mm。CCTA 显示窗宽为 800Hu,窗位为 240Hu；延迟扫描显示窗宽为 800Hu,窗位为 400Hu。

CCTA 对比剂方案:非离子碘对比剂,碘帕醇 370mgI/mL；对比剂用量为 53mL［对比剂总量(mL)= 体重(kg)×250mgI/kg÷370mgI/mL］,流速为 5.3mL/s［流速(mL/s)= 对比剂总量(mL)÷10s］,盐水 40mL,流速 5.0mL/s。

延迟扫描对比剂方案:非离子碘对比剂,碘帕醇 370mgI/mL；对比剂用量为 58mL［体重(kg)×1.4–CCTA 对比剂总量(mL)］,流速 3.0mL/s,盐水 30mL,流速 3.0mL/s。

图像采用迭代重建算法进行重建,光谱数据包 SBI 重建采用 Spectral level 4 能级。在工作站上利用软件进行光谱参数图像分析,包括虚拟单能级图像、碘密度图、传统图像与碘密度图融合图。

【图例】

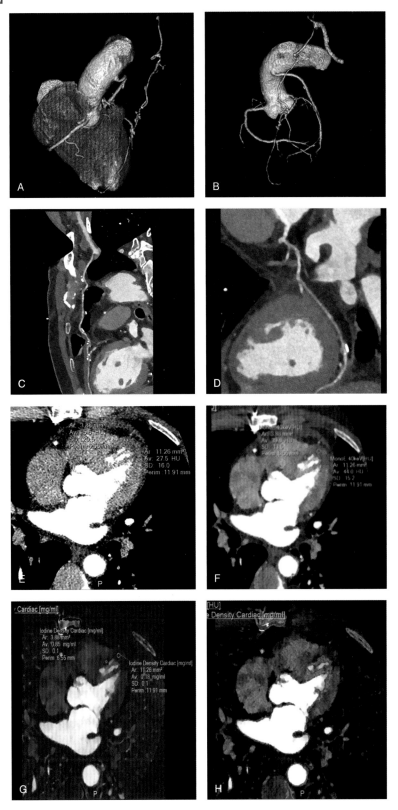

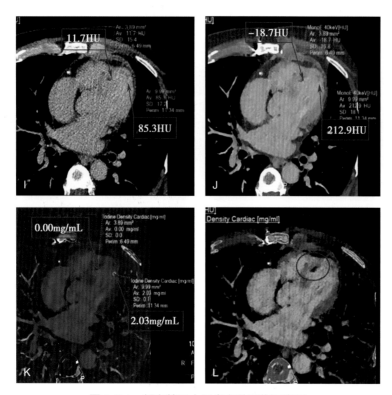

图 5-2-1 桥血管及心肌多参数图像示意图

A、B. CCTA 的 VR 图示心脏表面两条桥血管；C、D. 血管曲面图示两条桥血管通畅；E. 常规 CCTA 示左心室前壁稍低密度，CT 值分别为 −5.5Hu、27.5Hu；F. 重建 40keV 虚拟单能级图像示同层面低密度灶，CT 值分别为 39.6Hu、44.0Hu；G. 碘密度图示同层面低密度灶，摄碘值分别为 0.85mg/mL、0.18mg/mL；H. 碘密度图融合图示低密度灶更清晰；I. 延迟 7 分钟常规扫描于左心室前壁低密度灶及左心室腔勾画 ROI，CT 值分别为 11.7Hu、85.3Hu；J. 延迟 7 分钟重建 40keV 图像示同层面低密度灶及左心室腔，CT 值分别为 −18.7Hu、212.9Hu；K. 延迟 7 分钟重建碘密度图像示同层面低密度灶及左心室腔，摄碘值分别为 0.00mg/mL、2.03mg/mL；L. 延迟 7 分钟重建碘密度图融合图像清晰示左心室前壁低密度灶。

【影像诊断】

冠脉搭桥术后，两支桥血管通畅，左心室前壁局灶性心肌梗死。

【病例小结】

CCTA 联合心肌延迟成像不仅可以提供解剖学信息，对于心肌受损情况也可以更直观地展现出来。相较于常规的 CT 延迟成像，双层探测器光谱 CT 利用其多参数成像技术，增加了心肌延迟成像的诊断效能。该患者为冠脉搭桥术后患者，两支桥血管通畅，三主支血管管腔狭窄程度为轻至中度，但在常规 CCTA 图像上可观察到可疑低密度灶，并且延迟扫描可观察到持续低密度，说明该处心肌已经严重受损。碘密度图更突出心肌对碘的摄取情况而不易受线束硬化伪影的影响，从而敏感性更高。光谱多参数融合图中利用碘密度图和常规图像生成的伪彩图对病灶的显示更有优势。余心肌区域未见明显异常，提示心肌代偿功能良好。

（李　军　马雪妍）

第三节　主　动　脉

一、低剂量主动脉 CTA 成像血管评估

（一）病例一

【病例摘要】

患者，男，62 岁，主动脉瘤腔内治疗术后 1 个月复查；身高 170cm，体重 74kg；余体格检查及实验室检查无特殊（图 5-3-1）。

【扫描方案】

扫描参数：患者行仰卧体位，扫描范围自胸廓入口至耻骨联合水平。采用常规主动脉 CTA 螺旋扫描模式，管电压为 120kVp，管电流为自动 mA 调制技术，准直器宽度 64×0.625mm，转速 0.5 秒 / 周，螺距 1.3，重建图像层厚 1.00mm，层间距 0.7mm。增强扫描监测主动脉弓，采用阈值触发的方式进行螺旋扫描。

扫描完成后，图像分别采用迭代算法重建常规 CT 图像，采用投影空间光谱重建生成全息光谱图像（spectral based image，SBI）。将 SBI 导入图像重建工作站进行分析，分别生成虚拟单能级图像、无水碘图、碘密度图、有效原子序数图、能量去骨血管成像等多参数图像。

对比剂注射方案：选用碘海醇（350mgI/mL）20mL，流速为 2mL/s，后以相同流速注射生理盐水 40mL。

【图例】

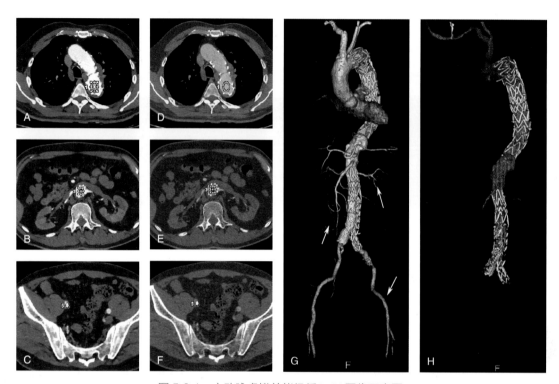

图 5-3-1　主动脉虚拟单能级低 keV 图像示意图

20mL 对比剂注射后主动脉成像。A~C. 分别为主动脉弓、腹主动脉肾动脉水平及髂外动脉中段虚拟单能级 45keV 轴位图像；G. 虚拟单能级 45keV 下主动脉容积再现（volume rendering，VR）图像，各血管 CT 值增高，且较均匀，平均为（520.2±24.5）Hu，管腔显影良好，边缘锐利，肠系膜上动脉、肾动脉及髂血管（白箭头）等分支动脉显影丰富，图像噪声（背部肌肉噪声）为（55.6±17.4）Hu；D~F、H. 为同一患者常规 120kVp 轴位及 VR 图像，各层面血管内对比剂充盈不佳，显影浅淡，CT 值显著降低，平均为（180.2±26.7）HU，图像噪声为（55.1±20.8）Hu，无法满足诊断需要。

【影像诊断】

胸腹主动脉瘤支架置入术后改变。

【病例小结】

主动脉夹层（aortic dissection，AD）是由于主动脉内膜撕裂后，腔内血液从内膜破裂口进入主动脉中膜，形成夹层血肿，并沿着主动脉壁向周围延伸剥离，造成真假两腔的严重心血管急危重症。主动脉夹层发病急、进展快、病死率高，易被误诊和漏诊，近年来备受关注。由于 CT 的普及性、快速采集、多种后处理方法、100% 的灵敏度及 98%~99% 的特异度，已广泛应用于临床，作为可疑 AD 患者及 AD 术后随访患者的首选检查手段。

以往所使用的常规 CT 所发射的 X 线为混合能量射线。由于常规混合能量 X 线的硬化伪影，同一种物质的 CT 值容易出现 CT 值的"漂移"现象。相较于常规混合能量 CT，双层探测器 CT 在一次扫描中既可以获得常规图像，也可以获得光谱图像，因此，对于血管强化差或长期化疗等原因引起外周静脉血管条件差的患者，可采用双层探测器 CT 低能级图像增加血管强化,提高图像质量,同时有利于降低对比剂的使用量及注射速率,减少外渗和对比剂肾病的风险,从而减少或避免重复扫描。另外,由于双层探测器 CT 采用反相关噪声抑制技术,可使图像的噪声在不同能级水平图像中均维持在较低的水平。在本病例中,双层探测器 CT 虚拟单能级 45keV 图像与常规 120kVp 图像噪声相当,且低单能级图像可显著增加主动脉亮度,提高图像质量,同时减少患者的对比剂用量及注射速率,降低不良反应的发生率。

（二）病例二

【病例摘要】

患者,男,44 岁,以"剧烈腹痛 10 天,加重伴腹胀 2 天"为主诉入院;余体格检查及实验室检查无特殊(图 5-3-2)。

【扫描方案】

扫描方案同上。

对比剂注射方案:选用碘海醇(350mgI/mL)30mL,流速为 3mL/s,后以相同流速注射生理盐水 40mL。

【图例】

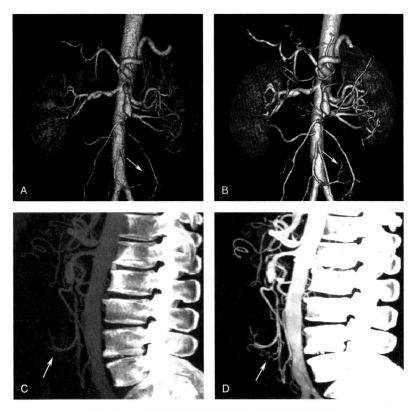

图 5-3-2   主动脉虚拟单能级低 keV 图像示意图

A、C. 为常规 CT VR 及 MIP 图像,可立体、直观显示血管走行及管腔狭窄情况,但远端分支显影浅淡,仅能分辨走行(白箭头);B、D. 为 55keV 虚拟单能级图像 VR 及 MIP 重建,可见肠系膜动脉远端分支(白箭头)显影良好,较常规 CT 图像(A、C)显示的结构更清晰。

【影像诊断】

肠系膜上动脉夹层伴壁间血肿。

【病例小结】

虚拟单能级图像较常规图像对病灶的显示更加清晰,40~50keV 的 MonoE 图像能改善细小血管分支的显示,尤其能显著提高腹腔干、胃周动脉、肠系膜动脉及肾动脉等细小动脉的显示,有利于外科术前血管的评估。在本病例中,55keV 虚拟单能级图像可提高肠系膜动脉远段细小血管分支的显示,提高病变可视化,清晰显示肠系膜分支受累范围。

(三)病例三

【病例摘要】

患者,女,75 岁,以"胸痛、背痛 7 小时,伴恶心、呕吐"为主诉入院;既往患冠心病 30 年,高血压 20 年,最高血压 220/110mmHg,规律口服"尼莫地平",收缩压可控制在 140~150mmHg 水平,余体格检查及实验室检查无特殊(图 5-3-3)。

【扫描方案】

扫描方案同上。

【图例】

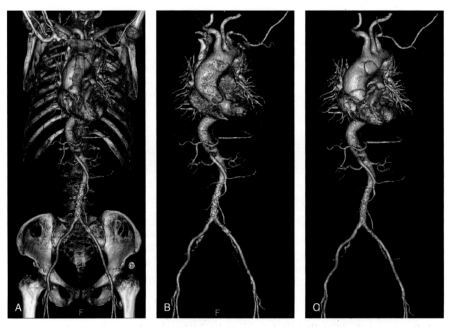

图 5-3-3　对比剂增强结构图示意图

A. 主动脉常规 VR 图像,因胸骨等骨骼结构的遮挡,影响病变的显示;B. 常规三维后处理软件示主动脉 VR 重建,因对骨骼和钙化的去除有时会误删除血管结构,故心脏及升主动脉管腔显示效果较差;C. 对比剂增强结构图,一键快速提取主动脉大血管及分支,并清除骨骼结构,升主动脉病变清晰显示。

【影像诊断】

主动脉夹层(Stanford A 型)。

【病例小结】

双层探测器 CT 的对比剂增强结构图软件(contrast-enhanced structures),针对碘增强结构生成,将所有软组织的体素与 70keV MonoE 图像保持一致,骨骼及钙化结构体素等同于 Hu 值 =-1 024(显示为黑色),可以更好地显示血管及管腔结构,清除骨骼和钙化结构,在物质解析的基础上实现能量去骨,比常规 CT 去骨更准确、更快捷。在本病例中,常规 VR 重建一键去骨,因误删部分血管结构,故主动脉大血管显示效果较差;而采用双侧探测器 CT 对比剂增强结构图重建后,可一键快速提取主动脉大血管及其分支,病变显示清晰,为疾病诊断提供了重要的参考。

二、主动脉粥样斑块的检出及成分分析

【病历摘要】

患者,男,82 岁,因胸痛、背痛 7 天,加重 2 小时入院行全程主动脉 CTA 检查;既往冠心病、高血压 30 年,血压 150/110mmHg;体格检查无特殊。实验室检查:总胆固醇 5.95mmol/L,甘油三酯 2.23mmol/L,低密度脂蛋白 4.29mmol/L(图 5-3-4)。

【扫描方案】

扫描方案同上。

对比剂注射方案:选用碘海醇(350mgI/mL)50mL,流速为 5mL/s,后以相同流速注射生理盐水 40mL。

【图例】

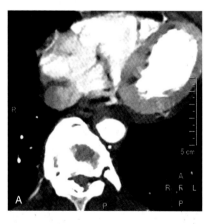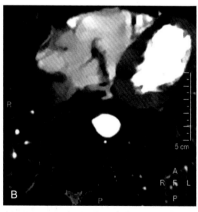

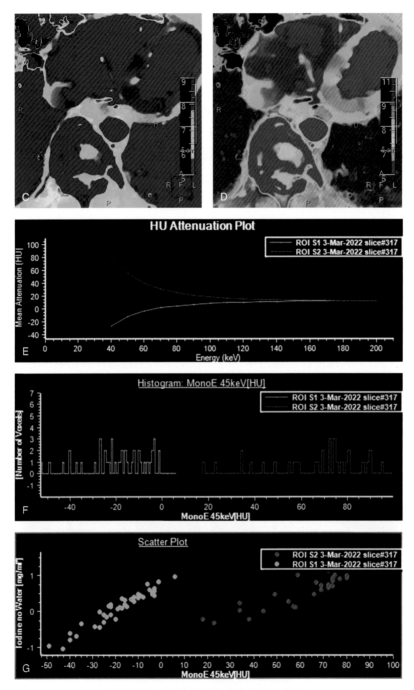

图 5-3-4 血管内斑块成分分析示意图

A. 55keV 虚拟单能级图像示主动脉管壁周围见低密度非钙化斑块,将感兴趣区置于低密度区,发现低密度区不同 ROI 物质分析不同;B. 碘密度图示紫色(箭头)ROI 平均摄碘值为 1.20mg/mL,蓝色(△)ROI 平均摄碘值为 0,提示该斑块无摄碘;C. 有效原子序数图示两个 ROI 有效原子序数不同,分别为 8.02 和 5.78;C、D.(融合图)显著提高低密度病灶不同成分的区别,提升病灶可视化;E~G. 分别为光谱曲线图、直方图及散点图,显示随着虚拟单能级水平的增加,蓝色 ROI 的 CT 值增大,曲线弓背向上,提示此斑块含脂质成分,紫色 ROI 曲线与纤维组织接近,提示为纤维成分。

【影像诊断】

主动脉多发粥样硬化斑块形成。

【病例小结】

非钙化斑块的某些特征(如坏死的脂质核心、小钙化点及"餐巾环"征)与不良心血管事件的发生有关。常规 CT 检查可以区分钙化斑块和非钙化斑块,但不能分析非钙化斑块的成分(如脂质斑块和纤维斑块),主要与常规 CT 空间分辨率不足和血管内对比剂干扰有关。而斑块的稳定性更多取决于斑块的组成而非斑块的大小。因此早期检测和处理脂质斑块对于预防和治疗不良心血管事件(动脉硬化血栓形成、血栓栓塞、闭塞)的发生具有重要意义。双层探测器 CT 对于脂质斑块的检出具有一定的特异性,其光谱曲线的走行与其他成分的斑块(如纤维、血栓等)光谱曲线走行显著不同。而且不同成分的斑块在不同单能级水平下射线吸收能力的不同,有助于显示斑块的形态和密度的差异。在本病例中,单能级 55keV 图像可见主动脉管壁周围低密度非钙化斑块,碘密度图显示蓝色 ROI 无摄碘,有效原子序数图显示该 ROI 有效原子序数减低影,更加直观地显示病变区域和正常组织的区域;同时,光谱曲线发现,随着单能量水平的增加,蓝色病灶曲线弓背向上,说明该病灶含脂质成分,而紫色 ROI 曲线与纤维组织接近,提示为纤维成分。光谱 CT 的虚拟单能级 55keV 图、碘密度图、有效原子序数图及光谱曲线图等多参数分析,可为斑块成分分析提供更多更丰富的影像学信息。

三、主动脉夹层支架术后评估

(一) 虚拟平扫

【病历摘要】

患者,男,52 岁,主动脉夹层支架置入术后 2 年余复查;身高 168cm,体重 72kg;余体格检查及实验室检查无特殊(图 5-3-5)。

【扫描方案】

扫描方案同上。

对比剂注射方案:选用碘海醇(350mgI/mL)43mL,流速为 4.3mL/s,后以相同流速注射生理盐水 40mL。

【图例】

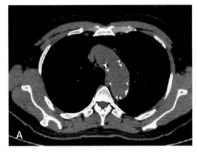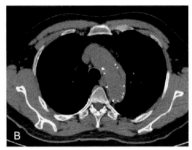

图 5-3-5 主动脉夹层支架置入术后虚拟平扫轴位图像示意图

A. 常规平扫图像,主动脉弓处见高密度金属支架影,其主动脉弓处 CT 值及 SD 值分别为 40.3Hu、13.7Hu。
B. 为动脉期扫描时应用 Raw Data 重建或经后处理 VNC［Hu］软件一键获得虚拟平扫图像,主动脉弓处支架形态清晰可见,其主动脉弓处 CT 值及 SD 值分别为 47.0Hu、12.8Hu;VNC 图像能保持常规平扫(TNC)图像 CT 值的稳定性,且具有较低的图像噪声。常规平扫单期 CT 剂量指数为 10.7mGy,虚拟平扫代替常规平扫后,辐射剂量可减低约 40%。

【影像诊断】

胸主动脉夹层支架置入术后改变。

【病例小结】

胸主动脉腔内修复术(thoracic endovascular aortic repair,TEVAR)是目前治疗 Standford B 型主动脉夹层的主要方法,而主动脉修复术后残余夹层或主动脉可能进一步扩张或进展,对于所有主动脉夹层患者,术后定期进行影像学随访以监测脏器功能及主动脉重塑情况是十分有必要的。影像学检查首选主动脉 CTA,随访频率推荐在出院前,术后 3、6、12 个月,以及之后每年进行影像学随访,特殊患者的随访频率应个体化。而多次 CTA 随访复查,辐射剂量较高,这势必给患者带来辐射安全隐患。

与常规平扫 CT 相比,光谱 CT 的虚拟平扫(virtual non contrast,VNC)图像不需要额外调整扫描参数和增加辐射剂量,在一次常规扫描后,利用空间 - 分解技术可重建出虚拟平扫图像,且 VNC 图像是基于原始数据进行抑碘,可消除基于重建图像进行抑碘的部分误差,获得与常规平扫相同的图像质量,从而减少患者接受的辐射剂量,值得临床推广使用。

(二)支架内再狭窄评估

【病历摘要】

患者,男,40 岁,主动脉瘤腔内治疗术后 1 年,DSA 示支架远端于右肾动脉开口处见破口,遂行假腔栓塞 + 右肾动脉支架置入术,术后 6 个月,现复查。身高 173cm,体重 76kg;余体格检查及实验室检查无特殊(图 5-3-6)。

【扫描方案】

扫描方案同上。

对比剂注射方案:选用碘海醇(350mgI/mL)45mL,流速为 4.5mL/s,后以相同流速注射生理盐水 40mL。

【图例】

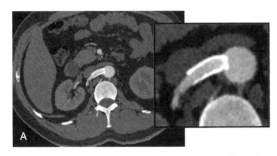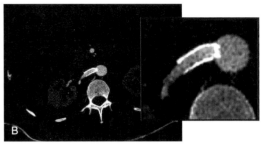

图 5-3-6 右肾动脉支架置入术后再狭窄

A. 为常规图像示支架内管腔通畅;B. 为无水碘图重建,支架形态及管腔结构显示清晰,并行碘定量测量,发现支架远端支架周围内壁见少许低密度影,测得碘定量值为 3.95mg/mL,正常管腔碘定量为 4.53mg/mL,低密度区碘密度值略低于正常处,提示支架内少许附壁血栓形成可能。超声证实:右肾动脉支架内血流速度减低。

【影像诊断】

右肾动脉起始部支架置入术后,支架内少许附壁血栓形成。

【病例小结】

主动脉弓部疾病因解剖结构的复杂性及腔内治疗支架释放时有效锚定区的精准性等要求,使得烟囱技术、开窗支架技术等应运而生,但术后随访对支架内管腔评估及内漏发生的评判尤为重要。CTA 是评价是否发生支架内再狭窄的首选手段,而金属支架在 CT 上产生硬化束伪影,影响观察和评估。

双层探测器 CT 不同 keV 单能量图像对支架的显示均高于常规 CT 图像,高能级图像的支架内管腔可视直径更大,对支架伪影的抑制效果更好,然而高能级图像管腔的 CT 值会降低,需要进一步结合多个单能量图像或找到最佳 keV 图像。双层探测器 CT 可以通过后处理重建无水碘图(iodine no water)图像,提高隐匿病灶及支架内管腔的显示。无水碘图是将水样组织被识别和抑制,其他组织保留,可增强对碘增强组织的可视化能力,并定量测量每个体素的碘浓度。在本病例中,通过无水碘图重建可发现支架内壁少许附壁血栓形成,并精准定量测量其碘基值,对于支架再狭窄的显示,具有明显的优势,可提高介入术后评估的准确性。

(三)术后内漏的评估

【病历摘要】

患者,男,47 岁,以"主动脉夹层支架术后复查,胸背部偶发疼痛"为主诉就诊。身高170cm,体重 74kg;余体格检查及实验室检查无特殊(图 5-3-7)。

【扫描方案】

扫描方案同上。

对比剂注射方案:选用碘海醇(350mgI/mL)42mL,流速为 4.2mL/s,后以相同流速注射生理盐水 40mL。

【图例】

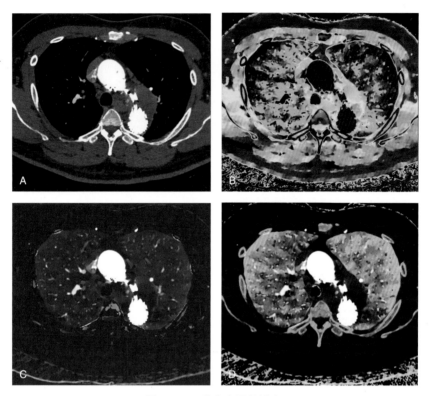

图 5-3-7 微小内漏的检出

A. 55keV 图像显示主动脉弓下支架外见一小片状对比剂外渗影；B. 有效原子序数图内漏部位伪彩图与周围组织间隙对比鲜明；C. 碘密度图测量病变区碘密度值为 4.06mg/mL,提示此处为对比剂外渗,微小内漏形成；D. 为碘密度图与有效原子序数融合图,增加病变区的可视化,降低误诊率,提升诊疗效率。

【影像诊断】

胸主动脉支架置入术后内漏形成。

【病例小结】

内漏是指支架置入术后假腔未被彻底隔绝,仍有血流流入假腔。内漏是主动脉夹层腔内修复术后(EVAR)后最常见的并发症。Stanford A 型主动脉夹层再次手术的主要原因之一就是吻合口瘘,内漏的发生率为 10%~44%,因此内漏是一种值得重视的并发症,对所有 AD 患者出院后定期进行影像学随访的主要目的即观察假腔血栓化及扩张程度、有无内漏、有无吻合口漏、有无新发夹层及破口等。常规 CT 因支架伪影、钙化、陈旧性出血或微小内漏(面积<50mm^2)等原因,易造成漏诊或误诊。

双层探测器 CT 的碘密度图可以将无碘摄入的体素调整显示为黑色,图像上显示的均为碘摄入的体素,这样突出显示含碘组织,具有量化碘增强和改善造影组织内碘可视化效果的潜力。在本病例中,碘密度图能够高亮显示内漏,鉴别内漏和钙化及陈旧性出血等成分；有效原子序数图伪彩能提高病灶的可视化,使内漏与正常支架内管腔及支架外假腔血栓形成鲜明对比。光谱CT碘密度图、有效原子序数图及有效原子序数融合图可以提高主动脉支架术后内漏的检出率,尤其是微小内漏的检出。

（四）假腔栓塞术后血管伪影去除

【病历摘要】

患者,男,40岁,主动脉瘤腔内治疗术后内漏形成,并行假腔栓塞术后3个月余复查;身高173cm,体重76kg;余体格检查及实验室检查无特殊(图5-3-8)。

【扫描方案】

扫描方案同上。

对比剂注射方案:选用碘海醇(350mgI/mL)45mL,流速为4.5mL/s,后以相同流速注射生理盐水40mL。

【图例】

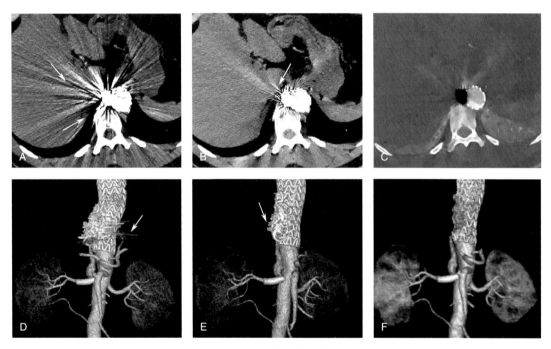

图5-3-8 假腔栓塞术后伪影去除

A、D. 为虚拟单能级55keV原始轴位及VR图像示假腔栓塞剂周围放射状金属伪影显著(白色箭头),相邻主动脉管腔通畅性无法评估;B、E. 为虚拟单能级55keV联合金属伪影减少算法(O-MAR技术)原始轴位及VR图像,示主动脉管腔周围放射状金属伪影明显减少,但仍有残余少量伪影存在(白色箭头),相邻主动脉管腔通畅性评估欠佳;C、F. 为(55keV+O-MAR)-(VNC+O-MAR)所得减影原始轴位图像及VR图像,很好地消除了金属伪影的影响,可以清晰判断相邻主动脉管腔的通畅性良好。

【影像诊断】

主动脉腔内支架置入术后并假腔栓塞术后改变。

【病例小结】

主动脉夹层腔内修复术后(EVAR)后内漏是最常见的并发症,内漏的发生率为

10%~44%,其中Ⅱ型内漏是EVAR术后最常见的内漏类型,其治疗原则为选择性栓塞与瘤腔相通的侧支动脉或栓塞残余瘤腔。对所有AD患者出院后定期进行影像学随访的主要目的就是观察假腔血栓化及扩张程度、有无内漏、有无吻合口漏、有无新发夹层及破口等。但因假腔的填充需大量的弹簧圈等具有明显金属伪影物质的栓塞,降低了后续随访CTA成像的图像质量及微小内漏的诊断。

能量CT利用高能级MonoE图像能够有效降低线束硬化伪影,提高含金属材料支架、植入物等的显示效果,但高keV水平的单能量图像只能减少主观阅读中的伪影,而不能显著减少客观评估中的伪影,同时减低了血管的对比度。随着去金属伪影技术(MAR)在骨科金属植入物中的应用,显示伪影去除功能表现良好,但效果有限。高keV图像联合MAR技术能够更有效地去除金属伪影,提高诊断效能。但是因部分材质等因素的影响,去除植入物伪影有一定限度,当存在较明显的金属伪影时,局部会出现不能复原周围组织的情况。双层探测器CT可利用虚拟平扫和虚拟单能级图像,两组图像叠加O-MAR技术后再进行减影技术,由于重建的光谱图像和原始图像在时空上完全一致,双层探测器CT的减影技术能有效地消除弹簧圈等造成的金属伪影,极大地提升周围血管的显示。在本病例中,对于主动脉假腔栓塞术后的患者,与单纯高能级单能量图像或O-MAR重建图像相比,减影技术的应用能更有效地减低金属伪影,补偿因光子饥饿伪影产生的图像缺失区,提高血管管腔的显示和评估,增加"盲区"诊断信心,从而为临床随访及制定相应的治疗方案提供依据。

(张永高　侯　平)

第四节　肺　动　脉

一、隐匿性肺栓塞的检出

(一)病例一

【病例摘要】

患者,女,54岁,发现肾功能异常1年余,静脉透析导管阻塞5个月余。实验室检查:D-二聚体0.33mg/L,N端脑利钠肽前体40 491.9pg/mL。

【扫描方案】

扫描参数:扫描范围从胸廓入口到肺底,采用常规胸部模式螺旋扫描,管电压为120kVp,自动管电流290mA,转速0.27秒/周,螺距1.26,重建图像层厚1.00mm,层间距0.7mm,增强扫描采用小剂量测试法,先采用10mL浓度350mgI/mL碘对比剂扫描,计算扫描时间,即(主动脉峰值时间－肺动脉峰值时间)÷2+肺动脉峰值时间,再注入30mL对比剂进行扫描,对比剂注射速率为4mL/s。图像采用迭代重建算法重建,光谱数据包自动重建。在工作站进行光谱参数图像分析,包括虚拟单能级图像、碘密度图、有效原子序数图及有效原子序数融合图(图 5-4-1)。

【图例】

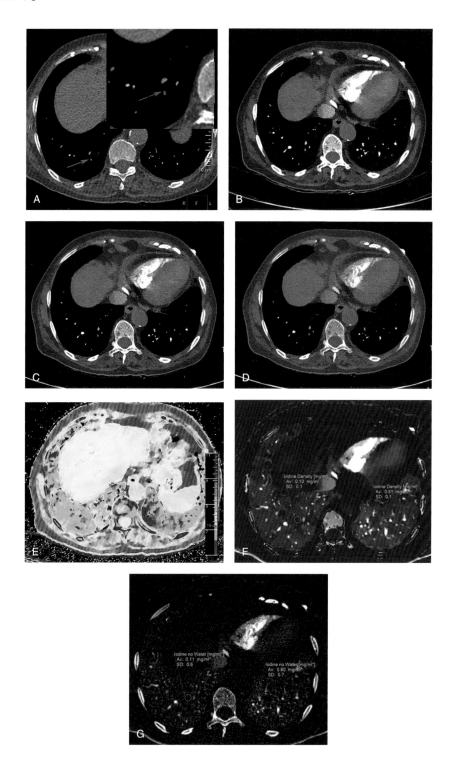

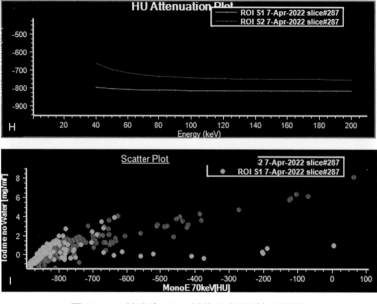

图 5-4-1　肺动脉 CTA 轴位及光谱后处理图像

A. 常规图像显示右肺下叶后基底段动脉分支管腔内低密度充盈缺损（蓝色箭头）；B~D. 低虚拟单能级 40keV、50keV、60keV 图像肺动脉 CT 值升高，噪声降低，肺段动脉分支内栓子显示更加清晰；E. 有效原子序数图栓塞部位肺组织伪彩图与周围肺组织对比鲜明；F、G. 无水碘图、碘密度图测量栓塞部位肺组织碘基值低于周围肺组织碘基值；H、I. 栓塞部位肺组织光谱衰减曲线走行趋势、光谱散点图分布与正常肺组织不同。

【影像诊断】

肺动脉栓塞（右肺下叶后基底段动脉分支）。

（二）病例二

【病例摘要】

患者，女，43 岁，间断咯血半天余。实验室检查：D- 二聚体 1.41mg/L，纤维蛋白原测定 4.6g/L。

【扫描方案】

扫描参数：扫描范围从胸廓入口到肺底，采用常规胸部模式螺旋扫描，管电压为 120kVp，自动管电流 290mA，转速 0.27 秒 / 周，螺距 1.26，重建图像层厚 1.00mm，层间距 0.7mm，增强扫描采用小剂量测试法，先采用 10mL 浓度 350mgI/mL 碘对比剂扫描，计算扫描时间，即（主动脉峰值时间 – 肺动脉峰值时间）÷2+ 肺动脉峰值时间，再注入 30mL 对比剂进行扫描，对比剂注射速率为 4mL/s。图像采用迭代重建算法重建，光谱数据包自动重建。在工作站进行光谱参数图像分析，包括虚拟单能级图像、碘密度图、有效原子序数图及有效原子序数融合图（图 5-4-2）。

【图例】

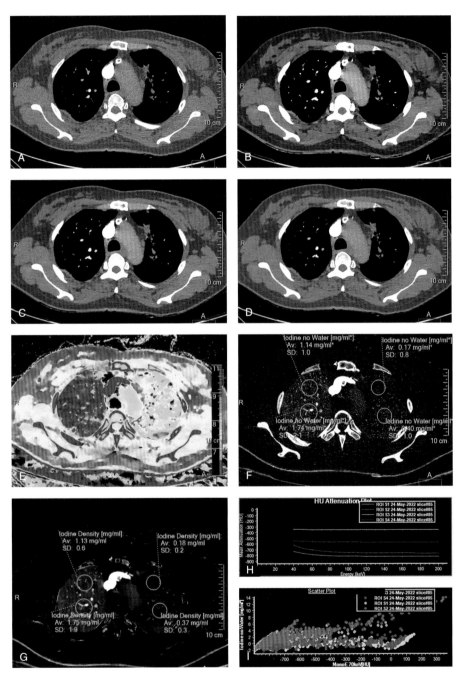

图 5-4-2 肺动脉 CTA 轴位及光谱后处理图像

A. 常规图像显示左肺上叶尖后段动脉分支管腔内低密度充盈缺损；B~D. 低虚拟单能级 40keV、50keV、60keV 图像肺动脉 CT 值升高，噪声降低，肺段动脉分支内栓子显示更加清晰；E. 有效原子序数图栓塞部位肺组织伪彩图与周围肺组织对比鲜明；F、G. 无水碘图、碘密度图测量栓塞部位肺组织碘基值低于周围肺组织碘基值；H、I. 栓塞部位肺组织光谱衰减曲线走行趋势、光谱散点图分布与正常肺组织不同。

【影像诊断】

肺动脉栓塞(左肺上叶尖后段动脉分支)。

【病例小结】

肺动脉栓塞是以不同种类的栓子阻塞肺动脉及其多发分支引起的一系列疾病和临床综合征,包括肺血栓栓塞症(pulmonary thromboembolism,PTE)、脂肪栓塞、羊水栓塞、空气栓塞等,其中 PTE 为肺栓塞的最常见类型。引起 PTE 的血栓主要来源于下肢的深静脉血栓形成(deep venous thrombosis,DVT)。

肺栓塞患者的主要症状为呼吸困难、胸痛、胸闷、咳嗽、咳血等,与肺部疾病的临床表现有重叠和相似性,误诊率和病死率高。在心血管疾病中,肺栓塞的发病率仅次于冠心病和高血压,居第三位。而病死率占全部疾病死亡原因的第三位,仅次于肿瘤和心肌梗死。溶栓治疗过程中栓子脱落的概率较高,可导致患者在几分钟内死亡。当栓塞后产生严重血供障碍时,肺组织可发生坏死,即肺梗死。

常规 CT 是利用解剖原始图像 CT 值的差异进行肺栓塞的诊断,工作量巨大,且容易漏诊小栓子;而光谱 CT,除了提供常规 CT 的所有参数以外,虚拟单能级图像可以提高栓子与肺动脉管腔的对比,更好地显示肺动脉内的栓子;除观察肺动脉血管以外,还可以通过碘密度图定量测定摄碘值,提示栓塞部位肺组织与正常肺组织间碘密度的差别;有效原子序数图伪彩显示提高病灶的可视化,使栓塞肺组织与正常肺组织形成鲜明对比。光谱 CT 的虚拟单能级、碘密度图和有效原子序数图可以提高肺动脉栓塞累及的肺组织范围和对应责任血管的检出率。

二、心、肺一体化评估

(一) 病例一

【病例摘要】

患者,女,30 岁,全身乏力伴四肢水肿、咳嗽,活动出现胸闷心慌。实验室检查:D- 二聚体 0.04mg/L,凝血酶原时间 18.10 秒,B 型钠尿肽前体 1 455pg/mL。

【扫描方案】

扫描参数:扫描范围从胸廓入口到肺底,采用常规胸部模式螺旋扫描,管电压为 120kVp,自动管电流 290mA,转速 0.27 秒 / 周,螺距 1.26,重建图像层厚 1.00mm,层间距 0.7mm,增强扫描采用小剂量测试法,先采用 10mL 浓度 350mgI/mL 碘对比剂扫描,计算扫描时间,即(主动脉峰值时间 – 肺动脉峰值时间)÷2+ 肺动脉峰值时间,再注入 30mL 对比剂进行扫描,对比剂注射速率为 4mL/s。图像采用迭代重建算法重建,光谱数据包自动重建。在工作站进行光谱参数图像分析,包括虚拟单能级图像、碘密度图、有效原子序数图及有效原子序数融合图(图 5-4-3)。

【图例】

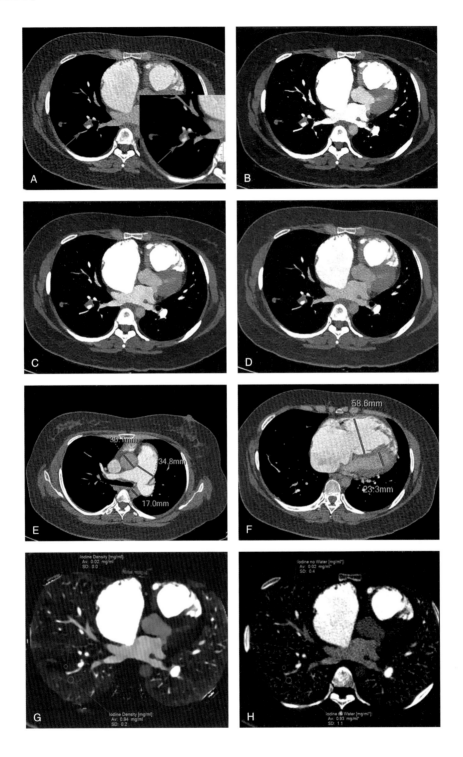

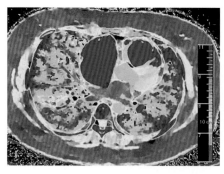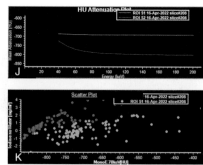

图 5-4-3　肺动脉 CTA 轴位及光谱后处理图像

A. 常规图像显示右肺下叶分支管腔内低密度充盈缺损(蓝色箭头); B~D. 低虚拟单能级 40keV、50keV、60keV 图像肺动脉 CT 值升高,噪声降低,肺段动脉分支内栓子显示更加清晰; E、F. 测量肺动脉主干直径约 35mm,同层面升主动脉直径约 30mm,右心室短轴最大横径约 58.6mm,左心室短轴最大横径约 23.3mm; G~I. 碘密度图、无水碘图测量栓塞部位肺组织碘基值低于周围肺组织碘基值,有效原子序数图栓塞部位肺组织伪彩图与周围肺组织对比鲜明; J、K. 栓塞部位肺组织光谱衰减曲线走行趋势、光谱散点图分布与正常肺组织不同。

【影像诊断】

肺动脉栓塞(右肺下叶动脉多个分支)。

【其他诊断】

肺动脉造影结果:肺动脉栓塞。

超声诊断结果:肺动脉高压(重度);右心增大,右心功能低下;肺动脉瓣及三尖瓣关闭不全。

(二)病例二

【病例摘要】

患者,男,68 岁,活动后胸闷 9 个月余,加重 2 天。实验室检查: D- 二聚体 14.85mg/L,B 型钠尿肽前体 1 682pg/mL,N 端脑利钠肽前体 8 404.77pg/mL。

【扫描方案】

扫描参数:扫描范围从胸廓入口到肺底,采用常规胸部模式螺旋扫描,管电压为 120kVp,自动管电流 290mA,转速 0.27 秒 / 周,螺距 1.26,重建图像层厚 1.00mm,层间距 0.7mm,增强扫描采用小剂量测试法,先采用 10mL 浓度 350mgI/mL 碘对比剂扫描,计算扫描时间,即(主动脉峰值时间 – 肺动脉峰值时间)÷2+ 肺动脉峰值时间,再注入 30mL 对比剂进行扫描,对比剂注射速率为 4mL/s。图像采用迭代重建算法重建,光谱数据包自动重建。在工作站进行光谱参数图像分析,包括虚拟单能级图像、碘密度图、有效原子序数图及有效原子序数融合图(图 5-4-4)。

【图例】

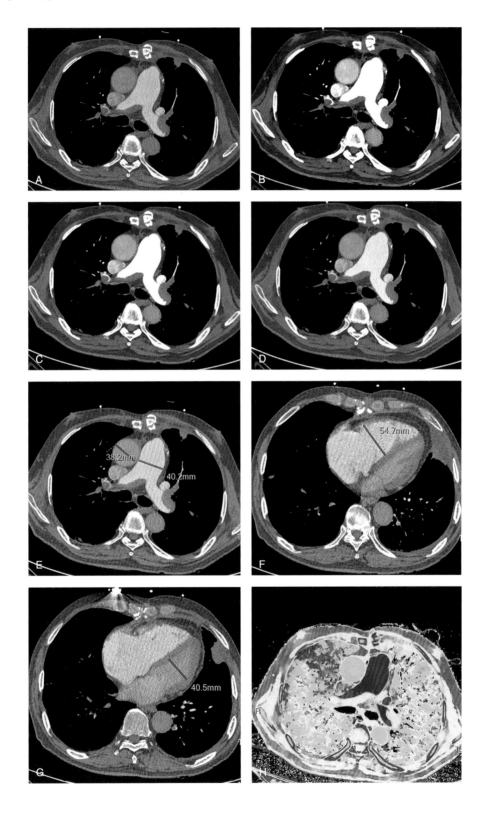

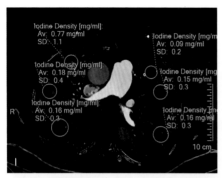
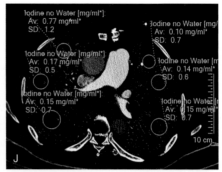

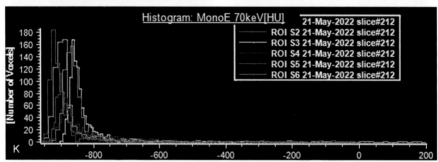

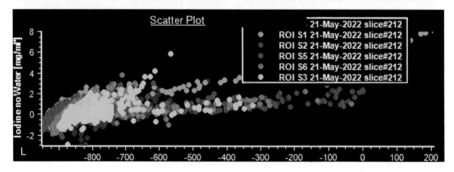

图 5-4-4 肺动脉 CTA 轴位及光谱后处理图像

A. 常规图像显示左右肺动脉主干管腔内偏心性低密度充盈缺损；B~D. 低虚拟单能级 40keV、50keV、60keV 图像肺动脉 CT 值升高，噪声降低，肺动脉内栓子显示更加清晰；E~G. 测量肺动脉主干直径约 40.2mm，同层面升主动脉直径约 38.2mm，右心室短轴最大横径约 54.7mm，左心室短轴最大横径约 40.5mm；H~J. 有效原子序数图栓塞部位肺组织伪彩图与周围肺组织对比鲜明，碘密度图、无水碘图测量栓塞部位肺组织碘基值低于周围肺组织碘基值；K、L. 栓塞部位肺组织光谱直方图、光谱散点图分布与正常肺组织不同。

【影像诊断】

肺动脉栓塞（双侧肺动脉多个分支）。

【其他诊断】

肺动脉造影结果：肺动脉栓塞。

超声诊断结果：肺动脉高压（中度）；三尖瓣关闭不全，二尖瓣轻度关闭不全；右心功能减低。

【病例小结】

肺动脉栓塞是栓子阻塞肺动脉及其多发分支引起的一系列疾病和临床综合征。血栓栓塞肺动脉后,血栓不溶、机化、肺血管重构致血管狭窄或闭塞,导致肺血管阻力(PVR)增加,右心室后负荷增加,肺动脉压力升高,最终可引起右心室肥厚和右心衰竭、左心室功能受损,心输出量降低。

CT肺动脉成像(CT pulmonary angiography,CTPA)不仅可以筛查肺栓塞,同时可显示右心室和右心房是否扩大、主肺动脉是否扩张,通过测量主肺动脉直径/主肺动脉与升主动脉直径比、右心室短轴最大横径/左心室短轴最大横径比、右心室短轴最大面积/左心室短轴最大面积比、计算肺动脉阻塞指数等进行心功能及预后的评估。

光谱CT除了提供常规CTPA的所有参数以外,虚拟单能级图像可以增大血管内对比剂的可视化,提高栓子与肺动脉管腔的对比,更好地显示肺动脉内的栓子,且可以减少额外对比剂的使用及多余的辐射剂量;除观察肺动脉血管以外,还可以通过碘密度图定量测定摄碘值,提示栓塞部位肺组织与正常肺组织间碘密度的差别,显示肺栓塞造成的远端肺组织损伤或灌注降低;有效原子序数图伪彩显示提高病灶的可视化,使栓塞肺组织与正常肺组织形成鲜明对比。光谱CT的虚拟单能级、碘密度图和有效原子序数图可以提高肺动脉栓塞累及的肺组织范围和对应责任血管的检出率,评估肺组织的血流灌注情况。

(张永高　梁晓雪)

【参考文献】

1. XU C, YI Y, HAN Y, et al. Incremental improvement of diagnostic performance of coronary CT angiography for the assessment of coronary stenosis in the presence of calcium using a dual-layer spectral detector CT: validation by invasive coronary angiography. Int J Cardiovasc Imaging, 2021, 37 (8): 2561-2572.

2. LIU P, LIN L, XU C, et al. Quantitative analysis of late iodine enhancement using dual-layer spectral detector computed tomography: comparison with magnetic resonance imaging. Quant Imaging Med Surg, 2022, 12 (1): 310-320.

3. MOCHIZUKI J, NAKAURA T, YOSHIDA N, et al. Spectral imaging with dual-layer spectral detector computed tomography for the detection of perfusion defects in acute coronary syndrome. Heart Vessels, 2022, 37 (7): 1115-1124.

4. ZHANG D, XIE Y, WANG Y, et al. Initial clinical experience of virtual monoenergetic imaging improves stent visualization in lower extremity run-Off CT angiography by dual-layer spectral detector CT. Acad Radiol, 2020, 27 (6): 825-832.

5. HICKETHIER T, BAEßLER B, KROEGER JR, et al. Monoenergetic reconstructions for imaging of coronary artery stents using spectral detector CT: In-vitro experience and comparison to conventional images. J Cardiovasc Comput Tomogr, 2017, 11 (1): 33-39.

6. MU D, BAI J, CHEN W, et al. Calcium scoring at coronary CT angiography using deep learning. Radiology, 2022, 302 (2): 309-316.

7. LIU P, LIN L, XU C, et al. Quantitative analysis of late iodine enhancement using dual-layer spectral detector computed tomography: comparison with magnetic resonance imaging. Quant Imaging Med Surg, 2022, 12 (1): 310-320.

8. MOCHIZUKI J, NAKAURA T, YOSHIDA N, et al. Spectral imaging with dual-layer spectral detector computed tomography for the detection of perfusion defects in acute coronary syndrome. Heart Vessels, 2022, 37 (7): 1115-1124.

9. 中国医师协会心血管外科分会大血管外科专业委员会. 主动脉夹层诊断与治疗规范中国专家共识. 中华胸心血管外科杂志, 2017, 33 (11): 641-654.

10. 刘珮君, 王怡宁, 金征宇. 光谱 CT 在心血管病诊断中的临床应用. 中华放射学杂志, 2020, 54 (6): 613-616.

11. MOTOYAMA S, ITO H, SARAI M, et al. Plaque characterization by coronary computed tomography angiography and the likelihood of acute coronary events in mid-term follow-up. J Am Coll Cardiol, 2015, 66 (4): 337-346.

12. HUR J, KIM YJ, LEE HJ, et al. Quantification and characterization of obstructive coronary plaques using 64-slice computed tomography: a comparision with intravascular ultrasound. J Comput Assist Tomogr, 2009, 33 (2): 186-192.

13. NAKAJIMA S, ITO H, MITSUHASHI T, et al. Clinical application of effective atomic number for classifying non-calcified coronary plaques by dual-energy computed tomography. Atherosclerosis, 2017, 261: 138-143.

14. ZHOU J, ZHOU Y, HU H, et al. Feasibility study of using virtual non-contrast images derived from dual-energy CT to replace true non-contrast images in patients diagnosed with papillary thyroid carcinoma. J Xray Sci Technol, 2021, 4 (5): 210884.

15. CHOI MH, LEE YJ, CHOI YJ, et al. Dual-energy CT of the liver: true noncontrast vs virtual noncontrast images derived from multiple phases for the diagnosis of fatty liver. Eur J Radiol, 2021, 140 (4): 109741.

16. VAN HAMERSVELT RW, DESSING TC, DE JONG PA, et al. Dual energy CT to reveal pseudo leakage of frozen elephant trunk. J Cardiovasc Comput Tomogr, 2017, 11 (3): 240-241.

17. 韩茂男, 赵纪春. 腹主动脉瘤腔内治疗随访期并发症及处理. 中国普外基础与临床杂志, 20121, 28 (11): 1409-1413.

18. YUAN X, MITSIS A, SEMPLE T, et al. False lumen intervention to promote remodelling and thrombosis-dthe FLIRT concept in aortic dissection. Catheter Cardiovasc Interv, 2018, 92 (4): 732-740.

19. SUBHAS N, PRIMAK AN, OBUCHOWSKI NA, et a1. Iterative metal artifact reduction: evaluation and optimization of technique. Skeletal Radiol, 2014, 43 (12): 1729-1735.

20. SHINOHARA Y, SAKAMOTO M, IWATA N, et a1. Usefulness of monochromatic imaging with metal artifact reduction software for computed tomography angiography after intra cranial aneurysm coil embolizatiou. Acta Radiol, 2014, 55 (8): 1015-1023.

21. MERA FERNÁNDEZ D, SANTOS ARMENTIA E, BUSTOS FIORE A, et al. The utility of dual energy CT for metal artifact reduction from intracranial clipping and coiling. Radiologia, 2018, 60 (4): 312-319.

22. CHAE HD, HONG SH, SHIN M, et al. Combined use of virtual monochromatic images and projection-based metal artifact reduction methods in evaluation of total knee arthroplasty. Eur Radiol, 2020, 30 (10): 5298-5307.

23. 中华放射学杂志双层探测器光谱 CT 临床应用协作组. 双层探测器光谱 CT 临床应用中国专家共识 (第一版). 中华放射学杂志, 2020, 54 (7): 635-643.

24. ZHENG HP, YANG M, JIA YX, et al. A novel subtraction method to reduce metal artifacts of cerebral aneurysm embolism coils. Clinical neuroradiology, 2022, 32 (3): 687-694.

25. 中华医学会呼吸病学分会肺栓塞与肺血管病学组, 中国医师协会呼吸医师分会肺栓塞与肺血管病工作委员会, 全国肺栓塞与肺血管病防治协作组. 肺血栓栓塞症诊治与预防指南. 中华医学杂志, 2018, 98 (14): 28.

26. 中华医学会心血管病学分会肺血管病学组. 急性肺栓塞诊断与治疗中国专家共识 (2015). 中华心血管病杂志, 2016, 44 (3): 197-211.

27. 罗春材, 李涛, 杨立. 双层探测器能谱 CT 的特点及临床应用. 中国医疗设备, 2021, 36 (7): 4.

28. SI-MOHAMED S, MOREAU-TRIBY C, TYLSKI P, et al. Head-to-head comparison of lung perfusion with dual-energy CT and SPECT-CT. Diagn Interv Imaging, 2020, 101 (5): 299-310.

29. 中华医学会呼吸病学分会肺栓塞与肺血管病学组, 中国医师协会呼吸医师分会肺栓塞与肺血管病工作委员会, 全国肺栓塞与肺血管病防治协作组, 等. 中国肺动脉高压诊断与治疗指南 (2021 版). 中华医学杂志, 2021, 101 (1): 11-51.

30. 张艳, 邬山, 何浩, 等. CT 肺动脉成像预测不同类型急性肺栓塞的右心功能情况及早期病死率. 中国 CT 和 MRI 杂志, 2022, 20 (5): 86-88.

31. ETESAMIFARD N, SHIRANI S, JENAB Y, et al. Role of clinical and pulmonary computed tomography angiographic parameters in the prediction of short-and long-term mortality in patients with pulmonary embolism. Int Emerg Med, 2016, 11 (3): 405-413.

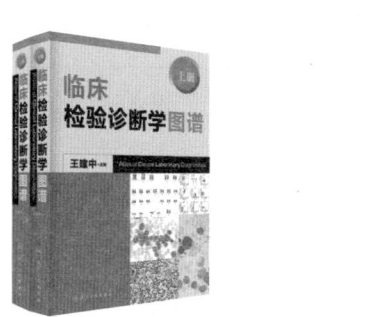
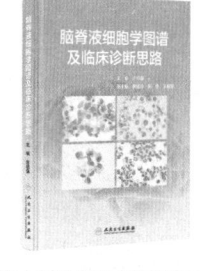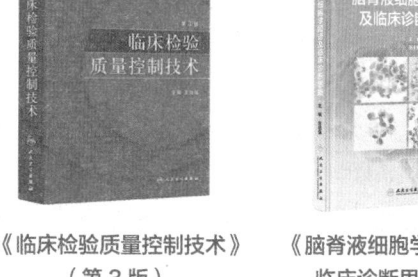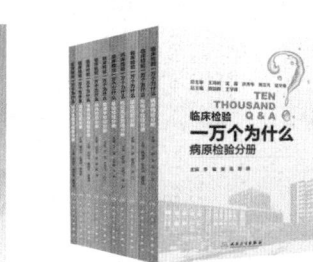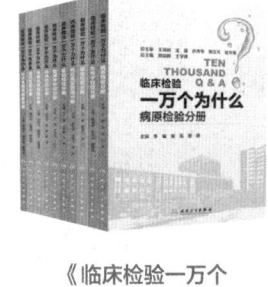
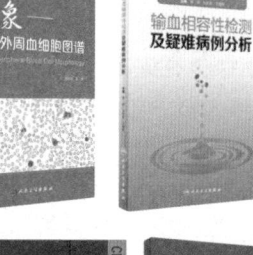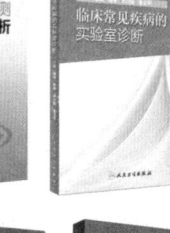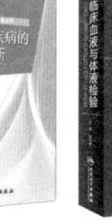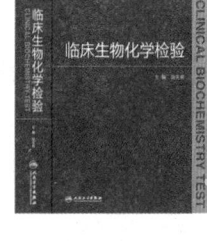
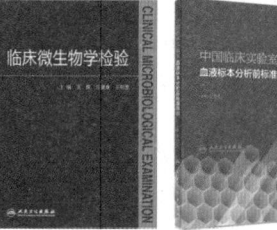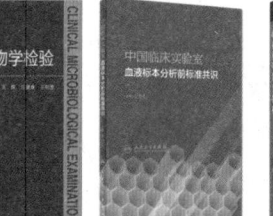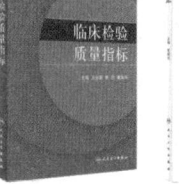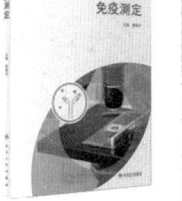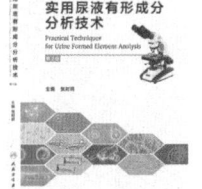
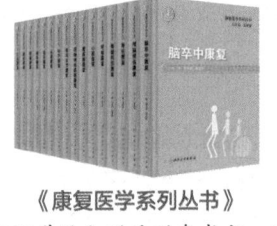
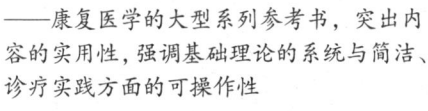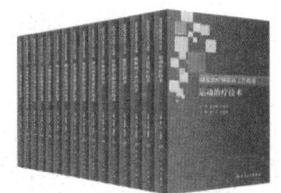
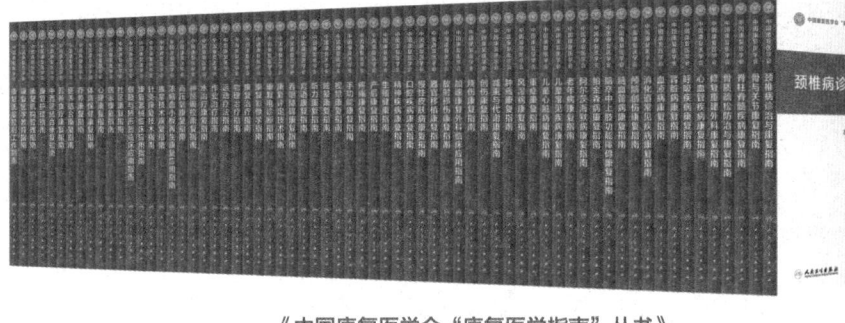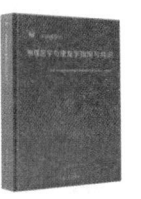
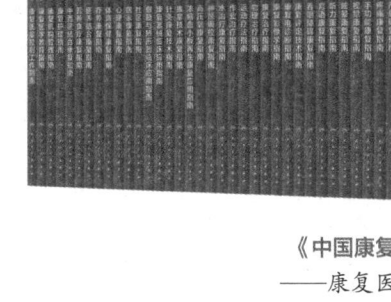
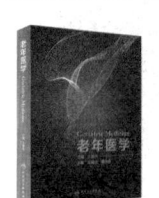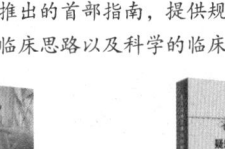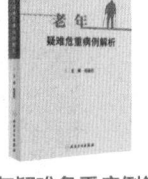

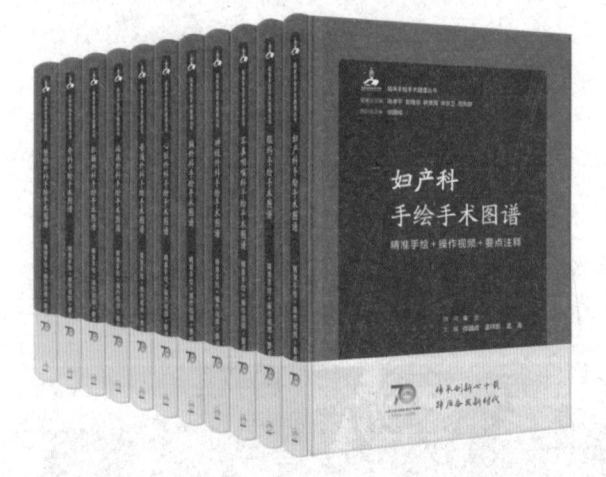
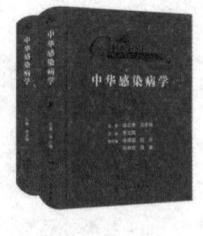
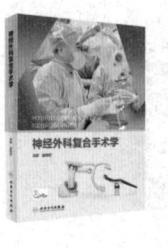
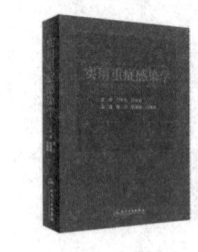
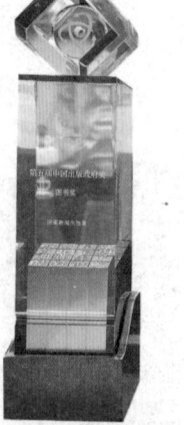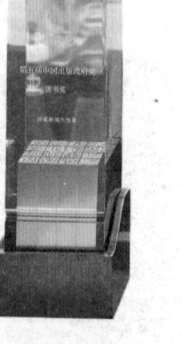
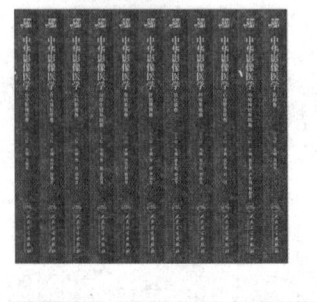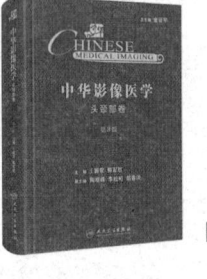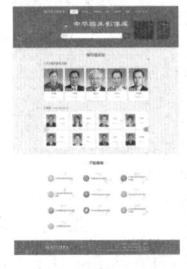

临床医生洞察人体疾病的"第三只眼"

——数百位"观千剑而识器"的影像专家帮你练就识破人体病理变化的火眼金睛

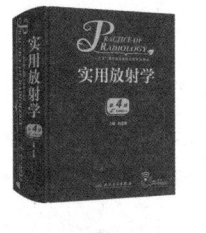 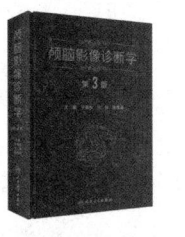 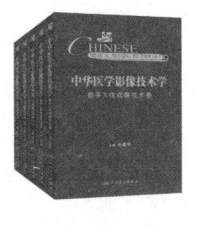 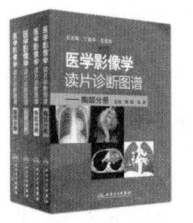

《实用放射学》
第 4 版　　《颅脑影像诊断学》
第 3 版　　《中华医学影像
技术学》　　《医学影像学读片诊断
图谱丛书》

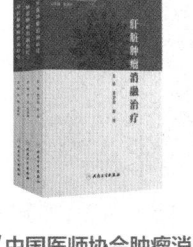 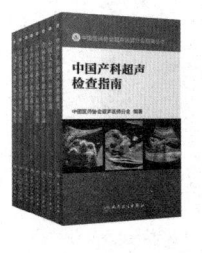 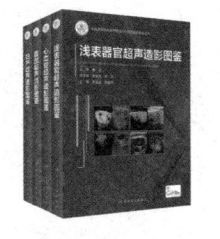 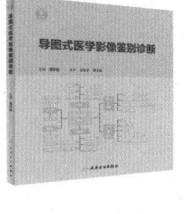

《中国医师协会肿瘤消
融治疗丛书》　　《中国医师协会超声医
师分会指南丛书》　　《中国医师协会超声造
影图鉴丛书》　　《导图式医学影像
鉴别诊断》

放射好书荟萃　　　　　超声好书荟萃

新书速递

书号	书名	定价	作者
34088	影像诊断思维（配增值）	139.00	居胜红，彭新桂
32207	实用肝胆疾病影像学	520.00	李宏军，陆普选
34439	医学影像解剖学（第 2 版 / 配增值）	89.00	胡春洪，王冬青
33451	同仁鼻咽喉影像学	138.00	鲜军舫，李书玲
32769	主动脉疾病影像诊断与随访	120.00	范占明
32771	腕和手运动损伤影像诊断（配增值）	128.00	白荣杰，殷玉明，袁慧书
33899	妇产经静脉超声造影图解（配增值）	229.00	罗红，杨帆
34787	介入超声用药速查手册	159.00	于杰，梁萍
33900	超声引导肌骨疾病及疼痛介入治疗（配增值）	129.00	卢漫
33055	实用产前超声诊断学（配增值）	208.00	吴青青
33079	胰腺疾病超声诊断与病例解析	198.00	陈志奎，林礼务，薛恩生

第三轮全国高等学校医学研究生"国家级"规划教材

购书请扫二维码

创新的学科体系，全新的编写思路

授之以渔，而不是授之以鱼　　　回顾历史，揭示其启示意义
述评结合，而不是述而不评　　　剖析现状，展现当前的困惑
启示创新，而不是展示创新　　　展望未来，预测其发展方向

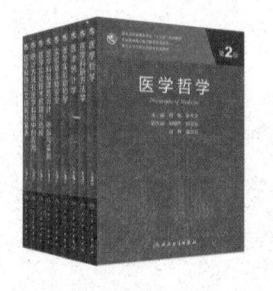 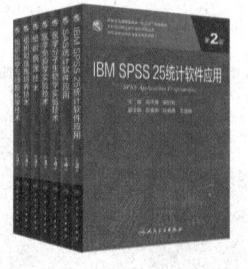 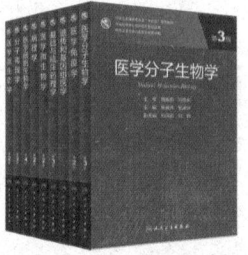

《科研公共学科》　　　　《实验技术与统计软件系列》　　　　《基础前沿与进展系列》

在研究生科研能力（科研的思维、科研的方法）的培养过程中起到探照灯、导航系统的作用，为学生的创新提供探索、挖掘的工具与技能，特别应注重学生进一步获取知识、挖掘知识、追索文献、提出问题、分析问题、解决问题能力的培养

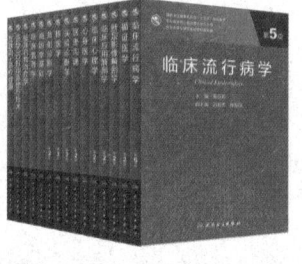 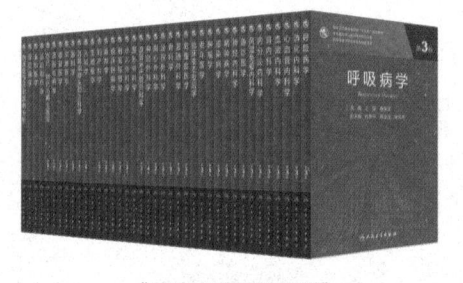

《临床基础与辅助学科系列》　　　　　　　《临床专业学科系列》

在临床型研究生临床技能、临床创新思维培养过程中发挥手电筒、导航系统的作用，注重学生基于临床实践提出问题、分析问题、解决问题能力的培养

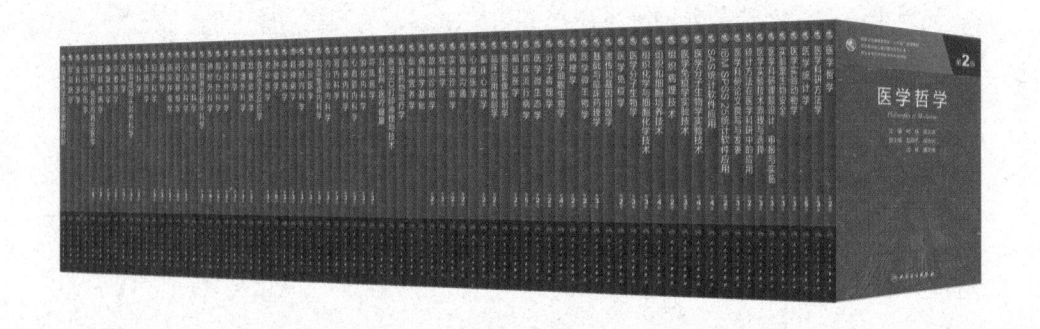

临床诊断的"金标准"

——国内病理学知名专家带你一起探寻疾病的"真相"

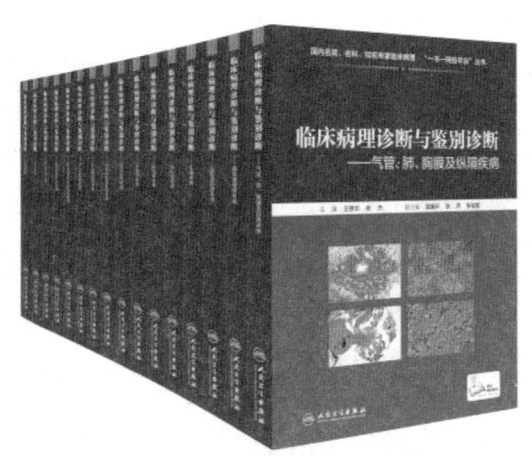

《临床病理诊断与鉴别诊断丛书》

——国内名院、名科、知名专家对临床病理诊断中能见到的几千种疾病
进行了全面、系统的总结,将给病理医师"震撼感"

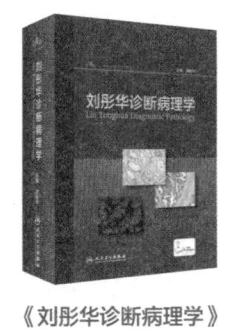

《刘彤华诊断病理学》
(第4版/配增值)

——病理科医师的案头书,二十年
打磨的经典品牌,修订后的第4版在
前一版的基础上吐陈纳新、纸数融合

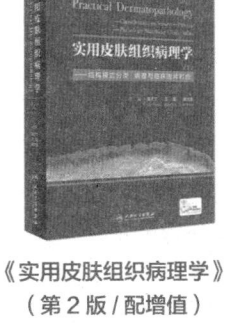

《实用皮肤组织病理学》
(第2版/配增值)

——5000余幅图片,近2000个二
维码,973种皮肤病有"图"(临
床图片)有"真相"(病理图片)

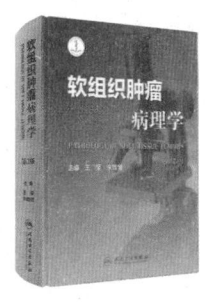

《软组织肿瘤病理学》(第2版)

——经过10年精心打磨,以4000
余幅精美图片为基础,系统阐述各
种软组织肿瘤的病理学改变

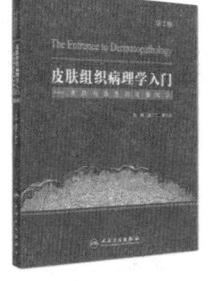

《皮肤组织病理学入门》(第2版)

——皮肤科医生的必备知识,皮肤
病理学入门之选

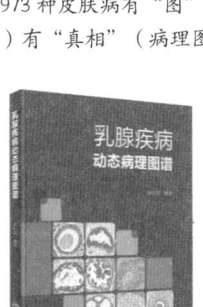

《乳腺疾病动态病理图谱》

——通过近千幅高清图片,系统展
现乳腺疾病病理的动态变化

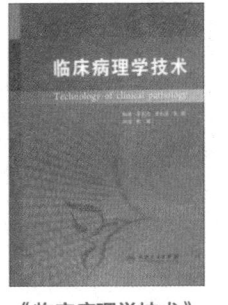

《临床病理学技术》

——以临床常用病理技术为单元,
系统介绍临床病理学的相关技术

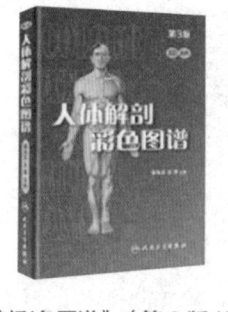
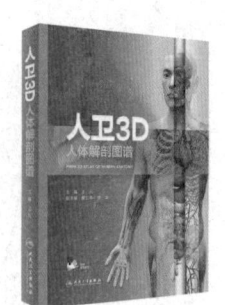
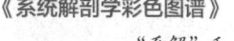

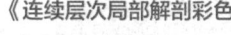
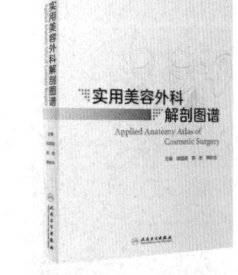
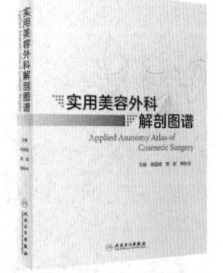
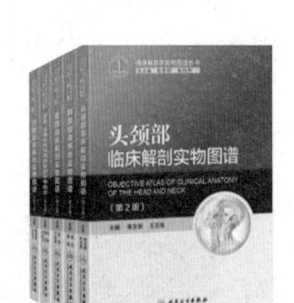

第六章

腹　部

第一节　肝脏、胆囊

一、隐匿性肝脏病灶的检出

（一）病例一

【病例摘要】

患者,男,67 岁,以"肝细胞肝癌介入术后 3 年复查"为主诉入院(图 6-1-1)。

【扫描方案】

扫描参数:采用光谱 CT 行上腹部增强 CT 扫描,扫描范围从膈顶部至双肾下极水平。管电压为 120kVp,管电流为自动 mA 技术,探测器宽度为 40mm,螺距为 1.0,转速 0.5 秒 / 周,扫描层厚和层间距均为 5mm。采用高压注射剂将 1mL/kg 的非离子型碘对比剂(碘海醇或碘佛醇 350mgI/mL)以 3mL/s 的流速注射的同时,监测腹主动脉触发扫描,触发阈值为 150Hu,达到阈值后 12 秒触发动脉期扫描,对比剂注射后 30 秒静脉期扫描。

扫描完成后,首先采用迭代重建算法重建常规 CT 图像,后用投影空间光谱重建生成全息光谱图像(spectral based image,SBI),重建的层厚和层间距均为 1mm。将 SBI 光谱图像导入图像重建工作站进行分析,分别生成虚拟单能级图像、碘密度图、无水碘图和有效原子序数图等多参数图像。

【图例】

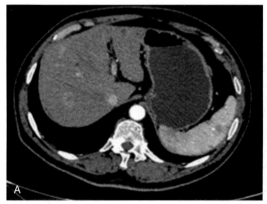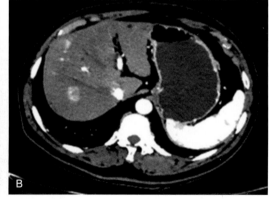

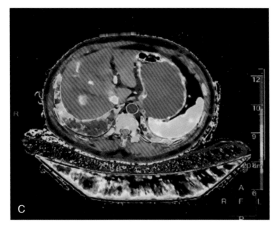
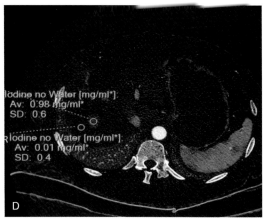
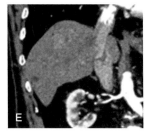
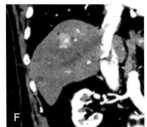
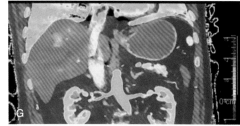

图 6-1-1 肝内富血供病灶多参数图像重建显示图

A.动脉期常规 CT 图,显示肝脏病灶欠佳;B、C. 40keV 虚拟单能级图、有效原子序数图,显示肝脏病灶与周围肝实质的对比度高,且显著优于常规 CT 图像;D. 无水碘图,显示病灶的碘浓度(0.98mg/mL)明显高于周围肝实质的碘浓度(0.01mg/mL);E~G.动脉期冠状位常规 CT 图、40keV 单能级图及有效原子序数图,常规 CT 图像病灶显示能力明显低于图 F 和图 G。

【影像诊断】

肝细胞肝癌复发。

【病例小结】

原发性肝癌(主要是肝细胞肝癌,以下简称肝癌)是目前我国第四位常见恶性肿瘤及第二位肿瘤致死病因,严重威胁我国人民的生命和健康。一般来说,肝癌的典型 CT 影像学特征如"快进快出",使其在临床上诊断较为明确,但是当肝癌动脉期强化不显著、对比度不够明显等影像学特征表现不典型时,容易导致其漏诊或误诊。相较于常规混合能量 CT,光谱 CT 通过调低能量水平(如 40keV),可以增加病灶的碘汇聚能力,增大病灶与周围正常肝组织的对比度,更有助于显示病灶的边界、大小、形态;通过采用有效原子序数图伪彩显示提高病灶的可视化效果,使病灶与正常组织形成鲜明对比;采用无水碘图通过定量分析病灶的碘浓度判断血供情况。因此,虚拟单能级 40keV、碘密度图和有效原子序数图的联合分析可以精准地发现病灶的早期微小变化,提高隐匿性肝脏病灶检出率。

(二)病例二

【病例摘要】

患者,男,68 岁,以"大便习惯改变 5 个月余"为主诉入院(图 6-1-2)。

【扫描方案】

扫描方案同上。

【图例】

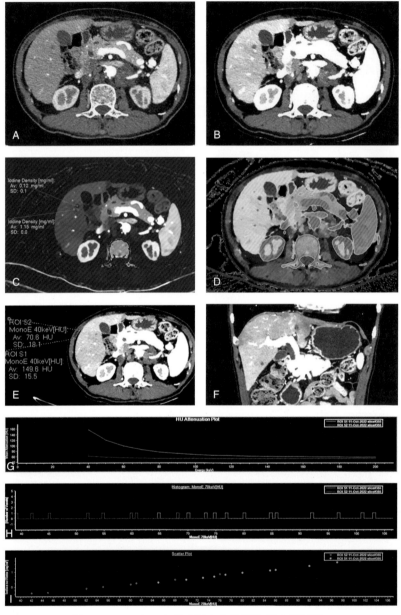

图 6-1-2　肝内乏血供病灶多参数图像重建显示图

A. 动脉期常规 CT 图显示肝内低密度病灶欠佳; B. 40keV 单能级图显示肝脏内低密度病灶与周围肝实质的对比度显著; C. 无水碘图显示病灶的碘浓度(0.12mg/mL)明显低于周围肝实质的碘浓度(1.15mg/mL); D. 有效原子序数融合图显示病灶与正常肝组织伪彩图对比鲜明,病灶显示清楚; E. 单能级 40keV 图像显示病灶 S2 的 CT 值为 70.6Hu,周围正常肝实质 S1 的 CT 值为 149.6Hu; F. 动脉期冠状位 40keV 虚拟单能级图显示病灶清晰,对比度佳; G~I.S1 和 S2 光谱功能图,光谱衰减曲线显示 ROI S1 和 S2 二者曲线走行及斜率差异显著,光谱直方图和光谱散点图显示二者 CT 密度和碘含量基本无重叠。

【影像诊断】

直肠癌肝转移。

【病例小结】

通过采用光谱 CT 虚拟单能级 40keV 图像可以显著提高肝内低密度病灶的对比度，提高病灶的边界、大小、形态的显示能力；有效原子序数图伪彩显示提高病灶的可视化效果，使病灶与正常组织间的对比更加明显；无水碘图通过量化病灶内的碘摄取量判断其血供情况，结合光谱衰减曲线可直观显示物质的差异。多参数的联合应用有助于实现肝脏乏血供病灶的检测，为肝转移的早期发现提供帮助。

二、肝门区病灶的评估

（一）病例一

【病例摘要】

患者，男，63 岁，以"上腹部不适、黄疸 6 天"为主诉入院（图 6-1-3）。

【扫描方案】

扫描方案同上。

【图例】

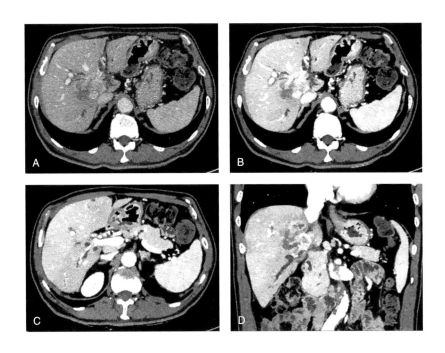

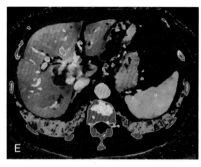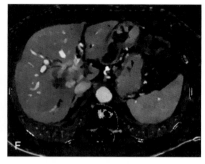

图 6-1-3　肝门部肿块型胆管癌多参数图像重建显示图

A. 常规 CT 图病灶边界显示不清,对比欠佳,无法准确评估;B. 单能级 50keV 图病灶强化明显,边界清晰,与周围正常肝组织对比明显;C. 单能级 50keV 图清晰显示门脉右支狭窄变细;D. 单能级 50keV 图显示肝内胆管明显扩张;E. 有效原子序数融合图显示病灶边界清晰;F. 碘密度图显示病灶与周围肝实质对比度佳。

【影像诊断】

肝门部胆管癌侵犯邻近肝实质。

【病例小结】

肝门部胆管癌发病率占肝外胆道系统恶性肿瘤的 58%~75%,且由于多种原因致该疾病的发病率在近年呈逐渐上升趋势。肝门部胆管癌患者在早期无典型临床表现,确诊时大部分已错失最佳手术治疗时机,严重影响患者远期预后效果,由此可见,早期明确诊断并及时采取手术切除治疗是改善肝门部胆管癌患者预后的关键措施。手术切除治疗为目前临床上治疗肝门部胆管癌的首选有效手段,但由于肝门部胆管癌的发病位置比较特殊,完全切除的难度系数在不断加大,故术前明确诊断肿瘤及其周围情况,可为后续手术提供较高的治疗条件,更有利于改善患者预后。虚拟单能级图像在不同能量水平具有不同特征,低能量图像可增加组织的对比度,较常规图像对病灶的显示更加清晰,在本病例中,光谱 CT 虚拟单能级 55keV 图像提高了肿瘤的对比度,更好地显示肿瘤的边界,还能更好地显示肿瘤血管,明确肿瘤与周围血管的关系。有效原子序数伪彩图和碘密度图显示提高病灶的可视化,使病灶与周围正常组织形成鲜明对比。

(二) 病例二

【病例摘要】

患者,男,72 岁,以"上腹部不适、黄疸 6 天为主诉入院"(图 6-1-4)。

【扫描方案】

扫描方案同上。

【图例】

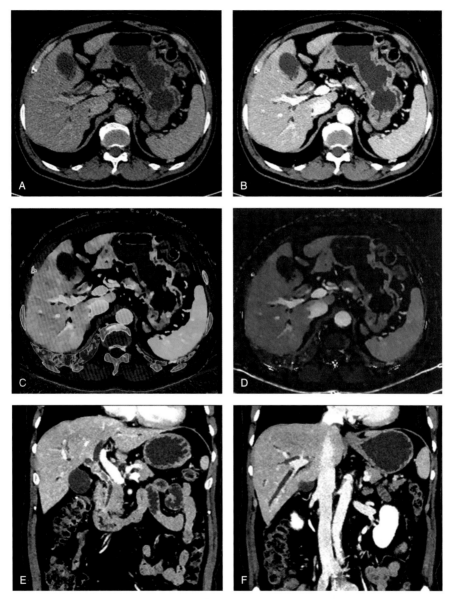

图 6-1-4　肝门部管壁增厚型胆管癌多参数图像重建显示图

A. 常规 CT 图病灶边界显示不清,对比欠佳,无法准确评估;B. 虚拟单能级 50keV 图显示肝门部胆管壁增厚,与周围正常肝组织对比明显;C. 有效原子序数融合图显示病灶边界清晰;D. 碘密度图显示病灶摄碘显著;E. 冠状位虚拟单能级 50keV 图显示胆管壁增厚;F. 冠状位虚拟单能级 50keV 图显示肝内胆管明显扩张。

【影像诊断】

肝门部胆管癌。

【病例小结】

虚拟单能级图像较常规图像对病灶的显示更加清晰,在本病例中,50keV 虚拟单能级图像明显显示肝门部胆管壁增厚,肝内胆管明显扩张。碘密度图及有效原子序数融合图清晰显示病变的大小、边界、范围,提高病变的可视化,清晰显示病变与周围组织及血管的关系,病变未侵及周围组织。

三、转移性肝癌与肝囊肿和肝血管瘤鉴别诊断

（一）病例一

【病例摘要】

患者 1:男,65 岁,以"结肠癌术后 8 年余,发现肝转移 3 个月余"为主诉入院(图 6-1-5 A1~F1、G1~G3)。

患者 2:男,42 岁,以"间断腹痛半年,再发 1 周"为主诉入院(图 6-1-5 A2~F2、H1~H3)。

患者 3:女,66 岁,以"确诊肺腺癌多发骨转移 3 年半余"为主诉入院(图 6-1-5 A3~F3、I1~I3)。

【扫描方案】

扫描方案同上。

【图例】

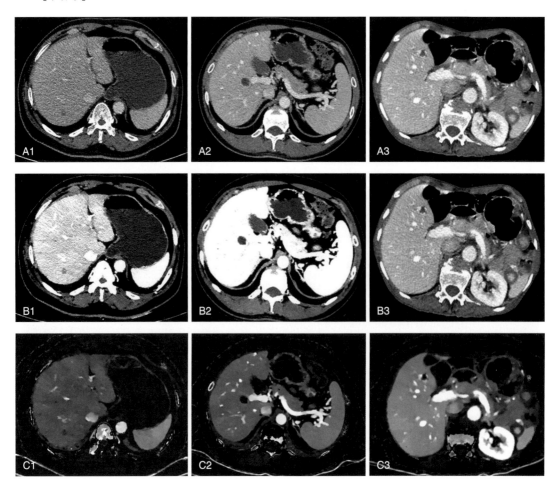

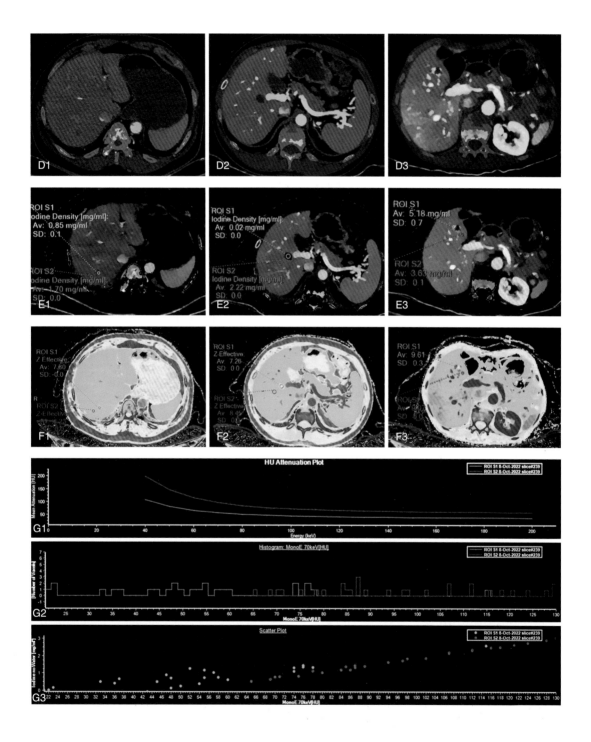

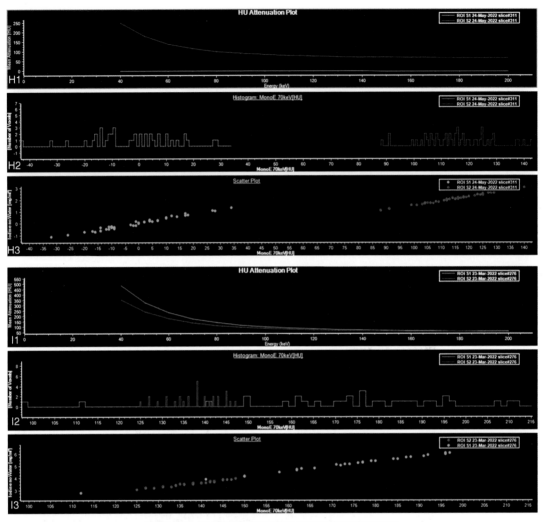

图 6-1-5　肝转移鉴别诊断多参数图像重建显示图

A1.患者 1 常规 CT 图肝转移病灶边界显示不清,与周围正常肝组织对比度欠佳,不易准确评估,容易漏诊; A2.患者 2 常规 CT 图显示肝囊肿; A3.患者 3 常规 CT 图显示肝血管瘤; B1.患者 1 虚拟单能级 40keV 图增加肝转移病灶与周围组织的对比,病灶显示清晰; B2.患者 2 虚拟单能级 40keV 图明显显示肝转移病灶; B3.患者 3 虚拟单能级 60keV 图显示肝血管瘤病灶; C1.患者 1 碘密度图显示肝转移病灶; C2.患者 2 碘密度图显示肝囊肿病灶; C3.患者 3 碘密度图显示肝血管瘤; D1.患者 1 有效原子序数融合图显示肝转移灶清晰; D2.患者 2 有效原子序数融合图显示肝囊肿对比度佳; D3.患者 3 碘密度图与 40keV 融合图显示肝血管瘤对比度佳; E1.患者 1 碘密度图显示肝转移病灶碘浓度为 0.85mg/mL,周围肝实质的碘浓度为 1.70mg/mL; E2.患者 2 碘密度图显示肝囊肿病灶碘浓度为 0.02mg/mL,周围肝实质的碘浓度为 2.22mg/mL; E3.患者 3 碘密度图显示肝血管瘤病灶碘浓度为 5.18mg/mL,周围肝实质的碘浓度为 3.63mg/mL; F1.患者 1 有效原子序数图显示肝转移的值为 7.8,周围肝实质的值为 8.23; F2.患者 2 有效原子序数图显示肝囊肿的值为 7.26,周围肝实质的值为 8.45; F3.患者 3 有效原子序数图显示肝血管瘤的值为 9.61,周围肝实质的值为 9.07; G1~G3.患者 1 肝转移 S1 与周围肝实质 S2 的光谱衰减曲线图、光谱直方图及光谱散点图,显示两者之间的分布差异; H1~H3.患者 2 肝囊肿 S1 与周围肝实质 S2 的光谱衰减曲线图、光谱直方图及光谱散点图,显示两者之间的分布差异; I1~I3.患者 3 肝血管瘤 S1 及周围肝实质 S2 的光谱衰减曲线图、光谱直方图及光谱散点图,显示两者之间的分布差异。

【影像诊断】

患者 1：肺癌肝转移。

患者 2：肝囊肿。

患者 3：肝血管瘤。

【病例小结】

CT 为肝转移的主要检查方法，具有无创、扫描速度快、分辨率高等优点，其多平面重建技术可以从冠矢状位对病变进行观察、分析。但常规 CT 诊断主要基于病灶本身形态学特征，如边界、大小、强化程度等，对于微小或影像特征不典型的肝脏转移灶，常规影像学检查存在一定的局限性，不易与一些肝脏局限性病灶鉴别，例如常规 CT 的容积效应导致肝脏病灶是否强化难以判别，或环形强化的小肝转移灶与边缘强化的小肝血管瘤 CT 影像学特征容易混淆。因此，即便是经验丰富的影像科医生，在面对这些不典型的病灶时，也常常难以准确诊断。光谱 CT 可以提供多种定量指标，例如克服常规混合能量 CT 容积效应的虚拟单能级 CT 和能提供准确病灶摄碘量的碘密度图等，将有利于提高肝转移灶的检出率。肝转移灶多为乏血供肿瘤，低能量 keV 成像可以加大肿瘤与周围正常肝组织的对比，突出显示低血供的肝转移病灶。碘密度图及相关的融合图更能清楚地区分含碘量高的正常肝脏组织和含碘量低的肝转移瘤，判断肿瘤内是否有血供。应用虚拟单能级 keV 图像、碘密度图、有效原子序数图和光谱功能图可以更好地鉴别肝转移瘤、肝囊肿及肝血管瘤。

（二）病例二

【病例摘要】

患者，男，67 岁，以“间断咯血 5 天余”为主诉入院（图 6-1-6）。

【扫描方案】

扫描方案同上。

【图例】

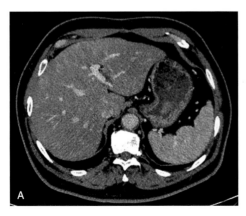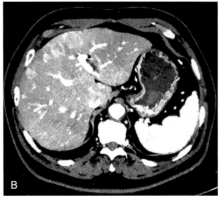

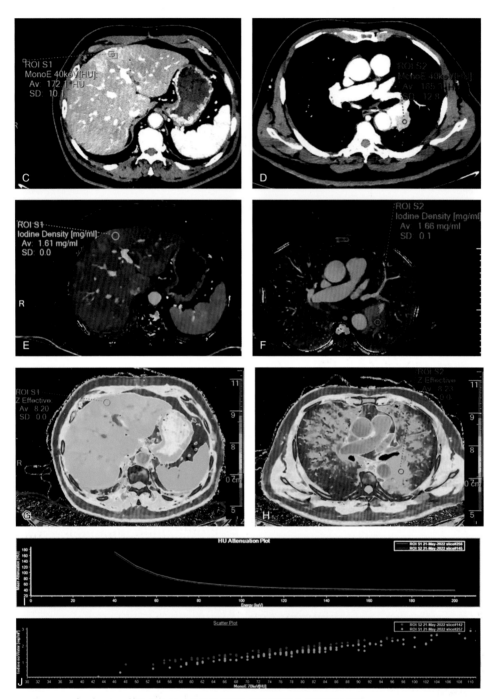

图 6-1-6　肺癌肝转移多参数图像重建显示图

A. 常规 CT 图肝内病灶显示不清,无法明确诊断;B. 虚拟单能级 40keV 图病灶强化明显,边界清晰,不易漏诊;C. 虚拟单能级 40keV 图测量肝内病灶 S1 的 CT 值为 172.1Hu;D. 虚拟单能级 40keV 图显示肺癌病灶 S2 的 CT 值为 165.3Hu;E. 碘密度图测量肝内病灶 S1 的碘浓度为 1.61mg/mL;F. 碘密度图测量肺癌 S2 的碘浓度为 1.66mg/mL;G. 有效原子序数图显示肝内病灶 S1 的值为 8.20;H. 有效原子序数图显示肺癌 S2 的值为 8.23;I. 光谱衰减曲线显示 S1 和 S2 的二者曲线走行及斜率一致,提示肝内病灶为肺癌转移;J. 光谱直方图显示二者的碘含量基本重叠。

【影像诊断】

肺癌肝转移。

【病例小结】

光谱衰减曲线是反应不同病变和人体组织特征性的曲线,表示从 40keV 到 200keV 时病灶的 CT 值,反映了该物质的能量吸收衰减特性,可应用于肿瘤来源的鉴别、良恶性肿瘤的鉴别、恶性肿瘤的分级等方面。光谱衰减曲线值及斜率的不同则提示组织来源成分不同。在本病例中,肺癌与肝内病灶光谱图像中能量衰减曲线走行基本一致,二者的曲线斜率基本相同,提示肝内的病灶为转移灶,原发灶和转移灶同源,且二者的碘浓度及有效原子序数相差不大,为肝内病灶的良恶性判断提供新的判定方法。

四、肝脏肿瘤手术后疗效评估

(一) 病例一

【病例摘要】

患者,男,46 岁,以"肝占位术后 1 年"为主诉入院(图 6-1-7)。

【扫描方案】

扫描方案同上。

【图例】

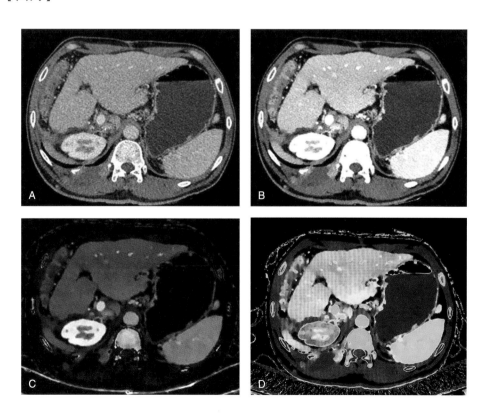

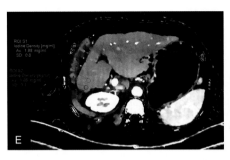
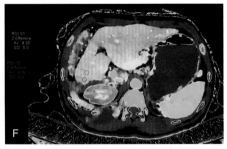

图 6-1-7 肝脏占位术后患者多参数图像重建显示图

A. 常规 CT 图像显示肝脏对比度欠佳；B. 虚拟单能级 50keV 图像显示肝脏术后区域与肝实质边缘对比度良好；C. 碘密度图显示肝脏术后区域为低密度，提示未见摄碘；D. 有效原子序数图显示术后区域与肝实质差异不大；E. 碘密度图显示肝切除边缘和邻近肝组织碘浓度差别不大，提示未见异常血供；F. 有效原子序数融合图显示肝切除边缘和邻近肝组织的值差别不大，提示未见异常血供。

【影像诊断】

肝恶性肿瘤术后复查，未见复发及转移征象。

【病例小结】

光谱 CT 虚拟单能级图像可明显显示肝占位切除术后边缘有无复发及转移，在本病例中，虚拟单能级图像未见肝占位术后有明显病灶，碘密度图测量术区切缘碘含量与周围正常肝组织接近，未见明显血供，后续治疗亦未见明显复发与转移。

（二）病例二

【病例摘要】

患者，女，55 岁，以小肠间质瘤肝转移术后 1 年为主诉入院（图 6-1-8）。

【扫描方案】

扫描方案同上。

【图例】

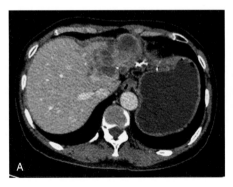
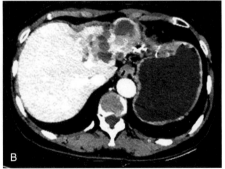

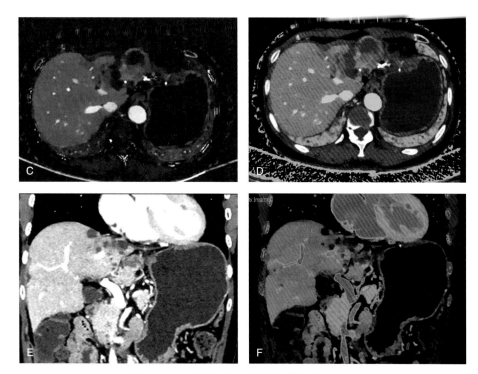

图 6-1-8 肝转移术后多参数图像重建显示图

A. 常规 CT 图显示肝内多发低密度灶,边缘模糊;B. 虚拟单能级 40keV 图像较常规 CT 显示
病灶边界更加清晰;C. 碘密度图显示部分病灶内摄碘,提示病灶有血供;D. 有效原子序数融
合图显示病灶的密度与周围肝脏背景差异明显;E. 冠状位 50keV 图像清晰显示病灶的分布
范围;F. 冠状位 40keV 虚拟单能级图像和碘密度图融合图,显示病灶是否摄碘及分布边界。

【影像诊断】

小肠间质瘤肝转移术后复查。

【病例小结】

光谱 CT 虚拟单能级图像可以更好地显示肝转移术后有无复发与转移,在本病例中肝
左叶呈术后改变,术区可见高密度缝线影,肝内可见多发类圆形低密度影,40keV 虚拟单能
级图像可清晰显示肝内的低密度病灶,增加组织对比度及病灶可视化。碘密度图亦显示病
灶与周围正常肝组织的碘含量不同,有效原子序数图伪彩显示提高病灶的可视化效果,使病
灶与正常组织间的对比更加明显。

五、肝癌化疗栓塞后肿瘤反应的评估

(一)病例一

【病例摘要】

患者,男,55 岁,以"肝细胞肝癌(HCC)肝动脉插管化疗栓塞术(TACE)术后 2 周"为主
诉入院(图 6-1-9)。

【扫描方案】

扫描方案同上。

【图例】

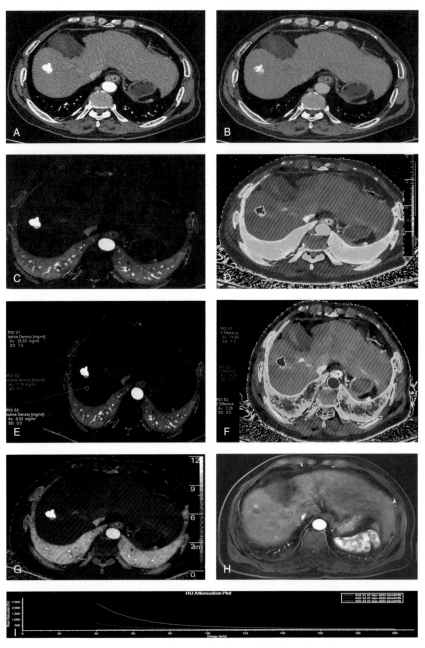

图 6-1-9　HCC TACE 术后多参数图像重建显示图

A. 常规 CT 图像显示肝右叶碘油沉积区；B. 单能级 120keV 图像显示原碘油沉积不完全，仍有残存病变；C. 碘密度图清晰显示碘油完全沉积区与残存病灶的摄碘差异；D. 有效原子序数显示碘油完全沉积区与残存病灶分界清晰；E. 碘密度图显示碘油完全沉积区、残存病灶和正常肝实质的碘含量分别为 29.55mg/mL、7.19mg/mL 及 0.03mg/mL；F. 有效原子序数图显示碘油完全沉积区、残存病灶和正常肝实质的有效原子序数分别为 14.85、10.24 及 7.28；G. 有效原子序数与碘密度图融合图清晰显示肝脏病变不同区域的分界；H.MRI 图像可见肝右叶长 T_1 信号；I. 光谱衰减曲线显示碘油完全沉积区、残存病灶和正常肝实质的衰减趋势不同。

【影像诊断】

HCC TACE 术后碘油沉积不完全。

【病例小结】

原发性肝癌初期临床症状及体征并不明显,故诊断时患者多已经处于肝癌中晚期,且此时 80% 的患者均已不适合手术切除治疗和化疗,TACE 是中晚期原发性肝癌患者非手术治疗方案的首选。TACE 治疗法具有创伤小、安全性好和并发症少的特点,因此被广泛应用于中晚期原发性肝癌的治疗,但其术后疗效评估却难以有效进行。当前常用的 TACE 术后疗效评估方法有数字减影血管造影(DSA)、螺旋 CT 扫描及 MRI 扫描,DSA 已在临床应用中得到广泛应用,但 CT 扫描及 MRI 扫描,尤其是光谱 CT 的多种定量参数对原发性肝癌 TACE 术后疗效评估的有效性需要进一步证实。在本病例中,光谱 CT 虚拟单能级 120keV 图像可以更好地显示碘油沉积不完全的区域;光谱 CT 的虚拟单能级 120keV 和有效原子序数融合图、无水碘图融合图可以提高可视化,形成鲜明对比;光谱衰减曲线显示碘油沉积不完全区、碘油充分填充区及正常肝组织 CT 值衰减不同。后续随访 MRI 图像,肝右叶病变可见动脉期强化。

(二)病例二

【病例摘要】

患者,男,58 岁,以"肝占位介入术后 3 个月余"为主诉入院(图 6-1-10)。

【扫描方案】

扫描方案同上。

【图例】

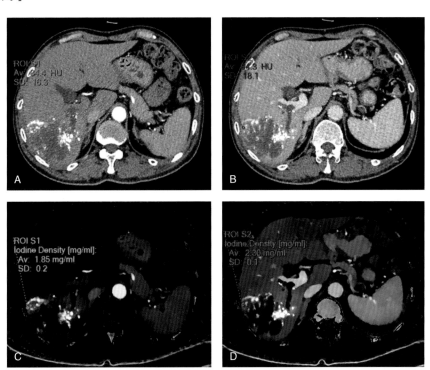

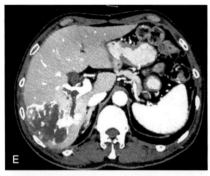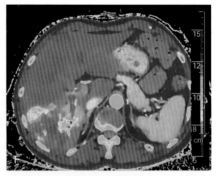

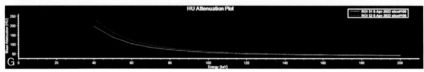

图 6-1-10 肝占位介入术后多参数图像重建显示图

A. 动脉期常规 CT 图像显示肝右叶占位内碘油散在沉积；B. 静脉期常规 CT 图像显示碘油未沉积区域 CT 值较动脉期 CT 值差异不显著；C. 动脉期碘密度图显示肝内碘油未沉积区域碘含量为 1.85mg/mL；D. 静脉期碘密度图显示病变碘含量为 2.30mg/mL；E. 静脉期单能级 50keV 图像显示肝内仍有强化病变区域；F. 静脉期有效原子序数图显示病变强化区域与碘油沉积完全区域分界清晰；G. 光谱衰减曲线显示动脉期和静脉期病变的衰减差异明显。

【影像诊断】

肝占位性病变 TACE 术后，病变仍有血供。

【病例小结】

运用碘密度图像可以对碘浓度进行定量测量，通过碘浓度的变化可以分析肿瘤的血供变化，进而评价肿瘤的治疗效果。在本病例中，碘密度图可显示肝右叶病灶动脉期、静脉期摄碘明显不同，且光谱衰减曲线斜率不一致，提示该病灶有血供。

六、胆囊阴性结石的评估

（一）病例一

【病例摘要】

患者，男，46 岁，以"腹部疼痛 1 周"为主诉入院（图 6-1-11）。

【扫描方案】

扫描方案同上。

【图例】

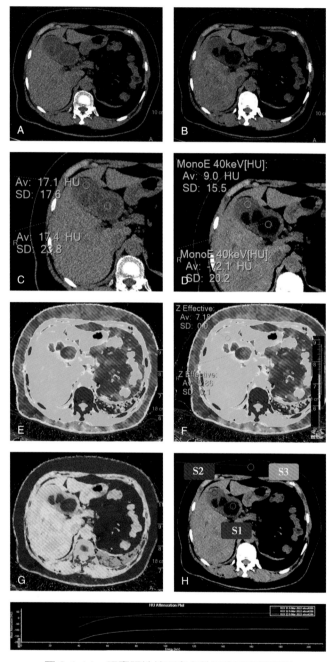

图 6-1-11　胆囊阴性结石多参数图像重建显示图

A. 常规 CT 图显示胆囊增大、胆囊壁增厚,其内密度不均;B. 虚拟单能级 40keV 图显示病灶形态,边界清晰;C. 常规 CT 图显示胆汁与低密度病变区 CT 值分别为 17.1Hu、17.4Hu;D. 虚拟单能级 40keV 图显示胆汁与低密度病变区 CT 值分别为 9.0Hu、–72.1Hu;E. 有效原子序数图显示病灶与正常胆汁伪彩图对比鲜明;F. 有效原子序数图显示胆汁与低密度病变区有效原子序数值分别为 7.18、5.86;G. 常规 CT 图像与有效原子序数融合图清晰显示结石的边界;H、I. 虚拟单能级 40keV 图和光谱衰减曲线图分别测量 S1、S2、S3 光谱衰减曲线,S1、S3 斜率弓背向上,斜率平行,提示为同种物质。

【影像诊断】

胆固醇结石。

【病例小结】

胆汁中的胆色素、胆固醇、黏液物质和钙盐析出,凝集成胆结石,按化学成分分为三类:①胆固醇性结石,其胆固醇含量高,可达 80% 以上;②胆色素性结石,其胆固醇含量小,一般低于 25%;③混合性结石。三类结石中以胆固醇性结石最为常见。CT 上胆结石分为高密度(CT 值>25Hu)、等密度(CT 值 0~25Hu)、低密度(CT 值<0Hu)三种类型。光谱 CT 虚拟单能级 40keV 图像可以提高胆汁与结石组织对比,更好地显示胆结石的边界、大小、形态;有效原子序数图伪彩显示提高病灶的可视化,使胆结石与正常组织形成鲜明对比,同时有效原子序数定量测量提示为两种不同物质;光谱衰减曲线显示结石与体表脂肪斜率相同,提示病例为胆固醇结石。我国胆囊结石患病率为 2.3%~6.5%,其中阴性胆固醇结石占比 70%,光谱 CT 的虚拟单能级 50keV 和有效原子序数图、有效原子序数融合图可为阴性胆结石的检出提供更多的影像学信息。

(二) 病例二

【病例摘要】

患者,女,72 岁,以"胸闷、气喘 2 年,加重 10 天"为主诉入院(图 6-1-12)。

【扫描方案】

扫描方案同上。

【图例】

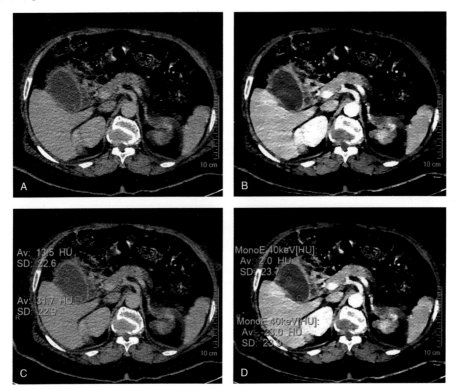

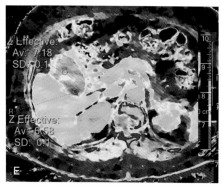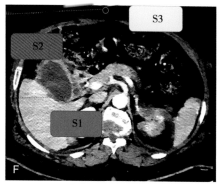

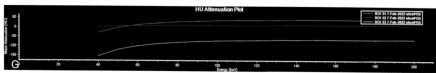

图 6-1-12　胆囊结石多参数图像重建显示图

A. 常规 CT 图显示胆囊内未见异常密度影；B. 虚拟单能级 40keV 图显示胆囊内可见低密度影；C. 常规 CT 图像测量胆汁与低密度区区 CT 值分别为 13.5Hu、31.7Hu；D. 虚拟单能级 40keV 图测量胆汁与低密度区 CT 值分别为 2Hu、−23Hu；E. 有效原子序数图显示病灶与正常胆汁伪彩图对比鲜明，测量胆汁与低密度区有效原子序数值分别为 7.18、6.58；F、G. 虚拟单能级 40keV 图和光谱衰减曲线图分别测量 S1、S2、S3 光谱衰减曲线，S1、S3 斜率弓背向上，斜率平行，提示为同种物质。

【影像诊断】

胆囊结石。

【病例小结】

常规 CT 中很难检测到与胆汁相同密度的阴性结石——胆固醇结石，在本病例中，常规图像显示胆囊内密度均匀，未见明显异常，虚拟单能级 40keV 图像可见胆囊内类圆形稍低密度影，有效原子序数图可见胆囊内红色有效原子序数减低影。正常胆汁 S2 光谱衰减曲线近似平直走行，胆囊结石 S1 和腹壁皮下脂肪 S3 光谱衰减曲线虽然分离，但走行平行，均呈脂肪组织光谱衰减曲线特有的弓背向上型，说明病灶的生物学特性与腹壁脂肪近似，倾向脂质成分，考虑为胆固醇结石。

七、胆总管内可疑占位的鉴别

（一）病例一

【病例摘要】

患者，男，78 岁，以"反复发热，全身疼痛半年，确诊肺腺癌 2 个月余"为主诉入院（图6-1-13）。

【扫描方案】

扫描方案同上。

【图例】

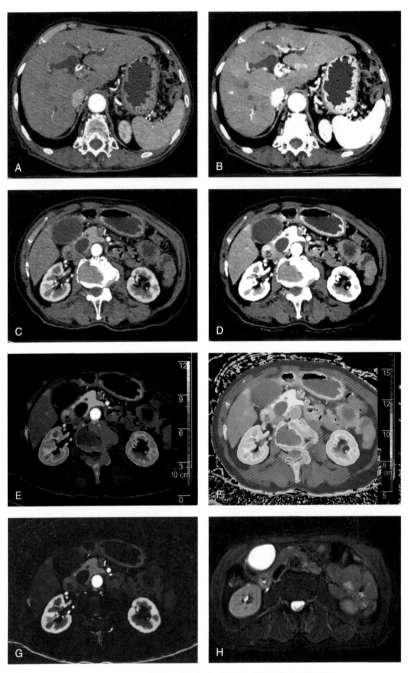

图6-1-13　胆总管可疑占位多参数图像重建显示图

A. 常规 CT 图像显示肝内胆管扩张；B. 虚拟单能级 40keV 图显示肝内胆管扩张更加显著，其内未见异常密度影；C. 常规 CT 图像显示胆总管末端内可见稍高密度结石影；D. 虚拟单能级 40keV 图显示胆总管末端管壁增厚，管腔内高密度结石影更加显著；E. 虚拟单能级 40keV 图像和碘密度图融合图像显示结石与周围组织结构清晰；F. 有效原子序数图显示结石边界清晰；G. 碘密度图显示胆总管末端未见明显碘摄入；H. MRI T₂ 图像显示胆总管末端内充盈缺损。

【影像诊断】

胆总管末端结石。

【病例小结】

光谱CT低能量图像可以增强组织对比度,在本病例中,常规图像肝内、外胆管扩张,胆总管末端可疑占位显示不清,40keV图像可清楚显示胆总管末端结石及胆总管末端管壁增厚。碘密度图及有效原子序数融合图提高病灶可视化,病灶的边界、范围、形状显示清楚。MRI图像证实胆总管末端结石。光谱CT可提高胆总管内小占位的检出率。

(二)病例二

【病例摘要】

患者,男,28岁,以"胸痛伴背痛2天"为主诉入院(图6-1-14)。

【扫描方案】

扫描方案同上。

【图例】

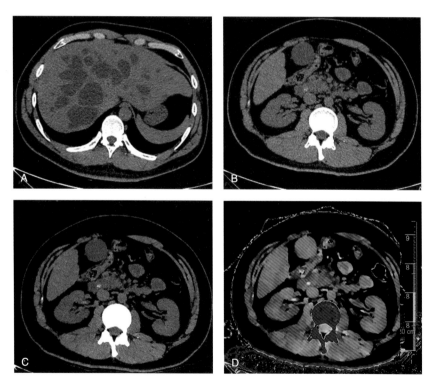

图6-1-14 胆总管可疑占位多参数图像重建显示图

A. 常规CT图显示肝内胆管显著扩张;B. 常规CT图像显示胆总管末端高密度结石影;C. 虚拟单能级40keV图显示胆总管末端管腔内可见高密度结石影,较常规CT图更加清晰;D. 有效原子序数图显示结石的成分密度较周围结构差异显著。

【影像诊断】

胆总管末端结石。

【病例小结】

　　光谱 CT 虚拟单能级 40keV 图像可以提高病灶与周围正常组织的对比度,更好地显示病灶;光谱 CT 的虚拟单能级 40keV 和有效原子序数图可以提高病灶的可视化,使病灶与正常组织形成鲜明对比,清楚显示胆总管末端结石。

八、胆囊炎的评估

(一) 病例一

【病例摘要】

　　患者,男,41 岁,以"上腹部疼痛 1 周,加重 1 天"为主诉入院(图 6-1-15)。

【扫描方案】

　　扫描方案同上。

【图例】

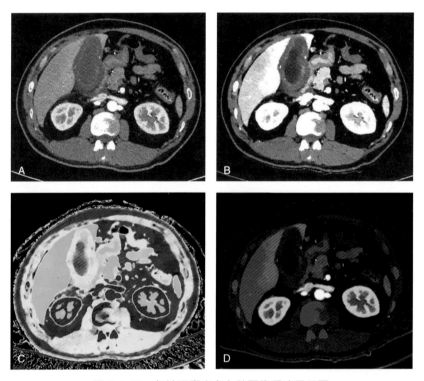

图 6-1-15　急性胆囊炎多参数图像重建显示图

　　A. 常规 CT 图显示胆囊壁显著水肿增厚;B. 虚拟单能级 40keV 图较常规 CT 显示胆囊壁增厚更加清晰,周围炎性渗出边界更加显著;C. 有效原子序数图显示胆囊炎的区域清晰;D. 虚拟单能级 40keV 图像和碘密度图融合图显示邻近肝脏炎性渗出范围与正常肝实质边界。

【影像诊断】

　　急性胆囊炎。

【病例小结】

胆囊炎分为急性胆囊炎和慢性胆囊炎,是指由胆囊结石或其他原因引起的胆囊内急性、慢性炎症反应的过程。急性胆囊炎是胆囊结石最常见的急性并发症。80%~90% 由胆囊结石引起胆囊管梗阻而继发的胆囊急性炎症,称结石性胆囊炎。临床上急性结石性胆囊炎以女性多见。常见原因为结石嵌顿于胆囊颈或堵塞胆囊管,结石直接损伤黏膜,胆汁排出受阻、进一步浓缩,进而损伤黏膜,引起胆囊壁水肿甚至坏死。慢性胆囊炎是胆囊持续、反复发作的炎性过程,多由反复发作的急性胆囊炎发展而来,90% 的患者伴有胆囊结石。在本病例中,光谱 CT 虚拟单能级 40keV 图像及有效原子序数图可以提高病灶与周围正常组织的对比度,清晰显示胆囊壁增厚,更好地显示胆囊周围炎症及渗出。

（二）病例二

【病例摘要】

患者,男,41 岁,以"食管癌术后 9 个月"为主诉入院(图 6-1-16)。

【扫描方案】

扫描方案同上。

【图例】

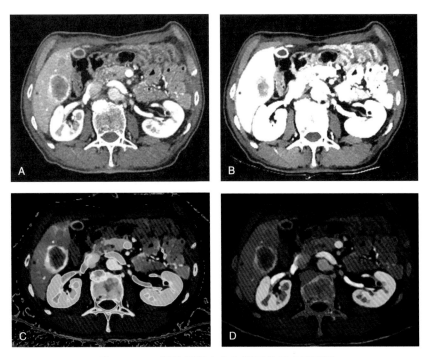

图 6-1-16　慢性胆囊炎多参数图像重建显示图

A. 常规 CT 图显示胆囊壁增厚、轻度强化,同层肝脏显示环形强化病灶;B. 虚拟单能级 40keV 图显示胆囊壁增厚较常规 CT 更加显著;C. 有效原子序数图显示病灶边界清晰;D. 常规图像与碘密度图融合图显示增厚胆囊壁与肝脏分界清。

【影像诊断】

慢性胆囊炎,食管癌肝转移。

【病例小结】

在本病例中,光谱CT虚拟单能级40keV图像及有效原子序数图可以提高病灶与周围正常组织对比,清晰显示胆囊壁增厚,更好地显示胆囊周围是否具有炎症及渗出,从而判别胆囊炎为急性或慢性。本例患者为食管癌术后复查患者,临床未见与慢性胆囊炎相关的临床表现,属于无症状型。

九、胆囊肿瘤的评估

(一) 病例一

【病例摘要】

患者,女,68岁,以"消瘦4个月"为主诉入院(图6-1-17)。

【扫描方案】

扫描方案同上。

【图例】

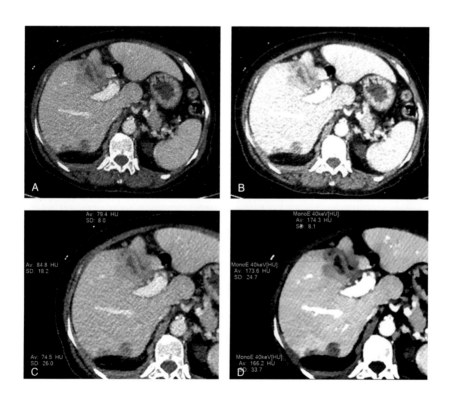

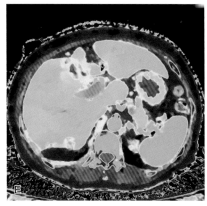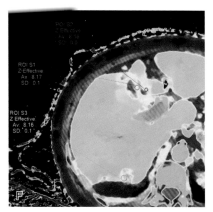

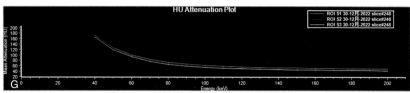

图 6-1-17 胆囊癌多参数图像重建显示图

A. 常规 CT 图显示胆囊壁显著增厚、轻度强化,肝右叶内见轻度强化病灶;B. 单能级 50keV 图提高胆囊病变和肝右叶病灶的对比度;C. 常规 CT 图显示胆囊病灶、胆囊周围肝实质和肝右叶病灶的 CT 值分别为 84.8Hu、79.4Hu 和 74.5Hu;D. 虚拟单能级 40keV 图显示胆囊病灶、胆囊周围肝实质和肝右叶病灶的 CT 值分别为 173.6Hu、174.3Hu 及 166.2Hu;E. 有效原子序数图显示胆囊病变边界清晰;F. 有效原子序数图显示胆囊病灶、胆囊周围肝实质和肝右叶病灶的值为 8.17、8.18 及 8.16;G. 光谱衰减曲线图显示胆囊病灶、胆囊周围肝实质和肝右叶病灶的曲线斜率一致。

【影像诊断】

胆囊癌伴肝转移。

【病例小结】

光谱 CT 虚拟单能级图像可清楚显示胆囊病灶及周围肝实质侵犯情况,在本病例中,40keV 图像清晰显示胆囊壁增厚,伴邻近肝实质侵犯,且肝右叶可见转移病灶,这三者有效原子序数值相近,光谱衰减曲线显示三者的斜率相同,走行一致,提示肝内病灶为转移灶,原发胆囊病灶和转移灶同源。

(二)病例二

【病例摘要】

患者,女,38 岁,以"间歇性上腹部隐痛 1 年,确诊胆囊癌肝转移 1 个月余"为主诉入院(图 6-1-18)。

【扫描方案】

扫描方案同上。

【图例】

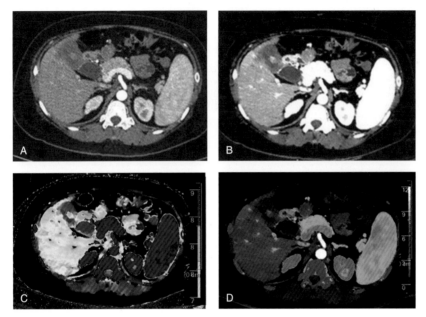

图 6-1-18　胆囊癌多参数图像重建显示图

A. 常规 CT 图显示胆囊壁显著不均匀增厚；B. 虚拟单能级 40keV 图较常规 CT 图提高了胆囊病变与邻近肝脏的对比度；C. 有效原子序数图显示胆囊病变边界清晰；D. 虚拟单能级 40keV 图像和碘密度图融合图显示邻近肝脏摄碘不均匀，提示受侵犯。

【影像诊断】

胆囊癌伴肝转移。

【病例小结】

　　虚拟单能级图像较常规图像对病灶的显示更加清晰，有效原子序数图像反映的是病变有效原子序数方面的异常改变，在本病例中，虚拟单能级 40keV 图像及有效原子序数图像清晰显示胆囊病灶侵犯周围肝实质，并能显示侵及肝实质的范围，为进一步的治疗及预后提供影像学依据。

十、肝硬化患者肝功能 Child-Pugh 分级及肝硬化程度的评估

【病例摘要】

　　患者 1：男，48 岁，以 "乙肝 5 年，腹胀 2 个月余" 为主诉入院（图 6-1-19 A1~F1）。

　　患者 2：男，45 岁，以 "乙肝肝硬化伴呕血 1 天" 为主诉入院（图 6-1-19 A2~F2）。

　　患者 3：男，47 岁，以 "腹疼、发热伴消化道出血 2 天" 为主诉入院（图 6-1-19 A3~F3）。

【扫描方案】

扫描方案同上。

【图例】

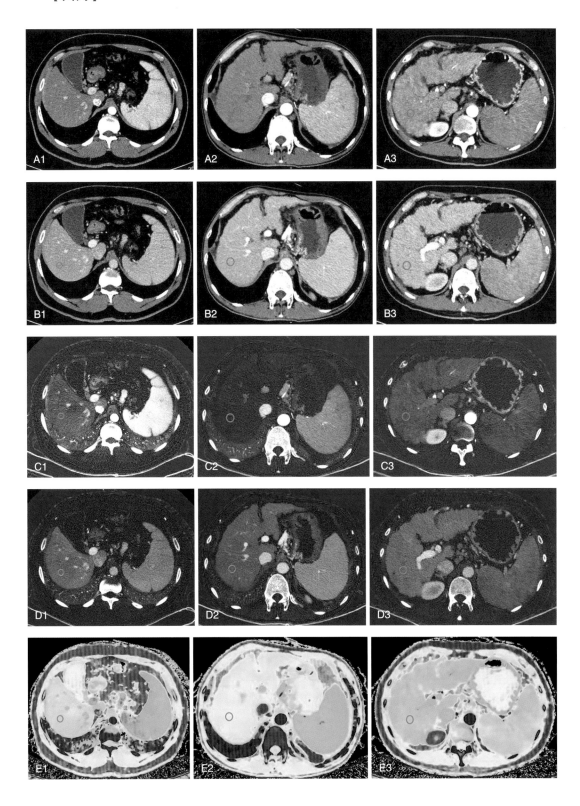

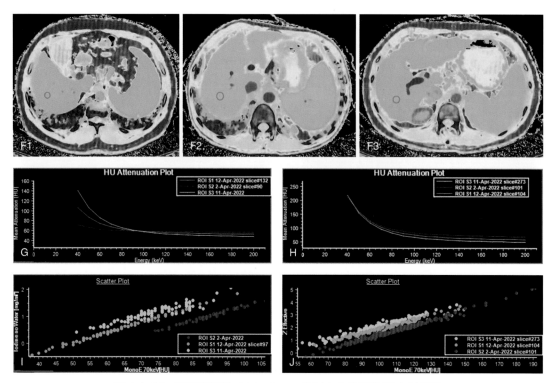

图 6-1-19 不同肝硬化 Child-Pugh 分级多参数图像重建显示图

A1、B1. 患者 1 常规动脉期和门脉期增强图显示肝右叶 ROI 的 CT 值分别为 66.3Hu、104.8Hu；C1、D1. 患者 1 动脉期和门脉期无水碘密度图显示肝右叶 ROI 的碘密度值分别为 0.78mg/mL、2.03mg/mL；E_1、F_1. 患者 1 动脉期和门脉期有效原子序数图显示肝右叶 ROI 的有效原子序数分别为 7.81、8.53；A2、B2. 患者 2 常规动脉期和门脉期增强图显示肝右叶 ROI 的 CT 值分别为 64.7Hu、100.9Hu；C2、D2. 患者 2 动脉期和门脉期无水碘密度图显示肝右叶 ROI 的碘密度值分别为 0.74mg/mL、1.90mg/mL；E2、F2. 患者 2 动脉期和门脉期有效原子序数图显示肝右叶 ROI 的有效原子序数分别为 7.75、8.31；A3、B3. 患者 3 常规动脉期、门脉期增强图显示肝右叶 ROI 的 CT 值分别为 63.6Hu、92.7Hu；C3、D3. 患者 3 动脉期、门脉期无水碘密度图显示肝右叶 ROI 的碘密度值分别为 0.72mg/mL、1.73mg/mL；E3、F3. 患者 3 有效原子序数图像显示肝右叶 ROI 的有效原子序数分别为 7.70、8.12；G、H. 动脉期和门脉期患者 1（黄色）、患者 2（绿色）和患者 3（红色）的光谱衰减曲线图显示 3 个患者光谱衰减曲线走行趋势近似，其中动脉期光谱图像在低能量级时随着肝硬化程度的增加，肝脏的 CT 值逐渐减低，而在高能量级时三者差别不大，门脉期光谱图像显示，在低能量级（小于 60keV）3 个患者光谱衰减曲线走行趋势近似，而在高能量级（大于 60keV）肝硬化 C 级略高于其余两者；I、J. 3 个患者动脉期和门脉期无水碘密度光谱散点图显示肝硬化 C 级患者碘密度值均低于肝硬化 B 级和 A 级。

【影像诊断】

患者 1：代偿期肝硬化，肝功能 Child-Pugh A 级。

患者 2：失代偿期肝硬化，肝功能 Child-Pugh B 级。

患者 3：失代偿期肝硬化，肝功能 Child-Pugh C 级。

【病例小结】

肝硬化（liver cirrhosis）为慢性肝病终末期，分为代偿期肝硬化和失代偿期肝硬化，失代偿期肝硬化常合并食管 - 胃底静脉曲张伴出血、腹腔积液或肝性脑病；肝硬化患者随着肝功能的减低、肝硬化程度的增加，肝实质血流动力学会相应改变，早期肝动脉期血流量增加，随着门脉压力的升高,门静脉血流量逐渐减低,但常规 CT 是由一组 X 线光束组成的混合能量射线,其单纯 CT 值的高低不能准确反映肝脏血流量的改变,光谱 CT 双能量扫描碘密度值的测量可评估组织器官灌注情况,早期发现组织灌注异常,间接反映肝脏血流量的变化。肝硬化不同肝功能分级间双期增强扫描光谱衰减曲线走行趋势近似,在动脉期较低能级时(<80keV),三者间光谱衰减曲线有明显差异;在相同能量级时,Child-Pugh C 级患者肝实质的 CT 值较低,光谱衰减曲线位于下方;而在高能级时,三者间差异不明显。随着肝功能的减低,肝脏动脉期碘密度和门脉期碘密度值均减低,且以门脉期碘密度值减低为著,即 Child-Pugh A、B、C 级患者碘密度值逐渐降低。而有效原子序数定量测量可用来鉴别组织是否同源,结果显示,不同肝功能分级间肝脏有效原子序数值有差异,随着肝功能的减低,有效原子序数亦逐渐减低,且下降趋势与碘密度值相似。碘密度和有效原子序数相结合可间接反映肝硬化患者的肝功能。

十一、脂肪肝程度的评估

【病例摘要】

患者 1:男,58 岁,心前区疼痛数月余,以"冠状动脉硬化性心脏病"为主诉入院(图 6-1-20 A1~G1)。

患者 2:男,31 岁,以"咳嗽发热 3 天余"为主诉入院,无其他不适(图 6-1-20 A2~G2)。

患者 3:女,57 岁,以"脑梗,实验室检查甘油三酯和胆固醇升高"为主诉入院(图 6-1-20 A3~G3)。

【扫描方案】

扫描方案同上。

【图例】

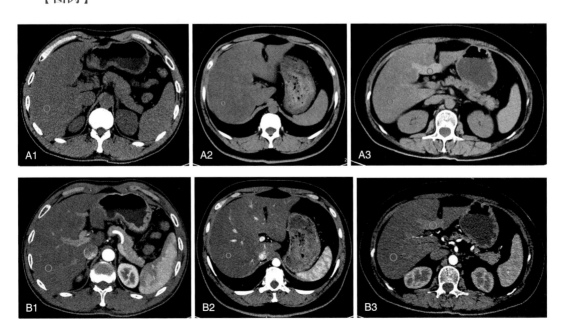

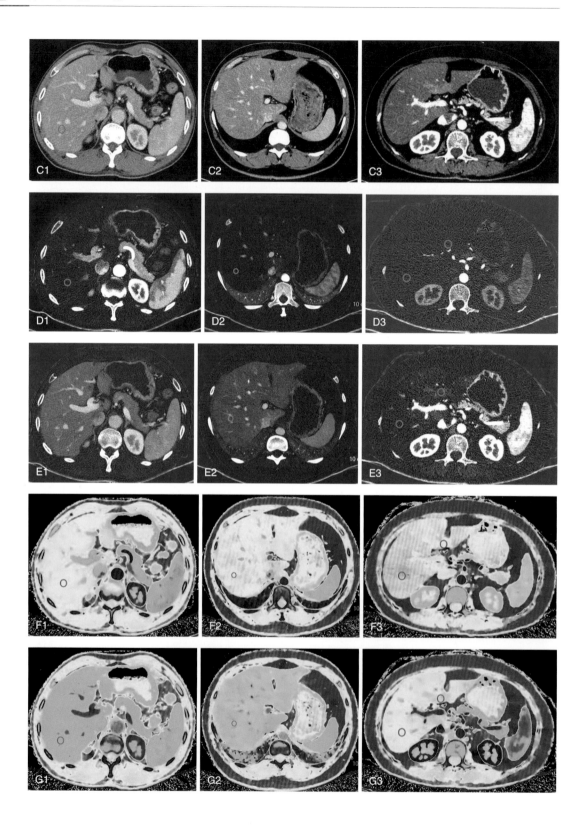

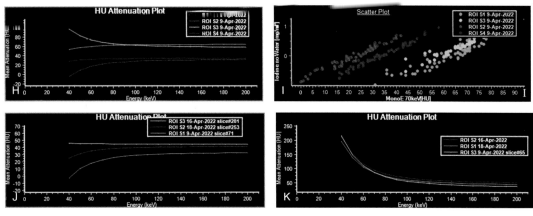

图 6-1-20 不同脂肪肝多参数图像重建显示图

A1~C1. 患者 1 常规平扫、动脉期和门脉期增强图显示肝右叶 ROI 的 CT 值分别为 40.2Hu、44.7Hu 和 86.3Hu；D1、E1. 患者 1 动脉期和门脉期无水碘密度图显示肝右叶 ROI 的碘密度值分别为 0.07mg/mL、1.91mg/mL；F1、G1. 患者 1 动脉期和门脉期有效原子序数图显示肝右叶 ROI 的有效原子序数分别为 7.27、8.33；A2~C2. 患者 2 常规平扫、动脉期和门脉期增强图显示肝右叶 ROI 的 CT 值分别为 27.8Hu、36.4Hu 和 69.4Hu；D2、E2. 患者 2 动脉期和门脉期无水碘密度图显示肝右叶 ROI 的碘密度值分别为 0.03mg/mL、1.04mg/mL；F2、G2. 患者 2 动脉期和门脉期有效原子序数图显示肝右叶 ROI 的有效原子序数分别为 7.15、7.94；A3~C3. 患者 3 常规平扫、动脉期和门脉期增强图显示肝右叶 ROI 的 CT 值分别为 12.1Hu、19.5Hu 和 33.6Hu，肝左叶肝岛 CT 值分别为 55.5Hu、62.9Hu 和 71.4Hu，肝岛呈轻中度强化，而肝右叶肝实质强化不明显；D3、E3. 患者 3 动脉期、门脉期无水碘密度图显示肝右叶肝实质、肝左叶肝岛 ROI 的碘密度值分别为 0.01mg/mL 和 0.02mg/mL、0.32mg/mL 和 0.42mg/mL；F3、G3. 患者 3 有效原子序数图显示肝右叶肝实质、肝左叶肝岛 ROI 的有效原子序数分别为 6.97 和 7.22、7.19 和 7.56；H. 患者 3 动脉期和门脉期双期光谱衰减曲线图显示动脉期肝右叶肝实质（紫色）、肝左叶肝岛（红色）和门脉期肝右叶肝实质（绿色）、肝左叶肝岛（黄色）光谱衰减曲线在低能级时走行趋势差异较大，高能级时近似；I. 患者 3 无水碘密度光谱散点图显示肝右叶脂肪肝区域与肝左叶肝岛内 ROI 重叠度不高；J、K. 患者 1（黄色）、患者 2（红色）和患者 3（绿色）动脉期和门脉期光谱衰减曲线图显示三者整体光谱衰减曲线走行趋势近似，动脉期在相同能量级时，患者 3 的 CT 值依次低于患者 2 和患者 1，门脉期三者之间差异不明显。

【影像诊断】

患者 1：轻度脂肪肝。

患者 2：中度脂肪肝。

患者 3：重度脂肪肝。

【鉴别诊断】

与肝岛的鉴别。

【病例小结】

脂肪肝（fatty liver）是由各种原因引起的肝细胞内脂肪堆积过多，导致的肝脏病理性改变，当肝内脂肪蓄积量超过肝脏总重量的 5% 或在组织学上肝细胞 50% 以上有脂肪变性时，称为脂肪肝。早期临床表现不明显且可逆，因此早期诊断并及时治疗有较大的临床意义。常规 CT 依靠肝实质密度的测量，肝脏、脾脏密度 CT 比值来间接评价脂肪肝的程度；光谱 CT 双能量扫描光谱曲线图可较直观地诊断脂肪肝，同时评价脂肪肝的程度，从不同程度脂肪肝的光谱图像可以看出，脂肪肝患者整体光谱曲线走行趋势近似，动脉期呈弓背向上的曲线，且在相同能量级时随着脂肪肝程度的增加，肝实质 CT 值逐渐减低，其中动脉期较门脉期差异明显。同时碘密度值的测量、有效原子序数值可也用于脂肪肝程度的评估,且随着脂肪肝程度的增加,肝脏的血流量减低,肝脏碘浓度及有效原子序数值均逐渐减低,但后者降低的程度更明显。有效原子序数定量测量尚可用来鉴别组织间是否同源。肝岛指弥漫性脂肪肝内残留的正常肝脏组织,形态不一,多呈圆形或不规则形,边缘较清晰,通常位于胆囊附近、叶间裂附近或包膜下,以左叶内侧段最为常见,CT平扫密度较周围脂肪肝稍高。结果显示,脂肪肝内碘密度值和有效原子序数值均低于肝岛,且两者有效原子序数值差异更大,散点图能直观显示两者差异,因此更有利于鉴别。

十二、肝脏异常灌注的评估

（一）病例一

【病例摘要】

患者,男,37岁,以"间断性上腹痛伴发热6天;实验室检查白细胞明显升高"为主诉入院(图6-1-21)。

【扫描方案】

扫描方案同上。

【图例】

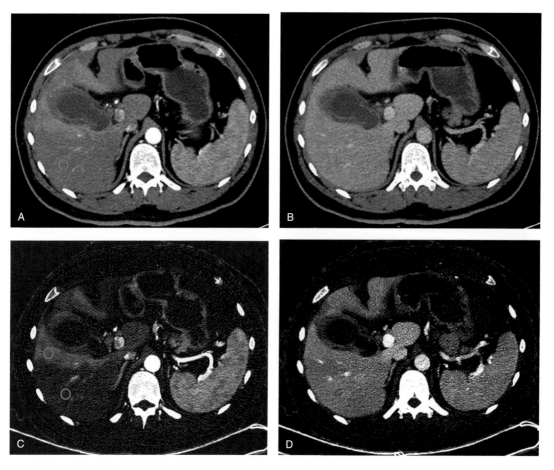

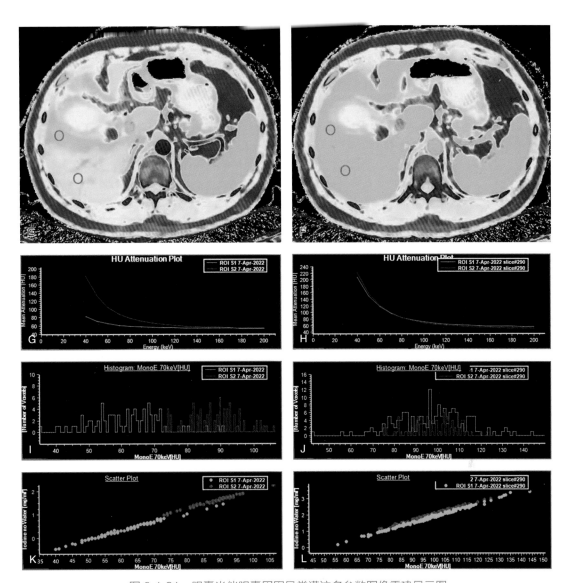

图 6-1-21　胆囊炎伴胆囊周围异常灌注多参数图像重建显示图

A、B. 患者常规动脉期和门脉期增强图显示动脉期胆囊周围可见片状异常强化区,其 CT 值高于邻近正常肝实质,门脉期强化程度与邻近肝实质相似,CT 值无明显差异;C、D. 动脉期和门脉期无水碘密度图显示胆囊周围异常灌注区碘密度值高于邻近肝实质,门脉期两者间无明显差异;E、F. 动脉期和门脉期有效原子序数图像显示动脉期胆囊周围异常灌注区有效原子序数值(8.14)高于邻近肝实质(7.48),门脉期两者间无明显差异;G~K. 分别为动脉期碘密度曲线图、光谱直方图和光谱散点图,碘密度曲线图显示胆囊周围异常灌注区与正常肝实质曲线走行趋势类似,但相同 keV 下异常灌注区碘密度值较高,光谱直方图和光谱散点图亦显示类似特点;H~L. 分别为门脉期碘密度曲线图、光谱直方图和光谱散点图,碘密度曲线图显示胆囊周围异常灌注区与正常肝实质曲线近乎重叠,相同 keV 下异常灌注区和正常碘密度值近似,光谱直方图和光谱散点图两者重叠度亦较高。

【影像诊断】

胆囊结石、胆囊炎伴胆囊周围肝组织异常灌注。

【鉴别诊断】

肝内占位性病变。

（二）病例二

【病例摘要】

患者，男，21 岁，以"间断性上腹痛，纳差，发现肝占位 1 周"为主诉入院；实验室检查乙肝表面抗原（+）、核心抗原（+）和 e 抗原（+）；AFP 升高（图 6-1-22）。

【扫描方案】

扫描方案同上。

【图例】

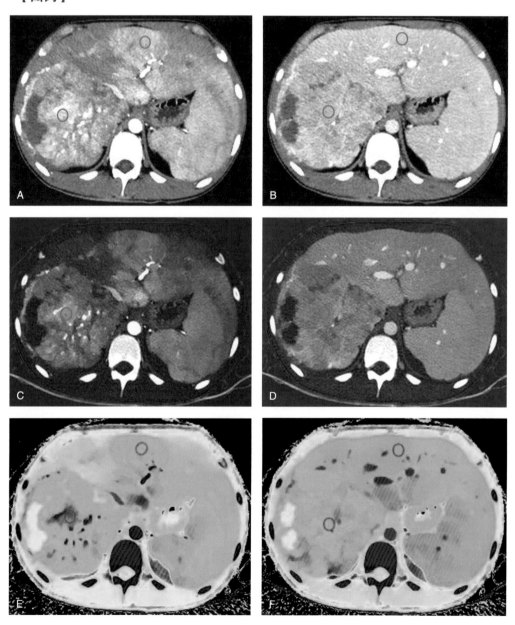

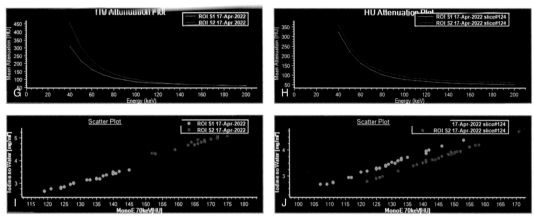

图 6-1-22　肝右叶肝细胞癌伴瘤周异常灌注多参数图像重建显示图

A、B. 常规动脉期和门脉期轴位图显示动脉期肝右叶见一较大软组织肿块影,病灶呈明显不均匀强化(CT值为165Hu),肝左叶肿块旁可见片状异常强化区,其 CT 值(139Hu)高于邻近正常肝实质(69Hu),门脉期强化程度与邻近肝实质相同,CT 值无明显差异(142Hu);C、D. 动脉期和门脉期无水碘密度图显示动脉期肝右叶肿块与肝左叶异常灌注区碘密度值分别为 4.87mg/mL、3.09mg/mL,门脉期分别为 3.42mg/mL、3.40mg/mL;E、F. 动脉期和门脉期有效原子序数图显示肝右叶肿块与肝左叶异常灌注区原子序数值分别为 9.45、8.82,均高于邻近肝实质(7.43),门脉期肝右叶肿块有效原子序数值为 8.96,而肝左叶异常灌注区与正常肝实质有效原子序数分别均为 8.95、8.94,两者间差异不明显;G、H. 分别为动脉期和门脉期肝右叶肿块(红色)和肝左叶异常灌注区(蓝色)光谱衰减曲线图,动脉期两者走行趋势均为弓背向下,但斜率不同,门脉期两者走行趋势及斜率近似;I、J. 分别为动脉期和门脉期肝右叶肿块(红色)和肝左叶异常灌注区(蓝色)碘密度光谱散点图,双期均显示两者重叠度不高,动脉期更明显。

【影像诊断】

肝右叶肝细胞癌伴瘤周异常灌注。

【鉴别诊断】

肝内占位性病变。

【病例小结】

肝脏异常灌注(liver perfusion disorder)是指各种原因引起的肝脏血流动力学的异常改变,可表现为肝实质局部肝段、肝叶分布的异常强化,其发生机制多为先天或某些病理因素造成门静脉的血流减少,肝静脉回流障碍,从而形成异常通道或潜在的交通支开放,出现肝脏局部动脉血流量增加,而在动脉期出现异常强化,门脉期强化均匀。常见原因为各种创伤或肝脏手术、良恶性肿瘤、炎症、门脉或肝静脉栓塞及一些先天发育异常伴血管异常通道存在等。患者无明显症状时可随访观察,主要与肝内占位性病变进行鉴别。肝内占位性病变,如海绵状血管瘤、肝细胞癌、肝脏局灶性结节增生(FNH)、肝腺瘤等富血供肿瘤,在常规 CT扫描中平扫常为低或稍低密度,动脉期多呈不均匀强化,门脉期或延迟期病灶仍可见不同程度强化,且有占位效应,邻近血管、胆管因受压、受侵,使管腔增宽或变窄,管壁僵硬;而异常灌注区域在平扫上一般不易显示,门脉期和延迟期与邻近正常肝实质强化程度相似,病变区域不易显示。光谱 CT 除依赖上述影像表现外,其双能量扫描碘密度值的测量可间接反映肝脏血流量的变化,有效原子序数定量测量可用来鉴别组织是否同源及病灶良恶性。动脉期异常灌注区与正常肝实质、肿瘤间因其强化程度不同,碘密度值有差异,肝右叶 HCC 病灶强化明显,其碘密度值明显高于异常灌注区及正常肝实质,而门脉期肝右叶肿块强化程度减低,碘密度值降低,异常灌注区和周围正常肝实质碘密度值相近,且三者间有效原子序数值亦有类似差异;碘密度值和有效原子序数相结合有利于肝内异常灌注和占位性病变的鉴别。

十三、虚拟单能量成像对门静脉高压侧支循环显示的能力

【病例摘要】

患者,男,68 岁,以"乙肝肝硬化 8 年,消化道出血 2 天"为主诉入院(图 6-1-23)。

【扫描方案】

扫描方案同上。

【图例】

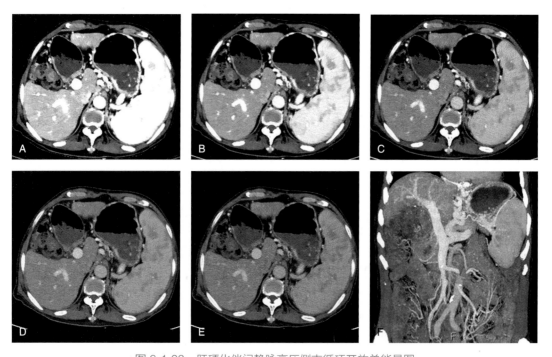

图 6-1-23　肝硬化伴门静脉高压侧支循环开放单能量图

A~E.40~80keV 单能量门脉期轴位图显示肝门层面门脉主干 CT 值(噪声)分别为 494.2Hu(10.4)、328.9Hu(9.7)、231.5Hu(9.2)、172.7Hu(9.0)、136.6Hu(9.0),随着单能量 keV 的升高,门脉主干的 CT 值减低,而图像噪声亦逐渐减低;F.50keV 单能量门脉期冠状位图像可清晰显示食管胃底迂曲扩张的静脉血管。

【影像诊断】

肝硬化门静脉高压伴侧支循环形成。

【病例小结】

光谱虚拟单能量成像(virtual monoenergetic image,VMI)是模拟在千电子伏特(kiloelectron volt,keV)水平上应用单能光束而生成的图像,为 40~200keV 基对图像的线性组合。光谱 CT 利用原始数据进行光谱后处理则低 keV 单能量重建的图像质量更佳,可提高组织的对比噪声比(contrast to noise ratio,CNR)和信噪比(signal to noise,SNR),高能级 VMI 图像主要用来去除金属硬化伪影,低能级 VMI 图像可提高组织间的对比度,提高组织及血管的增强效果,且在较低的 keV 时,图像的噪声无明显增加,图像质量不受影响,可用于腹盆部大血管及外周血管的显示。通常 40~60keV 虚拟单能量图像均可用来优化腹部大血管的显示,对肝硬化门静脉高压患者的门脉主干及侧支循环、管壁情况、管腔狭窄程度的显示良好,血管对比噪声比较高,可更好地显示血管与周围结构及病灶的关系。50keV 图像整体质量较高,信噪比高,门脉主干及分支 CT 值较高,与周围组织对比度更佳。同时较低的 keV 单能量图像,血管 CT 增强值较高,可以降低对比剂的使用量,进一步减少对比剂肾病的风险。

十四、腹腔积液良恶性的鉴别价值

(一) 病例一

【病例摘要】

患者,男,51 岁,以"腹胀 2 周余,发热、意识不清 8 天,加重 1 天"为主诉入院;实验室检查白细胞、血淀粉酶、脂肪酶升高(图 6-1-24)。

【扫描方案】

扫描方案同上。

【图例】

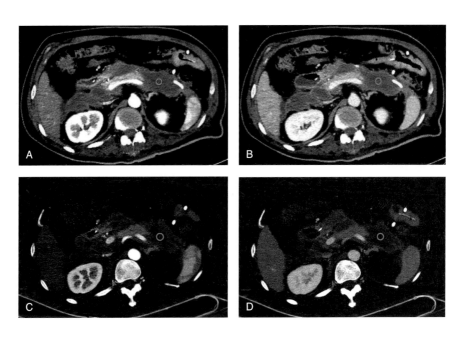

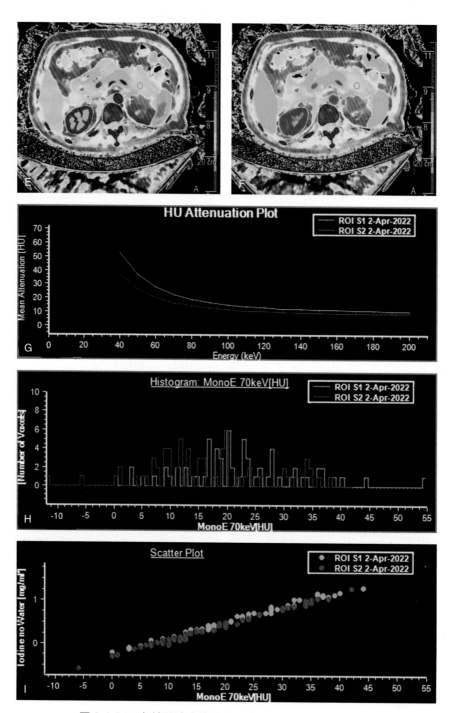

图 6-1-24 急性胰腺炎伴胰周积液多参数图像重建显示图

A、B. 常规动脉期和门脉期轴位图显示胰腺体尾部大部分胰腺组织坏死,局部包裹性积液形成,动脉期 CT 值(19.4Hu)略高于门脉期(12.8Hu),残余胰腺组织强化较均匀;C、D. 胰腺周围包裹性积液动脉期和门脉期无水碘密度图显示动脉期碘密度值(0.57mg/mL)略高于门脉期(0.30mg/mL);E、F. 胰腺周围包裹性积液动脉期和门脉期有效原子序数图显示动脉期原子序数值(7.60)略高于门脉期(7.49);G~I. 分别为动脉期和门脉期胰周积液 ROI 光谱衰减曲线图、光谱直方图和光谱散点图,光谱衰减曲线图显示双期坏死区域曲线走行趋势类似,光谱直方图和光谱散点图两者重叠度较高。

【影像诊断】

急性坏死性胰腺炎伴胰周积液。

【鉴别诊断】

恶性肿瘤性腹腔积液的鉴别。

（二）病例二

【病例摘要】

患者,女,60 岁,确诊卵巢颗粒细胞癌 11 年,定期化疗中,以"发现腹膜种植转移、腹腔积液 2 个月余"为主诉入院(图 6-1-25)。

【扫描方案】

扫描方案同上。

【图例】

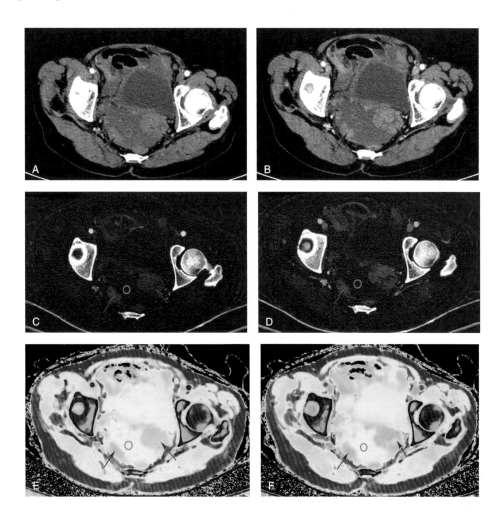

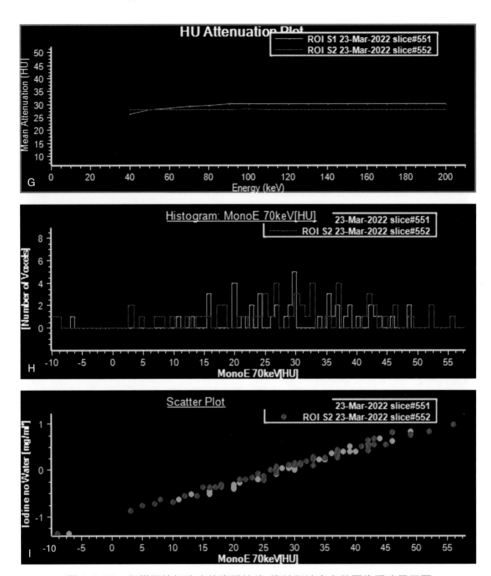

图 6-1-25 卵巢颗粒细胞癌伴腹膜转移、腹腔积液多参数图像重建显示图

A、B. 常规盆腔动脉期和门脉期轴位图显示盆底腹膜多发软组织团块影(红色箭头),轻-中度延迟强化,盆腔积液,动脉期CT值(26.5.4Hu)略低于门脉期(26.7Hu);C、D. 盆腔积液动脉期和门脉期无水碘密度图显示动脉期碘密度值(0.04mg/mL)略高于门脉期(0.15mg/mL);E、F. 盆腔积液动脉期和门脉期有效原子序数图显示动脉期原子序数值(7.23)略高于门脉期(7.33);G~I. 分别为盆腔积液动脉期、门脉期光谱衰减曲线图、光谱直方图和光谱散点图,光谱衰减曲线图显示双期腹腔积液曲线走行趋势类似,光谱直方图和光谱散点图两者重叠度较高。

【影像诊断】

卵巢颗粒细胞癌伴腹膜转移、腹盆腔积液。

【鉴别诊断】

炎性腹腔积液的鉴别。

【病例小结】

正常状态下,人体腹腔内有少量液体称腹腔积液(ascites),对肠道蠕动起润滑作用,任何原因导致腹腔内液体量增加,超过 200mL 时称为腹腔积液,常见的原因有心源性、肝源性、肾源性、全身系统性疾病、恶性肿瘤腹膜转移、炎性疾病等。根据其形状、特点通常分为漏出性(肝源性、肾源性等)、渗出性(炎性、肿瘤性)和血性(外伤、手术、动力瘤破裂等)。临床多依据患者的临床病史、实验室检查及相应影像学检查、穿刺病理等定性诊断。其中炎性腹腔积液和恶性肿瘤转移性腹腔积液在临床诊断中较为困难,常需要多种影像学检查相结合。光谱 CT 除了常规 CT 所提供的影像信息外,通过腹腔积液碘密度的测量、有效原子序数值的比较可用来鉴别腹腔积液的性质,病例一胰腺炎胰腺体尾部炎性腹腔积液的碘密度值及有效原子序数均大于病例二恶性肿瘤转移性腹腔积液,因胰腺炎时炎性损伤造成胰腺实质液化坏死,内残留少量胰腺组织,其碘密度值较高,且炎性腹腔积液光谱曲线图弓背朝下,而卵巢颗粒细胞癌转移性腹腔积液光谱曲线图弓背朝上,光谱曲线图有助于直观显示炎性腹腔积液和恶性肿瘤性腹腔积液的差异。因此双期增强光谱多参数成像可用来鉴别腹腔积液的良恶性,从而为临床提供更多的功能分析参数。

十五、肝肿瘤动静脉血管优化显示

(一) 病例一

【病例摘要】

患者,女,56 岁,以"体检发现肝脏多发占位"为主诉入院(图 6-1-26)。

【扫描方案】

扫描方案同上。

【图例】

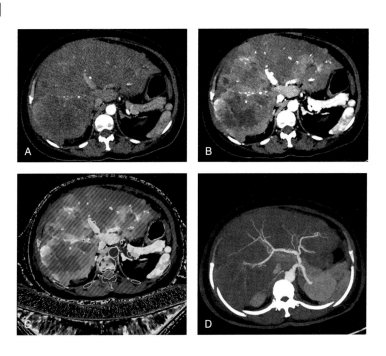

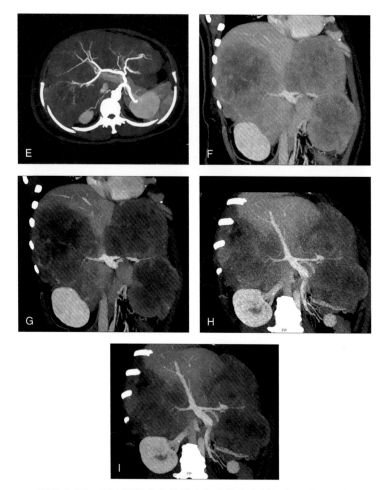

图 6-1-26　巨块型肝癌动静脉血管优化多参数图像重建显示图

A~C. 动脉期轴位常规图像、虚拟单能级 40keV 图像和有效原子序数图显示肝右叶巨大占位,动脉期明显强化,虚拟单能级图像病变对比度优于常规图像,有效原子序数图显示肿块成分不均;D、E. 动脉期常规最大密度投影(maximal intensity projection,MIP)图像和虚拟单能级 40keV MIP 图像显示肝占位内供血动脉,虚拟单能级图像显示血管对比度较常规图像更优;F、G. 门脉期多平面重建(multiplanar reconstruction,MPR)常规图像和虚拟单能级 60keV 图像显示门脉右支远端充盈缺损,虚拟单能级图像对比度较常规图像更清晰;H、I. 门脉期 MPR 常规 MIP 图像和虚拟单能级 60keV MIP 图像显示肿块内门脉受侵,虚拟单能级 60keV 图像显示肿瘤与血管的关系较常规图像更加清晰。

【影像诊断】

巨块型 HCC 并肝内多发转移。

(二)病例二

【病例摘要】

患者,男,54 岁,间断腹痛 7 天,加重 1 天(图 6-1-27)。

【扫描方案】

扫描方案同上。

【图例】

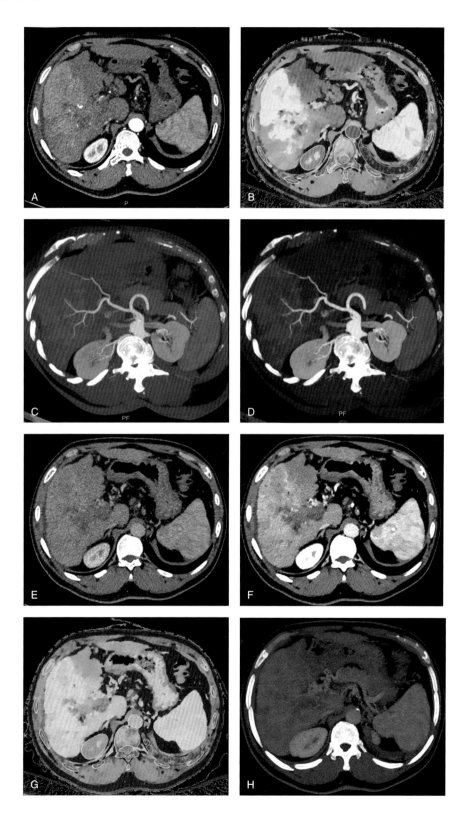

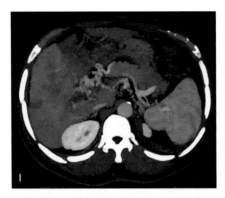

图 6-1-27　肝癌伴门脉右支癌栓、肝门周围海绵样变性多参数图像重建显示图

A、B. 分别为动脉期轴位常规图像和有效原子序数图，有效原子序数图显示肝右叶病变对比度较常规图像更清晰；C、D. 分别为动脉期常规 MIP 图像和虚拟单能级 50keV MIP 图像，虚拟单能级图像显示肝占位内供血动脉较常规图像更清晰；E~G. 分别为门脉期轴位常规图像、虚拟单能级 50keV 图像和有效原子序数图，虚拟单能级图像显示门脉主干内癌栓较常规图像对比度更清晰，有效原子序数图显示癌栓为黄色；H、I. 分别为门脉期常规 MIP 图像和虚拟单能级 50keV MIP 图像，虚拟单能级 50keV 图像显示肝门周围海绵样变、多发迂曲静脉代偿较常规图像更加清晰。

【影像诊断】

肝右叶 HCC，门脉主干及右支内栓子，门脉海绵样变。

【病例小结】

常规 CT 是由一组 X 线光束组成的混合能量射线，当 X 线束穿过人体时，其中的低能量射线光束首先被吸收，产生硬化效应，导致 CT 值出现偏移或 CT 值准确性减低。相比之下，光谱 CT 的单能量图像却可以解决这个问题。光谱 CT 通过调节 keV 的大小，可以获取组织和结构相对于周围背景的最佳对比噪声比，有助于提高血管的显示，一般来说，高能量水平时图像的对比度较小，而在低能量水平时图像的对比度较大。通过选择显示血管的最佳单能级图像，可以优化血管显示的对比噪声比，更好地显示血管和评估血管与病灶的关系，还可以结合低对比剂量用于血管成像。同时，有效原子序数定量测量提示两种不同物质；光谱 CT 的虚拟单能级图像、有效原子序数图及碘密度值，可为肝脏肿瘤动静脉血管的显示提供更多影像学信息。

十六、巴德 - 基亚里综合征的评估

（一）病例一

【病例摘要】

患者，男，64 岁，以"发现 HBsAg 阳性 20 年，腹胀加重 10 天"为主诉入院（图 6-1-28）。

【扫描方案】

扫描方案同上。

【图例】

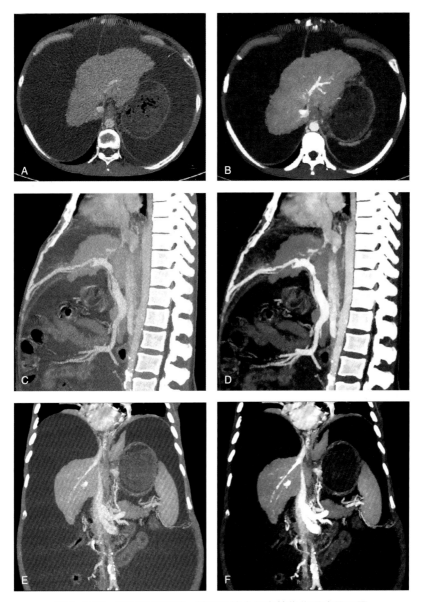

图 6-1-28　肝静脉型巴德 - 基亚里综合征血管优化重建显示图

A、B. 分别为轴位常规 MIP 图像和虚拟单能级 50keV MIP 图像，虚拟单能级图像显示肝左静脉汇入下腔静脉处局限性狭窄较常规图像更清晰；C、D. 分别为矢状位常规 MIP 图像和虚拟单能级 50keV MIP 图像，虚拟单能级图像显示肝左静脉汇入下腔静脉处局限性狭窄及前腹壁代偿静脉与门脉吻合较常规图像更加清晰；E、F. 冠状位常规 MIP 图像和虚拟单能级 50keV MIP 图像显示下腔静脉及肝右静脉管腔通畅，虚拟单能级图像较常规图像对比度更高。

【影像诊断】

　　肝静脉型巴德 - 基亚里综合征，肝左静脉汇入下腔静脉处局部狭窄闭塞。

（二）病例二

【病例摘要】

患者，男，54岁，以"确诊巴德-基亚里综合征10年余，6年余前无明显诱因症状复发"为主诉入院（图6-1-29）。

【扫描方案】

扫描方案同上。

【图例】

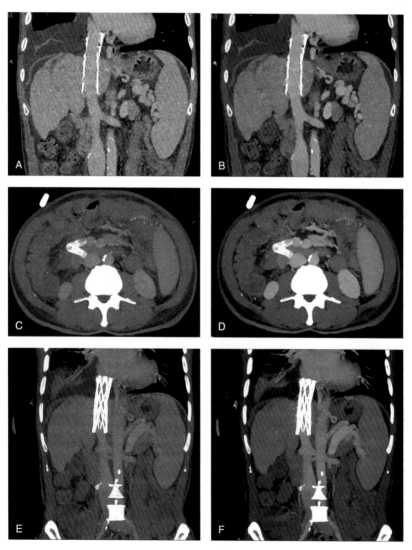

图6-1-29　混合型巴德-基亚里综合征术后血管优化重建显示图

A、B. 分别为冠状位常规图像和虚拟单能级50keV图像，虚拟单能级图像显示下腔静脉支架内管腔通畅情况及迂曲增粗脾静脉较常规图像对比度更高；C、D. 轴位常规MIP图像和虚拟单能级50keV MIP图像，虚拟单能级图像显示下腔静脉与肠系膜上静脉之间桥血管吻合管腔较常规图像更加清晰；E、F. 分别为常规MIP图像和虚拟单能级50keV MIP图像，虚拟单能级图像显示下腔静脉支架及下腔静脉与肠系膜上静脉之间桥血管形态较常规图像对比度更高。

【影像诊断】

巴德-基亚里综合征术后,混合型巴德-基亚里综合征下腔静脉支架及人工血管置入术后改变,管腔通畅,肝静脉均闭塞。

【鉴别诊断】

肝小静脉闭塞病(HOVD)又称窦状隙梗阻综合征,是肝脏循环的非血栓性梗阻,是以小叶中央静脉及汇管区小静脉管壁增厚、纤维化、管腔狭窄、闭塞,继而发生弥漫性纤维化,是以门静脉高压为特征的一组临床疾病。HOVD患者极少伴发下肢水肿,脾脏一般正常,其下腔静脉和肝静脉一般通畅,下腔静脉可呈外压性狭窄,肝静脉管腔较正常细小。其与服用草药、灌木茶和草茶等含野百合碱的植物、接受放疗、化疗或者免疫抑制药有关。

【病例小结】

巴德-基亚里综合征(Budd-Chiari syndrome,BCS)是一种以肝静脉流出道阻塞为特征的疾病,其机制为下腔静脉(inferior vena cava,IVC)肝段、肝静脉(hepatic vein,HV)闭塞或者狭窄,肝脏回心血流受阻所引起的一系列肝脏血流动力学变化。因该疾病的血液回流个体差异较大,扫描时间窗不易把握,尤其是静脉成像,对血管内对比剂浓度的要求尤为重要。因此采用静脉快速团注高浓度、大剂量的对比剂和选择合适延迟扫描时间理论上可以改善肝脏静脉成像质量。但由于门静脉内是二次回流对比剂,其浓度取决于脾静脉、肠系膜上静脉和肠系膜下静脉的回流状态,同时还受心功能、肾功能和体重等其他因素制约。因此想要获得较好的质量的图像,以往的研究中常常通过增加对比剂用量、浓度或增加X线剂量等扫描条件来实现,但是会增加对比剂的不良反应及X线辐射剂量。光谱CT虚拟单能级成像可以获得满意的血管成像图像,同时降低患者的对比剂用量和辐射剂量。一般来说,高能级水平时图像的对比度较小,而在低能级水平时图像的对比对较大。虚拟单能级图像在不同的能量水平下所具备的能力和特性也不同,在低能级水平条件下,X线的穿透力比较差,图像上组织的对比度明显提高,但同时也带来了高图像噪声;而在高能级水平下,X线的穿透能力增强,不但减低了图像上的硬化伪影,还降低了图像噪声,但同时也降低了组织的对比度。因此,应根据临床的需求,来选择合适的能量水平。研究发现,50keV虚拟单能级图像为显示门静脉血管及肝静脉血管的最佳单能级图像。

十七、肝胆区支架伪影去除

(一) 病例一

【病例摘要】

患者,男,59岁,以"肝动造影并化疗术、栓塞术+胰腺癌粒子植入术、胰腺癌动脉灌注化疗术、胆道造影+胆道引流+胆道支架置入术治疗后"为主诉入院(图6-1-30)。

【扫描方案】

扫描方案同上。

【图例】

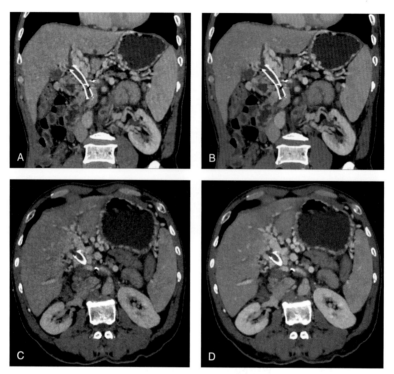

图 6-1-30 胰腺癌粒子植入、肝门部胆管支架术后多参数重建显示图

A、B. 分别为冠状位静脉期常规图像和虚拟单能级 60keV 图像,虚拟单能级图像显示肝门部胆管内支架、胰腺癌内植入粒子较常规图像对比度更高;C、D. 分别为 MPR 静脉期常规图像和虚拟单能级 60keV 图像,虚拟单能级图像显示肝门部胆管内支架及肝门部静脉海绵样变性较常规图像更清晰。

【影像诊断】

肝动造影并化疗术、栓塞术 + 胰腺癌粒子植入术后改变,脾大;门脉海绵样变。

(二) 病例二

【病例摘要】

患者,男,53 岁,以"6 年前患者因黑便、纳差、乏力、皮肤黏膜发黄等症状,至我院诊治,发现 HBsAg 阳性,诊断为乙肝肝硬化,消化道出血,肝性脑病,给予保肝、降氨、降血氨等治疗,并于 6 年前行 TIPSS 术,治疗后好转出院"为主诉入院(图 6-1-31)。

【扫描方案】

扫描方案同上。

【图例】

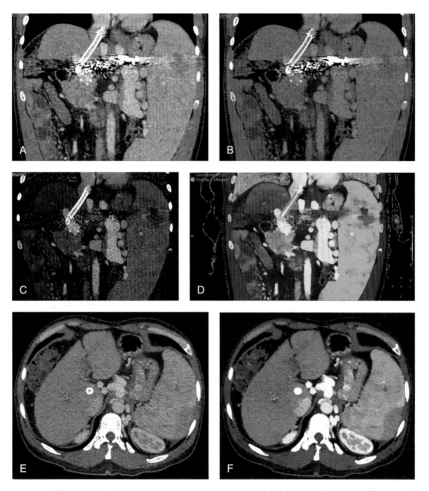

图 6-1-31　TIPSS 术后肝胆区支架伪影去除多参数重建显示图

A~D. 分别为冠状位静脉期常规图像、虚拟单能级 100keV 图像、无水碘密度图和有效原子序数图,虚拟单能级 100keV 图像显示支架周围金属硬化伪影较常规图像减轻,无水碘密度图和有效原子序数图显示支架内管腔较常规图像更清晰;E、F. 分别为轴位静脉期常规图像和虚拟单能级 50keV 图像,虚拟单能级 50keV 图像显示支架内管腔及肝胃间隙曲张静脉较常规图像更清晰。

【影像诊断】

TIPSS 术后改变:支架远端内少量栓子形成。肝硬化,脾大,门静脉高压。

【病例小结】

CT 检查是 TIPSS、栓塞介入治疗后及胆道支架最常用的评估方法,主要通过评估人工支架的通畅情况、支架内是否有血栓形成及栓塞剂周围结构的显示来评估治疗效果。由于常规 CT 的 X 线束是混合能量,当它穿过 CT 值较大的栓塞剂及金属支架区时,便会产生线束硬化伪影,表现为该区域发出的星芒状阴影,由于这些伪影的存在,栓塞剂周边组织的结构及人工血管内的情况显示不清晰,进而导致诊断误差。而光谱扫描所获得的虚拟单能级图像可以减少硬化伪影,MAR 技术可以纠正 X 线穿过金属后产生的光子饥饿现象。所获得的图像不仅提高了对于金属内固定物的观察能力,同时也提高了对周围组织的观察能力。

十八、门脉血栓与癌栓的鉴别

(一) 病例一

【病例摘要】

患者,女,48 岁,以"右半肝切除术 + 脾脏切除 + 门奇静脉断流术改变"为主诉入院(图 6-1-32)。

【扫描方案】

扫描方案同上。

【图例】

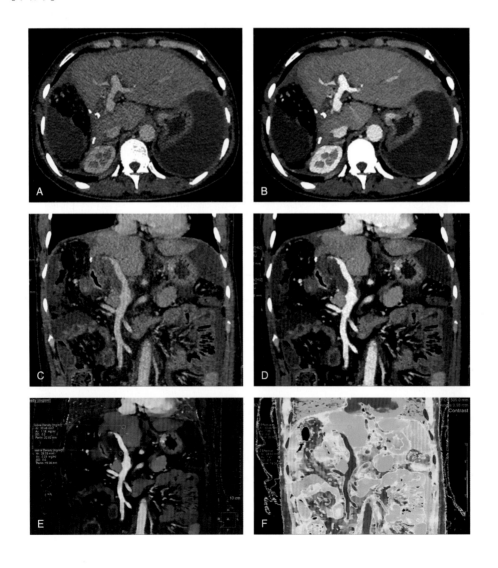

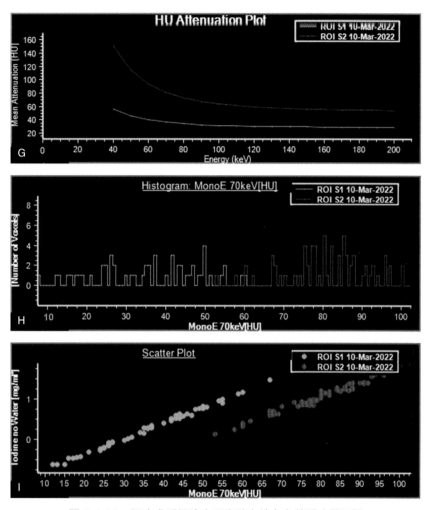

图 6-1-32 肝癌术后门脉主干腹壁血栓多参数重建显示图

A、B. 轴位常规图像和虚拟单能级 50keV 图像,肝右叶术后,虚拟单能级图像显示门脉较常规图像对比度更高;C~F. 冠状位常规图像、虚拟单能级 50keV 图像、无水碘密度图和有效原子序数图,虚拟单能级 50keV 图像显示门脉主干管腔内附壁血栓较常规图像更加清晰,无水碘密度图显示门脉内血栓(ROI S1)无碘摄取,低于正常肝实质(ROI S2),有效原子序数图直观显示门脉内血栓为黄色;G~I. ROI S1 和 S2 光谱功能图,光谱衰减曲线显示 ROI S1 和 S2 二者曲线走行及斜率不一致,光谱直方图和光谱散点图显示二者 CT 密度和碘含量基本无重叠。

【影像诊断】

"右半肝切除术 + 脾脏切除 + 门奇静脉断流术"术后改变,门脉主干及脾静脉内血栓形成。

(二)病例二

【病例摘要】

患者,男,73 岁,以"肝恶性肿瘤骶尾部转移放疗后 3 个月余"为主诉入院(图 6-1-33)。

【扫描方案】

扫描方案同上。

【图例】

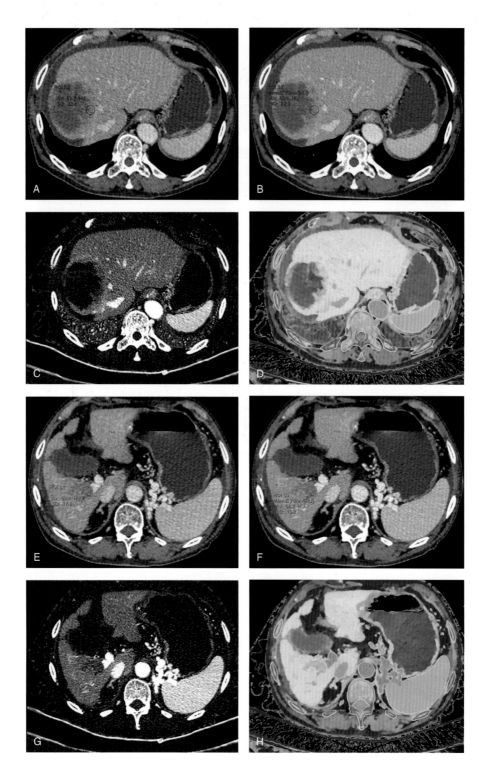

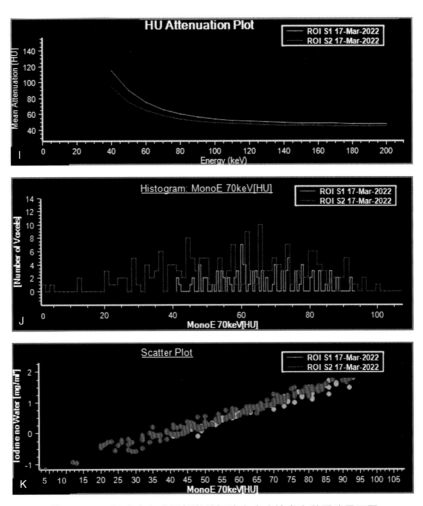

图 6-1-33　肝癌介入术后复发伴门脉右支癌栓多参数重建显示图

A~D. 分别为静脉期轴位常规图像、虚拟单能级 70keV 图像、无水碘密度图和有效原子序数图,虚拟
单能级图像显示肝右叶 HCC 术后复发对比度较常规图像更高,无水碘密度图和有效原子序数图显
示病灶周围(ROI S2)有强化及碘摄取;E~H. 分别为静脉期轴位常规图像、虚拟单能级 70keV 图像、
无水碘密度图和有效原子序数图,虚拟单能级图像显示门脉右支内充盈缺损较常规图像更清晰,无
水碘密度图和有效原子序数图显示门脉内癌栓(ROI S1)有碘摄取;I~K. 为 ROI S1 和 S2 光谱功能
图,光谱衰减曲线显示 ROI S1 和 S2 二者曲线走行及斜率基本一致,光谱直方图和光谱散点图显示
二者 CT 密度和碘含量基本重叠。

【影像诊断】

肝癌介入术后复发,右支癌栓形成。

(三)病例三

【病例摘要】

患者,男,61 岁,以"食管、胃底静脉曲张套扎术后"为主诉入院(图 6-1-34)。

【扫描方案】

扫描方案同上。

【图例】

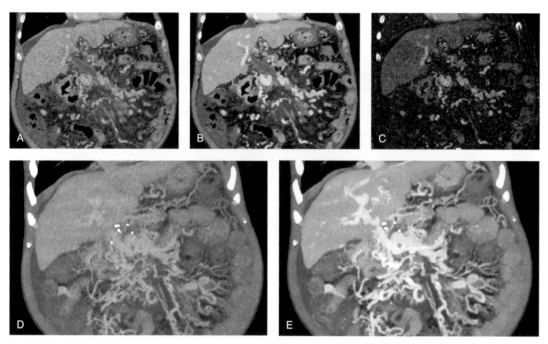

图 6-1-34　肝硬化伴门脉系统弥漫血栓多参数重建显示图

A~C. 分别为静脉期冠状位常规图像、虚拟单能级 50keV 图像和无水碘密度图,虚拟单能级图像显示门脉主干内弥漫血栓较常规图像更清晰,无水碘密度图显示门脉内血栓基本无碘摄取;D、E. 分别为静脉期冠状位常规 MIP 图像和虚拟单能级 50keV MIP 图像,虚拟单能级图像显示门脉周围海绵样变、多发侧支血管形成较常规图像对比度更高。

【影像诊断】

肝硬化,腹腔积液,门静脉高压。门脉及肠系膜上静脉栓子,门脉海绵样变性。

（四）病例四

【病例摘要】

患者,男,57 岁,以"发现肝硬化 10 天,腹胀、恶心"为主诉入院(图 6-1-35)。

【扫描方案】

扫描方案同上。

【图例】

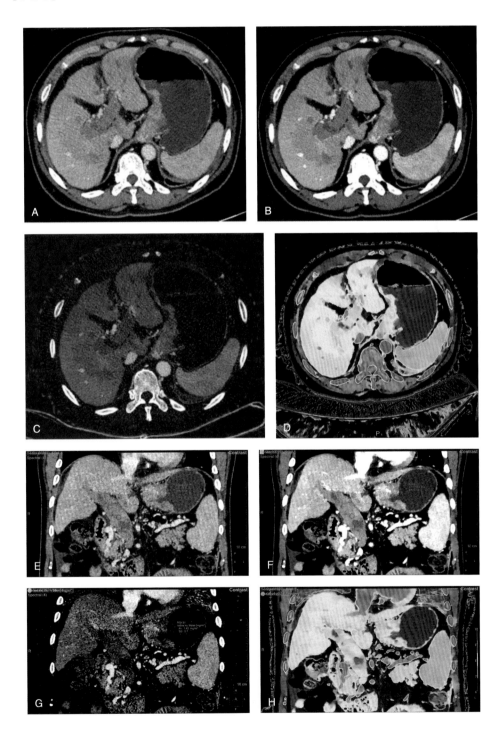

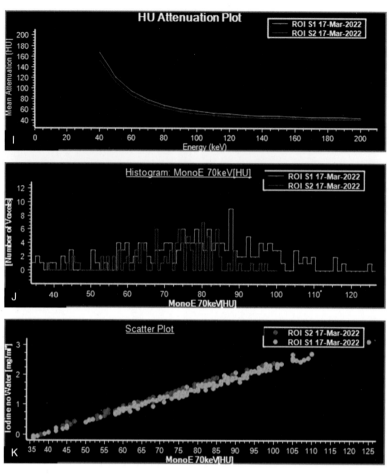

图 6-1-35　贲门癌伴门脉系统弥漫癌栓多参数重建显示图

A~D. 分别为轴位常规图像、虚拟单能级 50keV 图像、无水碘密度图和有效原子序数图,虚拟单能级图像显示贲门管壁软组织和门脉左右分支内癌栓较常规图像对比度增高,无水碘密度图和有效原子序数图显示门脉内栓子有碘摄取;E~H. 分别为冠状位常规图像、虚拟单能级 50keV 图像、无水碘密度图和有效原子序数图,显示贲门病变(ROI S1)及门脉主干内充盈缺损(ROI S2),虚拟单能级图像和有效原子序数图较常规图像更加清晰;I~K. 为 ROI S1 和 S2 光谱功能图,光谱衰减曲线显示 ROI S1 和 S2 二者曲线走行及斜率基本一致,光谱直方图和光谱散点图显示二者 CT 密度和碘含量基本重叠。

【影像诊断】

贲门癌,合并门脉主干及左右分支癌栓形成;肝硬化。

【病例小结】

门静脉癌栓和血栓在临床上较为常见,虽然癌栓发病率较血栓高,但两者在影像学上有较多相似之处,准确鉴别门静脉血栓和癌栓对两种疾病诊断和治疗方案选择,以及内科溶栓和手术处理癌栓等均有重要参考价值,直接关系患者预后。门静脉血栓常见于肝硬化、脾切除术后、急性胰腺炎等,而门静脉癌栓则多见于肝癌。门静脉血栓栓塞部位好发于主干,可经主干沿血流方向向左右蔓延。血栓的主要成分为纤维机化组织,伴有钙盐沉着,故显示为高密度。CT 光谱成像在门静脉血栓和门静脉癌栓中有不同 CT 值表现,碘密度值图显示门脉内血栓无碘摄取，癌栓有碘摄取，门脉内血栓的光谱衰减曲线显示肝脏和门脉内栓子二者曲线走行及斜率不一致，光谱直方图和光谱散点图显示二者 CT 密度和碘含量基本无重叠；门脉癌栓光谱衰减曲线显示肝脏和门脉内栓子二者曲线走行及斜率基本一致，光谱直方图和光谱散点图显示二者 CT 密度和碘含量基本重叠。

（吕培杰　苏　蕾　柴亚如　詹鹏超　刘娜娜　王小鹏　黄　瑞）

第二节　胰　　腺

一、胰腺小病灶的检出

【病例摘要】

患者 1：男，39 岁，晕厥 1 个月余，血糖 1.76mmol/L，胰岛素 12.6μU/mL（图 6-2-1）。

患者 2：男，58 岁，确诊胰腺神经内分泌肿瘤 10 年余，CEA 7.06ng/mL，CA19-9 51.80U/mL（图 6-2-2）。

【扫描方案】

扫描参数：扫描范围从膈顶到耻骨联合，采用常规腹部模式螺旋扫描，管电压为 120kVp，自动管电流 100~400mA，转速 0.5 秒 / 周，螺距 1.0，重建图像层厚 1.00mm，层间距 1.00mm，增强扫描选用 350mgI/mL 对比剂 85mL，流速为 3mL/s，采用阈值触发的方式进行螺旋扫描，动脉期在 CT 值达到 100Hu 单位以后，延迟 6 秒扫描。图像采用迭代重建算法进行重建，光谱数据包 SBI 自动重建。在工作站利用软件进行光谱参数图像分析，包括虚拟单能级图像、碘密度值图、有效原子序数图及能谱曲线。

【图例】

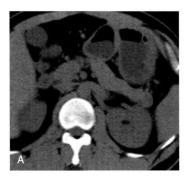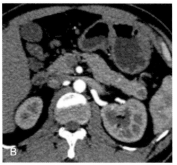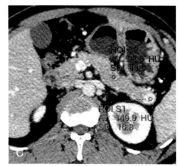

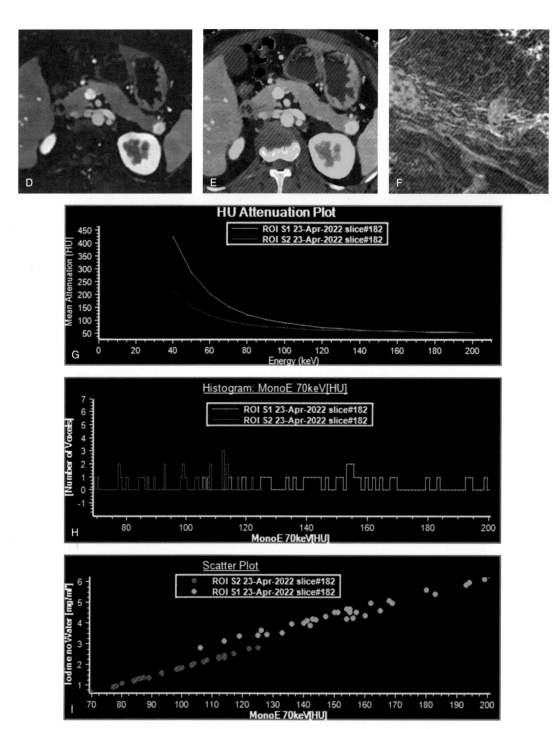

图 6-2-1　胰腺神经内分泌肿瘤富血供病灶的检出示意图

A~C. 分别为 CT 平扫及动脉、静脉期图像,显示胰腺尾部动静脉期见渐进性明显强化结节影;D. 碘基图显示静脉期病灶较邻近实质强化程度高;E. 有效原子序数图显示病变部位胰腺组织伪彩图与周围胰腺组织对比鲜明;F. 病理图;G. 为静脉期能谱曲线,其中蓝色线为病灶曲线,紫色线为正常实质曲线,两条曲线不重合,表明来源不同;H、I. 直方图及散点图,光谱直方图和光谱散点图显示二者 CT 密度和碘含量不重叠。

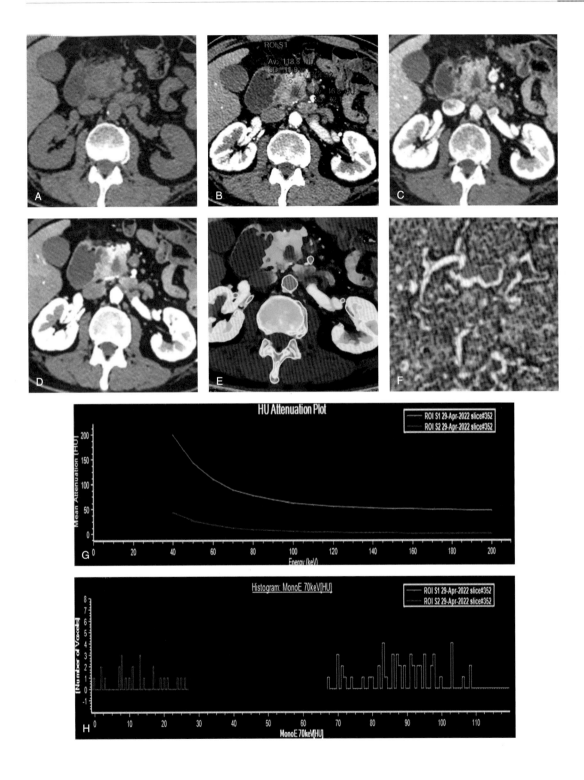

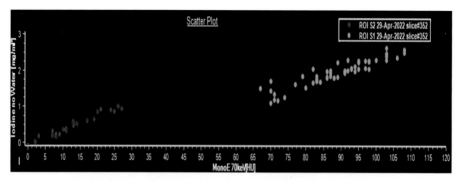

图 6-2-2 胰腺神经内分泌肿瘤乏血供病灶的检出示意图

A~C. 分别为 CT 平扫及动脉、静脉期图像,显示胰腺体部动静脉期见轻度强化结节影;D. 动脉期能谱增强 50keV 单能图像;E. 有效原子序数融合图显示病变部位胰腺组织伪彩图与周围胰腺组织对比鲜明;F. 病理图;G. 为静脉期能谱曲线,其中紫色线为病灶曲线,蓝色线为正常实质曲线,两条曲线不重合,表明来源不同;H、I. 直方图及散点图,光谱直方图和光谱散点图显示二者 CT 密度和碘含量不重叠。

【影像诊断】

患者 1:胰腺神经内分泌肿瘤(胰尾部)。

患者 2:胰腺神经内分泌瘤(胰头部)。

【鉴别诊断】

1. **胰腺囊腺瘤或囊腺癌** 多见于中老年女性,病变以囊性成分为主,内可见间隔,间隔呈轮辐状,并可见条片状钙化,分隔及壁结节可有强化。

2. **胰腺癌** 为胰腺恶性肿瘤,中老年人中多见,易坏死、囊变,但为低血供病变,界限不清,多有胆管、胰管明显扩张,血管受侵,常见淋巴结及肝脏转移。

3. **胰腺实性假乳头状瘤** 主要发生于年轻女性,主要 CT 表现为囊实性肿块,边缘清楚,多突出于胰腺表面,可以合并出血,钙化较常见(边缘弧形或蛋壳样钙化),肿瘤实性成分增强后呈渐进性中等强化。

【病例小结】

胰腺神经内分泌肿瘤(pancreatic neuroendocrine neoplasm,pNENs)是一种相对少见的胰腺肿瘤,是起源于肽能神经元和神经内分泌细胞的异质性肿瘤,占所有胰腺肿瘤的 1%~2%。依据激素的分泌状态和患者临床表现,可分为功能性和无功能性神经内分泌肿瘤。其中功能性 pNENs 即使在体积较小时,也可因分泌过量激素如胰岛素、促胃液素等,影响机体功能,相对容易被发现;直径 ≤2cm 的非功能性 PNENs 则由于体积小、发病隐匿及无明显症状而容易被漏诊,多数在产生局部组织压迫症状时才被发现。CT 和 MRI 可较为准确地进行诊断,然而对直径小于 1cm 的 pNENs 的病灶检出率小于 50%;由于功能性 pNENs 的直径多小于 2cm,且组织密度与正常胰腺相差不大,故传统的体表超声、CT、MRI 及生长抑素受体显像检查诊断病变的灵敏度较低,致使约 30% 的 pNENs 无法做到术前准确定位。双层光谱探测器 CT 碘基图像和低能级单能量图像能够突显 pNENs 病灶内的碘对比剂,提高增强 CT pNENs 病灶 CT 值和对比噪声比,有助于提高 pNENs 病灶的检出率,比常规 CT 具有更高的灵敏度。40keV VMI 中 pNENs 病灶 CNR 最高,而图像噪声仍低于 PI。有效原子序数图伪彩显示提高病灶的可视化,使病变部位胰腺组织与正常胰腺组织形成鲜明对比。光谱 CT 的虚拟单能级、碘密度值图和有效原子序数图可以更好地显示病变部位胰腺组织范围,并提高病变的检出率。

二、胰腺癌与肿块型胰腺炎的鉴别诊断

【病例摘要】

患者 1:女,65 岁,腹痛 1 周,发现胰腺占位 1 周,CA125 47.2U/mL ↑,CA19-9 1 726.00U/mL ↑(图 6-2-3)。

患者 2:男,42 岁,腹胀 5 个月余,无明显异常指标(图 6-2-4)。

患者 3:男,75 岁,全身皮肤黏膜伴巩膜黄染 10 天。C 反应蛋白 11.83mg/L ↑(图 6-2-5)。

【扫描方案】

扫描参数:扫描范围从膈顶到耻骨联合,采用常规腹部模式螺旋扫描,管电压为 120kVp,自动管电流 100~400mA,转速 0.5 秒 / 周,螺距 1.0,重建图像层厚 1.00mm,层间距 1.00mm,增强扫描选用 350mgI/mL 对比剂 85mL,流速为 3mL/s,采用阈值触发的方式进行螺旋扫描,动脉期在 CT 值达到 100Hu 以后,延迟 6 秒扫描。图像采用迭代重建算法进行重建,光谱数据包 SBI 自动重建。在工作站利用软件进行光谱参数图像分析,包括虚拟单能级图像、碘密度值图、有效原子序数图及能谱曲线。

【图例】

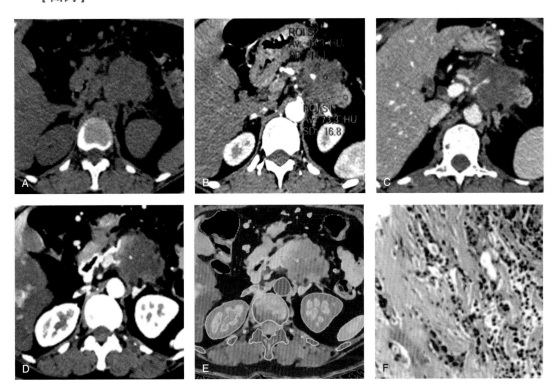

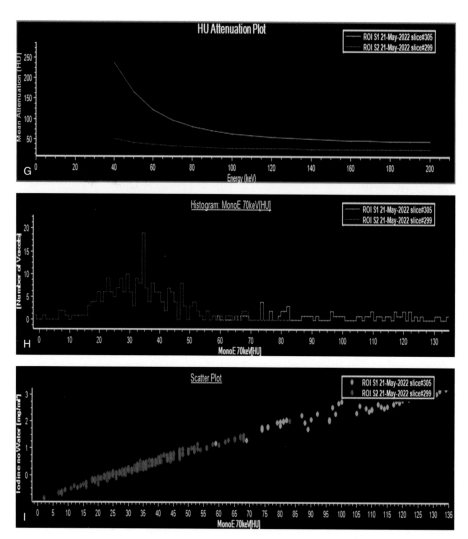

图 6-2-3 胰腺癌光谱 CT 示意图

A~C. 分别为 CT 平扫及动脉、静脉期图像,显示胰体部见软组织密度影,增强扫描呈渐进性轻度强化;D. 动脉期能谱增强图像 40keV 图像;E. 有效原子序数融合图显示病变部位胰腺组织伪彩图与周围胰腺组织对比鲜明;F. 病理图;G. 动脉期能谱曲线,其中紫色线为病灶曲线,蓝色线为正常实质曲线,两条曲线不重合,表明来源不同;H、I. 直方图及散点图,光谱直方图和光谱散点图显示二者 CT 密度和碘含量不重叠。

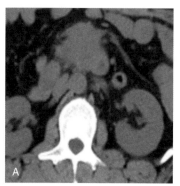
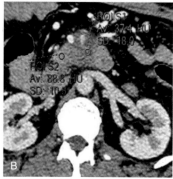
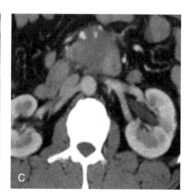

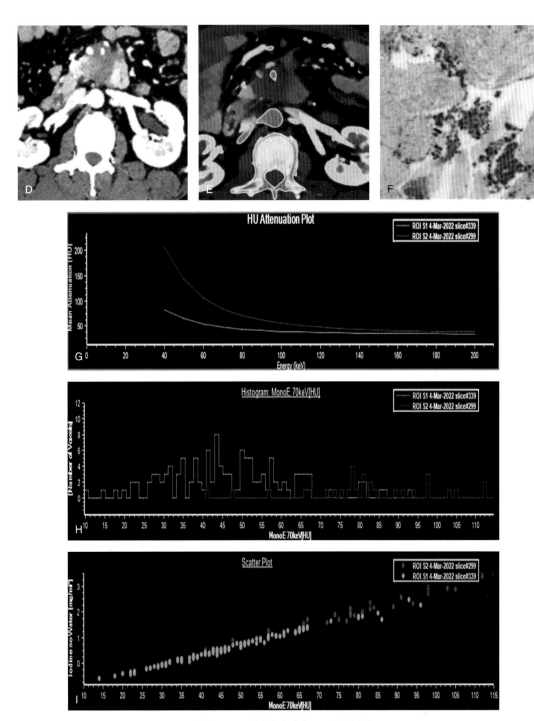

图 6-2-4　胰腺癌光谱 CT 示意图

A~C. 分别为 CT 平扫及动脉、静脉期图像,显示胰腺体部动静脉见不规则软组织肿块影,增强扫描可见轻度强化;D. 动脉期能谱增强图像 40keV 图像;E. 有效原子序数融合图显示病变部位胰腺组织伪彩图与周围胰腺组织对比鲜明;F. 病理图;G. 静脉期能谱曲线,其中紫色线为正常实质曲线,蓝色线为病灶曲线;H、I. 矩形图及散点图。

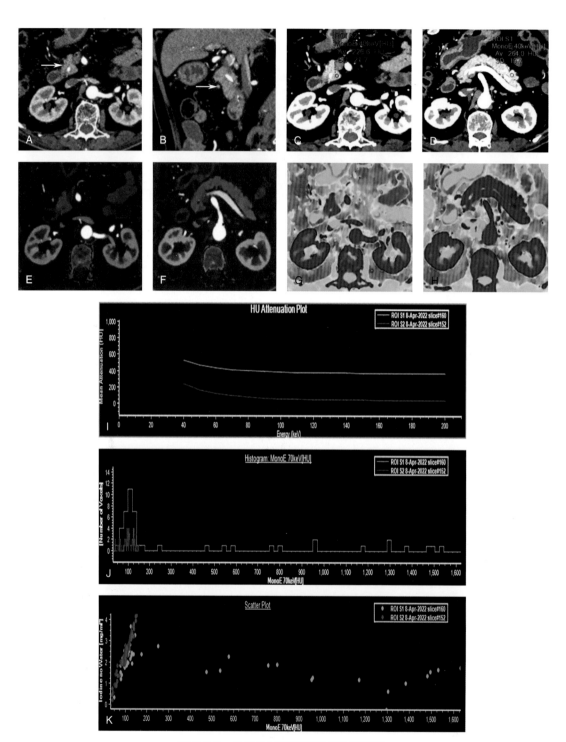

图 6-2-5 肿块性胰腺炎光谱 CT 示意图

A. 动脉期轴位；B. 动脉期矢状位常规图像显示胰头部形态饱满，增强扫描中度强化；C、D. 动脉期能谱增强图像 40keV 图像；E、F. 碘密度值图测量病变部位胰腺组织碘基值低于周围正常胰腺组织碘基值；G、H. 有效原子序数融合图病变部位胰腺组织伪彩图与周围胰腺组织对比鲜明；I. 静脉期能谱曲线，其中紫色线为病灶曲线，蓝色线为正常实质曲线，两条曲线不重合，表明来源不同；J、K. 直方图及散点图，光谱直方图和光谱散点图显示二者 CT 密度和碘含量不重叠。

【影像诊断】

患者 1：胰腺癌。

患者 2：胰腺癌。

患者 3：肿块型胰腺炎（胰头）。

【病例小结】

胰腺癌是胰腺最常见的肿瘤，绝大多数起源于胰管上皮细胞，仅极少部分起源于腺泡上皮。胰腺癌为乏血供肿瘤，是全球第 1、2 位常见的恶性肿瘤，也是癌症死亡的第 7 大原因，5 年生存率仅为 10%。由于缺乏适当的筛查和诊断方法、胰腺位置深、组织活检困难、肿瘤进展快及治疗应答率低，其发病率与死亡率几乎一致。胰腺癌早期多无特异性临床表现，随病情进展可出现腹痛及其他消化道症状，与肝胆疾病、胃肠疾病等较类似，易造成漏诊或误诊。

慢性胰腺炎是指由于各种不同病因引起胰腺组织和功能的持续性损害，其病理特征为胰腺纤维化。临床以反复发作的上腹疼痛、胰腺外分泌功能不全为主要症状，并有胰腺内分泌功能不全、胰腺实质钙化、胰管结石和胰腺假性囊肿形成。慢性肿块型胰腺炎（chronic mass pancreatitis，CMP）是慢性胰腺炎的特殊类型，最早由 Sarles 于 1961 年提出，又称局灶性胰腺炎或假肿瘤性胰腺炎。其发病原因国内以胆源性为主，国外以慢性酒精中毒为主，其他原因还包括遗传性、高血脂和自身免疫异常等。病理特点为局限于胰头和钩突部的节段性慢性炎性介质反应，因炎性介质反应迁延不愈，持续不断地发展，导致胰腺组织坏死、纤维化和萎缩及炎性细胞浸润，从而衍生局限性的胰头部肿块。临床主要表现为顽固性上腹疼痛不适、梗阻性黄疸和胰腺内外分泌功能衰退等多种症状。

常规 CT 上二者表现相近，对于二者鉴别较困难，而光谱 CT 除了提供常规 CT 的所有参数以外，碘密度图像通过定量测量摄碘值，提示胰腺炎与胰腺癌之间碘密度的差别；有效原子序数伪彩图显示提高病灶的可视化，使病变部位胰腺组织与正常胰腺组织形成鲜明对比。光谱 CT 的虚拟单能级、碘密度值图和有效原子序数图可以更好地显示病变部位胰腺组织范围，提高病变的检出率。光谱曲线通过两组病变组织与正常胰腺实质的对比，进行鉴别诊断。

三、转移性胰腺癌的诊断与鉴别

【病例摘要】

患者 1，女，67 岁，确诊肾癌 2 年余。CT 检查提示十二指肠及胰尾部多发团块状软组织密度影（图 6-2-6）。

患者 2：男，74 岁，咯血 10 个月余。CT 检查提示左下肺占位，胰尾部占位，病理提示肺 CA（图 6-2-7）。

【扫描方案】

扫描参数：扫描范围从膈顶到耻骨联合，采用常规腹部模式螺旋扫描，管电压为 120kVp，自动管电流 100~400mA，转速 0.5 秒 / 周，螺距 1.0，重建图像层厚 1.00mm，层间距 1.00mm，增强扫描选用 350mgI/mL 碘对比剂 85mL，流速为 3mL/s，采用阈值触发的方式进行螺旋扫描。图像采用迭代重建算法进行重建,光谱数据包 SBI 自动重建。在工作站利用软件进行光谱参数图像分析,包括虚拟单能级图像、碘密度值图、有效原子序数图及有效原子序数融合图。

【图例】

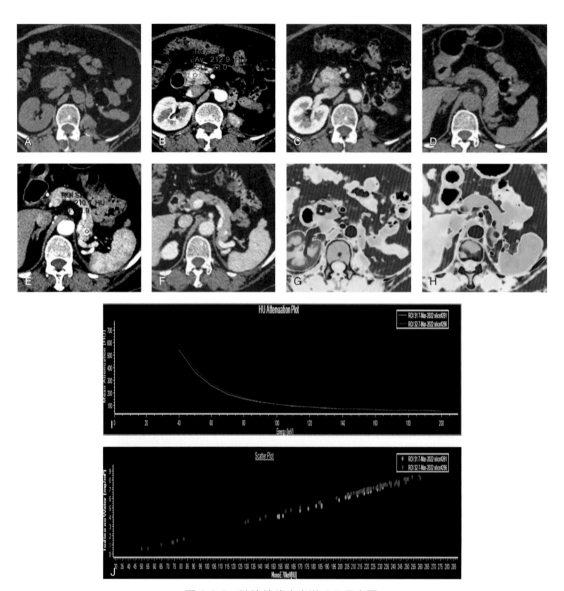

图 6-2-6 胰腺转移癌光谱 CT 示意图

A~C. 分别为(轴位)CT 平扫、动脉、静脉期图像,胰头区、十二指肠降段见多发软组织密度影,形态不规则,增强扫描不均匀强化;D~F. 分别为(轴位)CT 平扫、动脉、静脉期图像,胰尾部见类圆形肿块影,增强扫描明显强化;G、H. 有效原子序数融合图显示病变部位胰腺组织伪彩图与周围胰腺组织对比鲜明;I. 动脉期能谱曲线,其中蓝色线为胰头病灶曲线,紫色线为胰尾病灶曲线,两条曲线重合,表明来源相同;J. 散点图,光谱散点图显示二者 CT 密度和碘含量重叠。

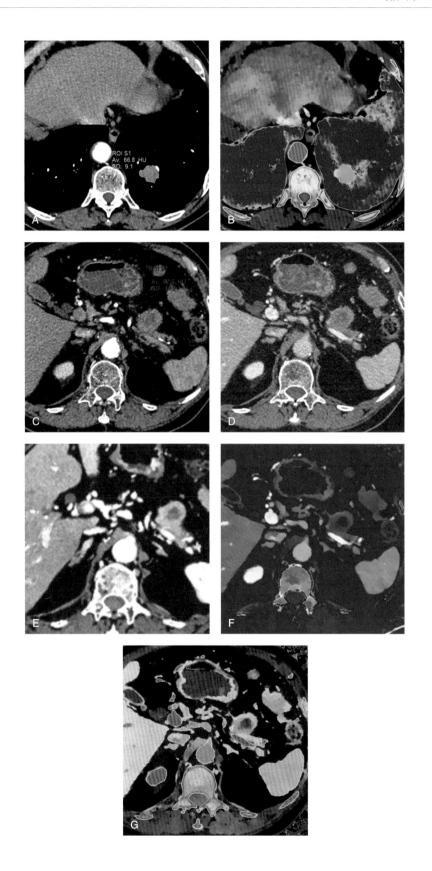

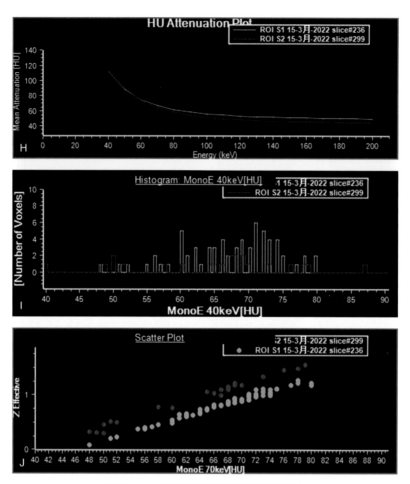

图 6-2-7 胰尾转移癌光谱 CT 示意图

A. 为(轴位)CT 动脉期图像,左肺下叶见结节影,增强轻中度强化;B. 有效原子序数融合图,病变部位与周围正常结构对比鲜明;C、D. 分别为(轴位)CT 动脉期、静脉期常规图像显示胰尾部见软组织密度影,增强扫描呈不均匀轻中度强化;E. 40keV 动脉期单能曲线;F. 碘密度值图测量病变部位胰腺组织碘基值低于周围正常胰腺组织碘基值;G. 有效原子序数融合图病变部位胰腺组织伪彩图与周围胰腺组织对比鲜明;H. 动脉期能谱曲线,其中绿色线为肺部病灶曲线,紫色线为胰腺病灶曲线,两条曲线重合,表明来源相同;I、J. 直方图及散点图,光谱直方图和光谱散点图显示二者 CT 密度和碘含量重叠。

【影像诊断】

患者 1:肾癌,胰腺转移癌。

患者 2:肺癌,胰腺转移癌。

【鉴别诊断】

1. 肿块型慢性胰腺炎表现为胰腺局限性增大,特别是位于胰头部的胰头增大与胰头单发转移癌极为相似,以下几点可以鉴别:胰头增大,外形光滑无分叶;增强图上密度均匀;胆总管正常或扩张,但形态规则;胰周血管或脏器无明显侵犯;胰头部可见到钙化。

2. 转移性多发肿物与转移性胰腺弥漫性肿大应与急性胰腺炎、全胰癌鉴别。急性坏死型胰腺炎有时因低密度坏死与胰实质紧贴在一起似胰腺多发性弥漫转移,但强化后实质边界不清,胰周有低密度水肿带,临床症状典型可以鉴别。部分全胰癌表现为胰腺多发病灶和灶性弥漫性肿大时,二者鉴别较困难,须紧密结合临床病史。

【病例小结】

胰腺转移癌较为少见,文献报道原发癌常见依次为乳腺癌、肺癌、肾癌、胃癌、结肠癌、黑色素瘤、肝细胞癌、甲状腺癌和前列腺癌。尸解报告胰腺转移癌的发生率为3%~11.6%,可见胰腺是转移癌的好发部位,而且原发癌有一定的倾向性。胰腺转移癌的CT表现多种多样,大致分为三种情况,即单发不规则肿块、多发肿物和胰腺弥漫性肿大,以单发肿块最多见,而单发肿块多位于胰头部。CT上平扫为低密度,边缘较清晰,密度比较均匀。强化图上常为均匀增强,较大转移灶,常为环状周边强化。如果原发癌为乳腺癌、肾癌、甲状腺癌的胰腺转移,则胰腺转移瘤可呈明显的强化改变,其表现类似于胰岛细胞瘤的表现。从局部表现很难与原发肿瘤区别,必须密切结合临床及其他一些间接征象加以辨别。

光谱CT可以借助单能量图像(monochromatic energy image)测得感兴趣区所对应的碘基值、水基值和能谱曲线不同,从而给予诊断转移瘤以及鉴别转移瘤与原发灶是否同源提供更多的依据。胰腺肿瘤的动脉期和静脉期能谱曲线与正常胰腺的明显不同,在相同的keV下,胰腺正常组织强化的CT值均高于胰头占位,其强化程度低于正常胰腺组织。转移性淋巴结与非转移性淋巴结在动、静脉双期碘浓度、有效原子序数及能谱曲线斜率上均有差异,可以为胰头部病灶是否为转移瘤的诊断提供较为可靠的依据。但因转移瘤容易发生坏死,其病灶含实性成分的多少不同导致其强化特点与原发灶不尽相同,造成其能谱曲线也会有差异,此时还需要结合间接图像征象进行综合评价。

四、胰腺癌周围血管的评估

【病例摘要】

患者1:男,72岁,确诊结肠癌3个月余,CEA 12.30ng/mL,CA125 94.40U/mL(图6-2-8)。

患者2:女,83岁,餐后、夜间上腹痛6个月余,确诊胰腺恶性肿瘤5个月余,CA19-9 110U/mL↑,D-二聚体2.92mg/L↑(图6-2-9)。

【扫描方案】

扫描参数:扫描范围从膈顶到耻骨联合,采用常规腹部模式螺旋扫描,管电压为120kVp,自动管电流100~400mA,转速0.5秒/周,螺距1.0,扫描层厚为5mm,重建图像层厚1.00mm,层间距1.00mm。对比剂用量70~90mL,注射速度3.5~4.0mL/s,注射6mL生理盐水后注射对比剂,最后再注射20mL生理盐水。阈值监测区放置于主动脉弓背侧,阈值达到150Hu后延迟6秒启动扫描。图像采用迭代重建算法进行重建,光谱数据包SBI自动重建。所有图像获取后,在Philips ISP工作站软件进行光谱参数图像分析,包括虚拟单能级图像、碘密度值图、有效原子序数图及有效原子序数融合图。

【图例】

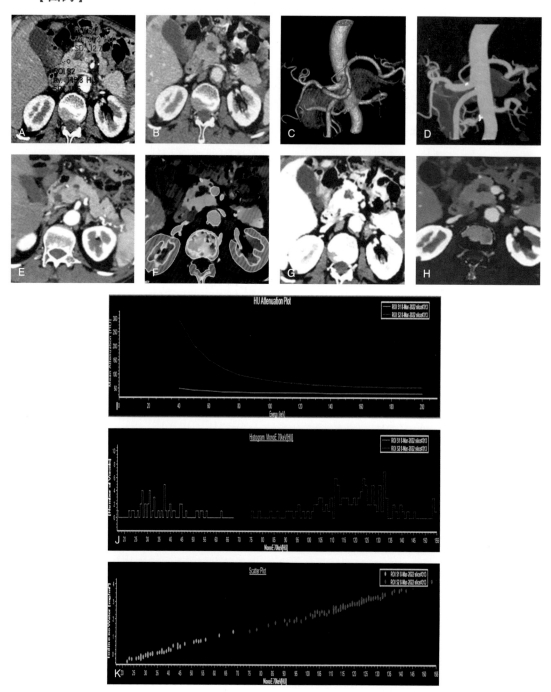

图 6-2-8　胰腺癌侵犯十二指肠上动脉分支示意图

A、B. 分别为 CT 轴位动脉期、静脉期常规图像,显示胰头可见肿块影,强化程度低于胰腺实质;C、D.VR 及 MIP 图像显示正常胰腺、胰周血管;E. 动脉期能谱增强图像 60keV 图像;F. 有效原子序数融合图病变部位胰腺组织伪彩图与周围胰腺组织对比鲜明;G. 为动脉期能谱增强图像 40keV 图像;H. 碘基图显示动脉期病灶较邻近实质强化程度低;I. 为静脉期能谱曲线,其中蓝色线为病灶曲线,紫色线为正常实质曲线,两条曲线不重合,表明来源不同;J、K. 直方图及散点图,光谱直方图和光谱散点图显示二者 CT 密度和碘含量不重叠。

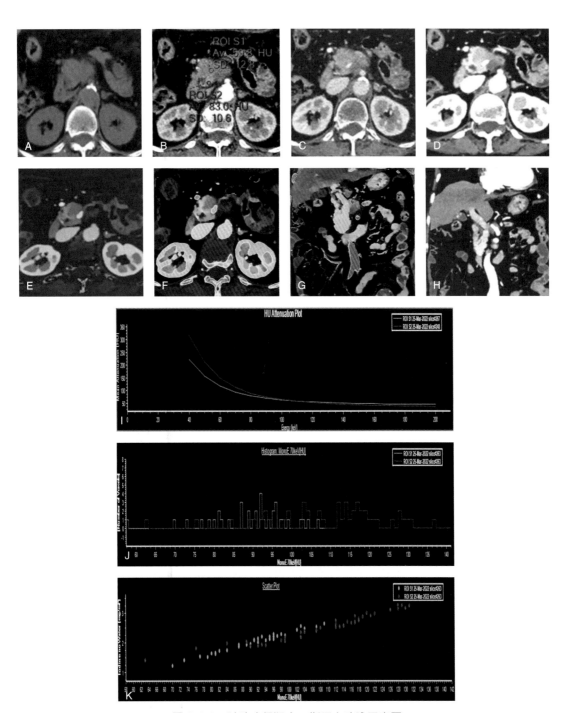

图 6-2-9　胰腺癌侵犯十二指肠上动脉示意图

A~C. 分别为 CT 平扫及动脉、静脉期图像,显示胰头部见软组织密度影,增强扫描呈渐进性强化,可见十二指肠上动脉受侵;D. 动脉期能谱增强图像 50keV 图像;E. 碘基图显示动脉期病灶较邻近实质强化程度低;F. 有效原子序数融合图显示病变部位胰腺组织伪彩图与周围胰腺组织对比鲜明;G、H. 有效原子序数图及动脉期 40keV 单能图像的冠状位,显示血管受侵范围;I. 为静脉期能谱曲线,其中蓝色线为病灶曲线,紫色线为正常实质曲线,两条曲线不重合,表明来源不同;J、K. 直方图及散点图,光谱直方图和光谱散点图显示二者 CT 密度和碘含量不重叠。

【影像诊断】

患者 1：结肠癌，胰腺转移。

患者 2：(胰头占位)导管腺癌。

【病例小结】

胰腺是人体的第二大腺体，在消化系统和内分泌系统中起着重要作用，由于胰腺在人体内的特殊解剖位置以及与周围器官和血管的复杂毗邻关系，长期以来一直是局部解剖学和影像解剖学的教学重点，近年来胰腺癌的发病率逐年升高，胰腺癌的外科手术切除是延长患者生命、提高生活质量的有效途径。但是，由于医生在术前很难判断肿瘤形态以及其与周围器官或血管的关系，导致胰腺癌准确切除较为困难，手术难度加大，手术成功率相对较低。基于 CT 技术行胰腺及周围血管的三维重建可较大程度提高胰腺病变的诊断率。常规技术包括：表面覆盖法(SSD)、最大密度投影法(MIP)、容积显示技术(VR)及多平面重建(MPR)等。胰腺周围的血管十分丰富，其走行也很不规则，根据需要分别显示腹主动脉、腹腔干、肝总动脉、脾动脉、脾静脉、肠系膜上动脉、肠系膜上静脉和肝门静脉等，从而观察出正常的血管和部分已受胰腺肿瘤侵犯的血管。VR 能容易地重建出胰腺周围的大动脉，并观察它们与胰腺之间的关系，立体感强，但是由于需要人工设置 CT 值范围。因此不能客观地反映血管狭窄情况，临床应用受到限制；MIP 结合 MPR、MPVR 就克服了 VR 的缺点，能够重建出各支动脉、静脉。

光谱 CT 在血管成像的优越性：①一次常规扫描自动获得常规 CT 信息和双能量信息，不需专门设置双能量扫描模式序列；②探测器采集到的数据以基数据包形式存储，可在回顾性研究中直接调用进行多参数重建；③两套不同能量的图像在时间和空间上完全配准，有助于削减伪影。虚拟单能量成像(virtual monoenergetic image, VMI)低能级 VMI(40~60keV)提高了动脉的对比噪声比(CNR)，有助于改善胰腺周围 CT 血管成像(CTA)中小动脉分支的成像质量。同时最佳单能量图像能够清晰显示出胰腺自身情况及使胰腺病灶与周围组织具有良好的对比度。根据能谱曲线的斜率和形态确定组织成分，观测胰腺周围血管受侵犯程度。能谱曲线与有效原子序数图、碘密度图联合可用于鉴别受侵犯组织及正常血管的成分，以利于治疗方案的确定。有效原子序数图与能谱曲线结合可以为鉴别物质成分、实现物质分离提供更加丰富的信息。

五、环状胰腺的评估

【病例摘要】

患者，男，61 岁，间断脓血便 2 个月余，胃镜示：胃小弯侧黏膜慢性炎症急性化伴肠化生(图 6-2-10)。

【扫描方案】

扫描参数：扫描范围从膈顶到耻骨联合，采用常规腹部模式螺旋扫描，管电压为 120kVp，自动管电流 100~400mA，转速 0.5 秒 / 周，螺距 1.0，重建图像层厚 1.00mm，层间距 1.00mm，增强扫描选用 350mgI/mL 对比剂 85mL，流速为 3mL/s，采用阈值触发的方式进行螺旋扫描。图像采用迭代重建算法进行重建，光谱数据包 SBI 自动重建。在工作站软件利用 Spectral CT View 软件进行光谱参数图像分析，包括虚拟单能级图像、碘密度值图、有效原子序数图及有效原子序数融合图。

【图例】

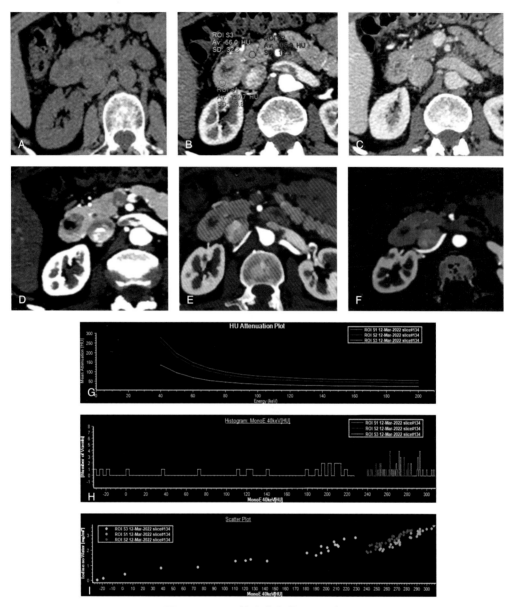

图 6-2-10　环状胰腺光谱 CT 示意图

A、B、C. 分别为 CT 平扫及动脉、静脉期图像,显示胰腺头部体积增大,包绕十二指肠降部,被包绕的十二指肠降部管腔狭窄。增强扫描环状胰腺强化程度稍高于正常胰腺组织,内见呈环状线形强化的十二指肠黏膜;D. 动脉期能谱增强图像 40keV 单能图像;E. 碘基图显示环状胰腺较邻近实质强化程度稍高;F. 有效原子序数图显示病变部位伪彩图与周围胰腺组织对比鲜明;G. 为动脉期能谱曲线,其中蓝色线为环状胰腺实质曲线,紫色线为正常实质曲线,绿色线为十二指肠组织曲线,其中蓝色曲线稍高于紫色曲线,且蓝紫曲线斜率相同,表明二者来源相同,二者与绿色曲线斜率不同,表明其来源不同;H、I. 直方图及散点图,光谱直方图和光谱散点图显示环状胰腺 CT 密度和碘含量稍高于正常胰腺实质。

【影像诊断】

环状胰腺。

【鉴别诊断】

1. 先天性十二指肠闭锁　偶可见于新生儿,病变位于十二指肠降段,出生后即频繁呕吐,呕出物可含有胆汁,胃肠造影时钡剂完全不能通过,下段肠管内无气体。手术时可见十二指肠降段无胰腺组织环绕。

2. 先天性幽门肥厚症　多在生后数周出现反胃和呕吐,呕吐物中不含胆汁,上腹部较膨隆,可有胃蠕动波,95%~100% 的患儿在右上腹可扪及橄榄状肿块。胃肠钡剂造影见胃扩张,幽门管变细、变长,胃排空时间延长等。

3. 胰头或乏特壶腹部肿瘤　环状胰腺伴黄疸的患者,尤其是老年人,应与胰头或十二指肠乳头肿瘤鉴别。后者胃肠造影可见十二指肠环扩大,降部内缘受压变形,黏膜皱襞破坏,并有充盈缺损、倒 "3" 字征、双边征等。CT 或 MRI 检查可以发现胰头或十二指肠乳头肿瘤,对鉴别诊断意义较大。

【病例小结】

环状胰腺(annular pancreas,AP)是一种罕见的胚胎发育缺陷性先天性异常,其发病率与性别无关,多见于新生儿,胰腺组织以环状或钳状包绕十二指肠降部,致使肠腔狭窄。环状胰腺是致十二指肠梗阻的一种先天性畸形,占十二指肠梗阻病例的 10%~30%,有完全型和不完全型两种,以后者较常见,即环状胰腺仅部分包绕十二指肠,占肠管周径的2/3~4/5。胰腺腹侧始基旋转异常学说受到众多学者认可。临床上常将环状胰腺分为新生儿型和成人型,其临床表现与十二指肠的受压程度和伴随的其他病理改变密切相关。目前环状胰腺的诊断主要依靠影像学。环状胰腺的 "鳄鱼颚征" 是指环形胰腺在 CT 显示胰腺组织向十二指肠前后延伸,形成一个与十二指肠相邻的组织锐角(类似于颚),该征象为环状胰腺 CT 下的特异性影像表现。当成年患者出现不明原因的腹痛、黄疸时,该疾病不能排除,消化道造影、CT、ERCP 和 MRCP 是常用的影像学诊断方法,可结合临床症状灵活选择。

光谱 CT 除了提供常规 CT 的所有参数以外,虚拟单能级图像可以提高环状胰腺与十二指肠管腔的对比,更好地显示被环绕的十二指肠;通过碘密度值图定量测量摄碘值,提示环状胰腺与被环绕的十二指肠间碘密度的差别;有效原子序数伪彩图显示提高病灶的可视化,使环状胰腺与被环绕的十二指肠形成鲜明对比。光谱 CT 的虚拟单能级、碘密度值图和有效原子序数图可以更好地显示被包绕的十二指肠范围,提高环状胰腺的检出率。

（万娅敏　张艺凡　陈云锦　师佳佳）

第三节 胃 肠 道

一、胃肠道肿瘤浸润范围的评估

（一）病例一

【病例摘要】

患者，男，75 岁，胃镜活检发现胃癌（图 6-3-1）。

【扫描方案】

扫描参数：扫描范围从膈顶到耻骨联合水平，采用常规腹部模式螺旋扫描，管电压为 120kVp，自动管电流 100~400mA，转速 0.5 秒 / 周，螺距 1.0，重建图像层厚 1.00mm，层间距 1.00mm；增强扫描选用 350mgI/mL 对比剂，按照 1.5mL/kg 的量计算，流速为 3~3.5mL/s，采用肘部静脉注射，采用阈值触发的方式进行螺旋扫描。图像采用迭代重建算法重建，光谱数据包 SBI 自动重建。在工作站利用软件进行光谱参数图像分析，包括虚拟单能级图像、碘密度值图、有效原子序数融合图、能谱曲线及电子云密度图。

【图例】

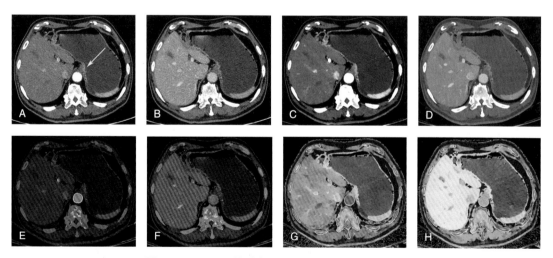

图 6-3-1 T_1~T_2 期贲门低分化腺癌光谱 CT 示意图

A、B. 常规 CT 增强图像显示贲门胃壁增厚，可见分层样强化；C、D. 单能量 40keV 图像显示贲门增厚的胃壁强化更明显；E、F. 有效原子序数融合图显示贲门病变周围脂肪间隙未见异常伪彩征象；G、H. 碘密度值图测量贲门病变浆膜下脂肪间隙的碘基值均为 0mg/mL。

【影像诊断】

贲门低分化腺癌（T_1~T_2 期）。

（二）病例二

【病例摘要】

患者,男,58 岁,腹胀,食欲缺乏 2 个月(图 6-3-2)。

【扫描方案】

扫描方案同上。

【图例】

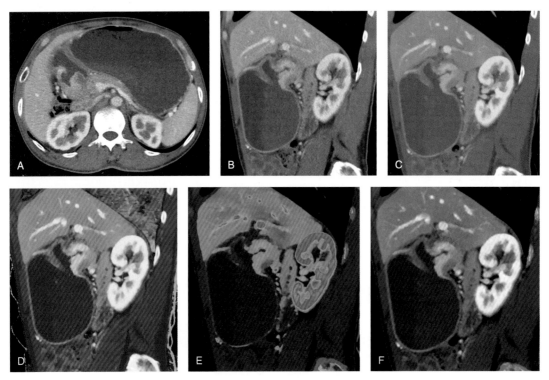

图 6-3-2　T$_3$ 期贲门低分化腺癌光谱 CT 示意图

A、B. 常规 CT 增强图像显示胃窦壁胃壁增厚,部分胃壁呈分层样强化,部分呈均匀明显强化;C. 单能量 40keV 图像显示胃窦部增厚并异常强化的胃壁显影更清楚,浆膜面光整;D. 有效原子序数融合图显示胃窦壁周围光整,脂肪间隙未见异常伪彩征象;E、F. 碘密度值图测量胃窦病变浆膜下脂肪间隙的碘基值为 0mg/mL。

【影像诊断】

胃窦部管状腺癌(T$_3$ 期)。

（三）病例三

【病例摘要】

患者,男,67 岁,上腹部疼痛 6 个月余,诊断胃腺癌 6 天(图 6-3-3)。

【扫描方案】

扫描方案同上。

【图例】

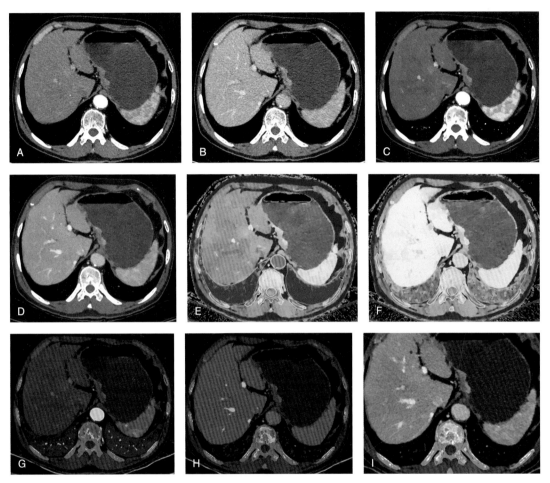

图 6-3-3　T₃ 期贲门低分化腺癌光谱 CT 示意图

A、B. 常规 CT 增强图像显示贲门胃壁增厚,可见渐进性强化,强化均匀;C、D. 单能量 40keV 图像显示贲门增厚的胃壁强化更明显,部分呈分层样强化;E、F. 有效原子序数融合图显示贲门病变周围脂肪间隙未见异常伪彩征象;G~I. 碘密度值图测量动脉期贲门病变浆膜下脂肪间隙的碘基值,均为 0mg/mL。

【影像诊断】

贲门低分化腺癌(T₃ 期)。

(四)病例四

【病例摘要】

患者,男,58 岁,当地胃镜确诊神经内分泌癌(图 6-3-4)。

【扫描方案】

扫描方案同上。

【图例】

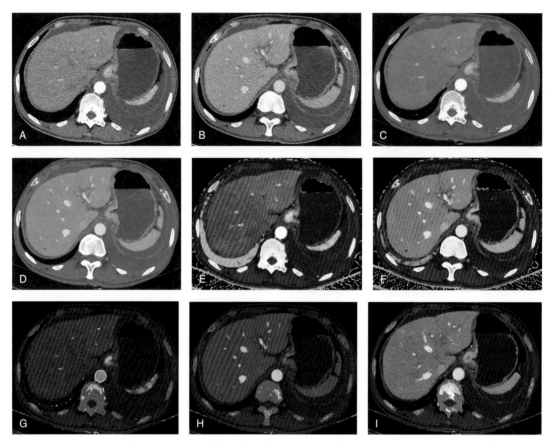

图6-3-4 T₄期贲门低分化腺癌伴内分泌癌光谱 CT 示意图

A、B. 常规 CT 增强图像显示贲门胃壁增厚,可见明显均匀强化,浆膜面模糊;C、D 单能量 40keV 图像显示贲门增厚的胃壁强化更明显,部分呈分层样强化;E、F. 有效原子序数融合图显示贲门周围脂肪间隙伪彩与正常脂肪间隙不一致;G~I. 碘密度值图测量动静脉期贲门病变浆膜下脂肪间隙的平均碘基值分别为0.22mg/mL、0.39mg/mL。

【影像诊断】

贲门低分化腺癌伴内分泌癌(T₄期)。

(五)病例五

【病例摘要】

患者,女,69 岁,间断黑便 1 年,上腹部不适 3 个月余(图 6-3-5)。

【扫描方案】

扫描方案同上。

【图例】

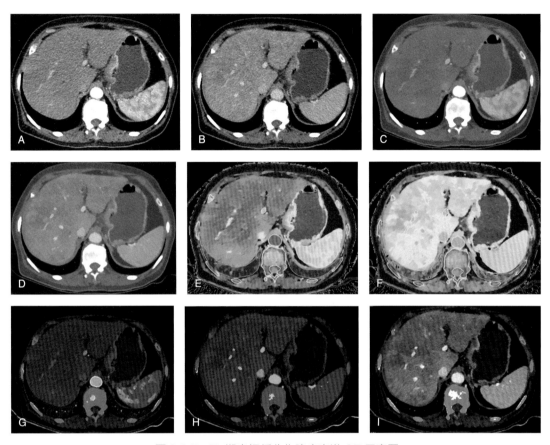

图 6-3-5　T_4 期贲门低分化腺癌光谱 CT 示意图

A、B. 常规 CT 增强图像,贲门胃壁增厚,可见分层样强化,浆膜面模糊;C、D. 单能量 40keV 图像,贲门增厚的胃壁强化更明显,部分呈分层样强化;E、F. 有效原子序数融合图,贲门周围脂肪间隙伪彩与正常脂肪间隙不一致;G~I. 碘密度值图测量动静脉期贲门病变浆膜下脂肪间隙的平均碘基值分别为 0.14mg/mL、0.3mg/mL。

【影像诊断】

贲门低分化腺癌(T_4 期)。

(六)病例六

【病例摘要】

患者,女,84 岁,间断便血 10 余天,伴腹痛 1 天(图 6-3-6)。

【扫描方案】

扫描方案同上。

【图例】

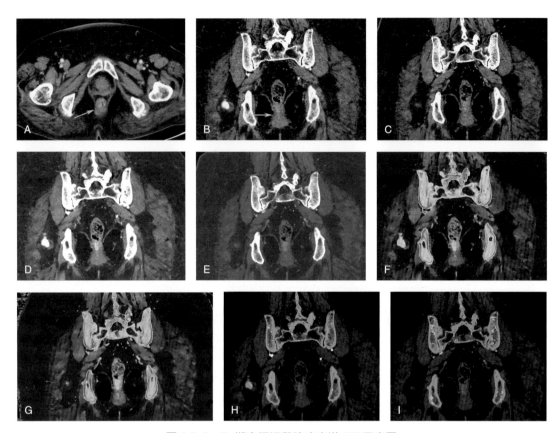

图 6-3-6　T$_2$ 期直肠远段腺癌光谱 CT 示意图

A~C. 常规 CT 增强图像显示直肠远段管壁局限性增厚并可见明显强化；D、E. 单能量 40keV 图像显示直肠病变强化更明显，边界更清晰；F、G. 有效原子序数融合图显示直肠远段病变与邻近正常管壁伪彩不一致，周围脂肪间隙未见异常伪彩影；H、I. 碘密度图值测量直肠病变浆膜下脂肪间隙的碘基值为 0mg/mL。

【影像诊断】

直肠远段腺癌（T$_2$ 期）。

（七）病例七

【病例摘要】

患者，男，59 岁，发现大便潜血阳性 8 个月（图 6-3-7）。

【扫描方案】

扫描方案同上。

【图例】

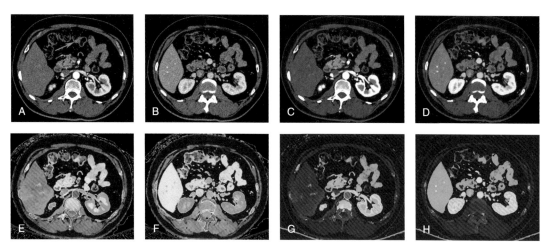

图6-3-7 T$_3$期横结肠腺癌光谱CT示意图

A、B.常规CT增强图像显示横结肠后壁局限性增厚并可见强化;C、D.单能量40keV图显示横结肠病变显影更清楚,浆膜面光整;E、F.有效原子序数融合图显示横结肠病变显影清,病变下脂肪间隙与邻近正常脂肪间隙伪彩一致;G、H.碘密度值图测量横结肠病变浆膜下脂肪间隙的碘基值为0mg/mL。

【影像诊断】

横结肠腺癌(T$_3$期)。

(八)病例八

【病例摘要】

患者,男,42岁,间断头晕1周,入院检查发现结肠病变(图6-3-8)。

【扫描方案】

扫描方案同上。

【图例】

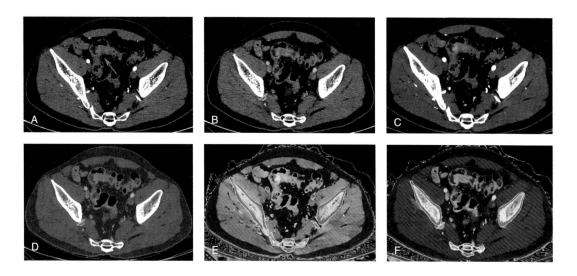

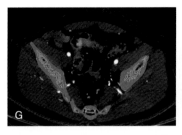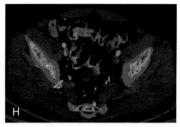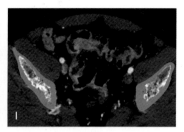

图 6-3-8　T₃ 期乙状结肠腺癌光谱 CT 示意图

A、B. 常规 CT 增强图像显示乙状结肠管壁局限性增厚并可见强化；C、D. 单能量 40keV 图像显示乙状结肠增厚的管壁强化更明显，浆膜面光整；E、F. 有效原子序数融合图显示浆膜面光整，与周围正常脂肪间隙伪彩图一致；G~I. 碘密度值图分别测量动静脉期乙状结肠病变浆膜下脂肪间隙的碘基值均为 0mg/mL。

【影像诊断】

乙状结肠腺癌（T₃ 期）。

（九）病例九

【病例摘要】

患者，女，47 岁，间断腹痛 5 个月余（图 6-3-9）。

【扫描方案】

扫描方案同上。

【图例】

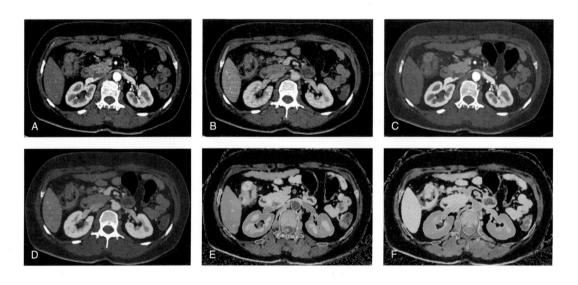

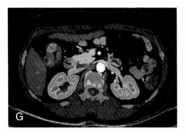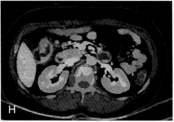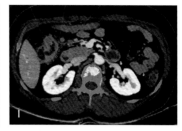

图 6-3-9 T₄期结肠肝曲腺癌光谱 CT 示意图

A、B. 常规 CT 增强图像显示结肠肝曲局限性增厚并可见强化,浆膜面毛糙,可见多发条索影;C、D. 单能量
40keV 图像显示结肠肝曲增厚的管壁强化更明显,浆膜下模糊的脂肪间隙显影更清晰;E、F. 有效原子序数
融合图显示病变处浆膜下伪彩分布不均,可见片样及条索样异常伪彩;G~I. 碘密度值图测量静脉期病变处
浆膜下脂肪间隙的平均碘基值为 0.29mg/mL。

【影像诊断】

结肠肝曲腺癌(T₄期)。

(十)病例十

【病例摘要】

患者,女,57 岁,下腹部痛伴大便不成形,便血 1 个月余(图 6-3-10)。

【扫描方案】

扫描方案同上。

【图例】

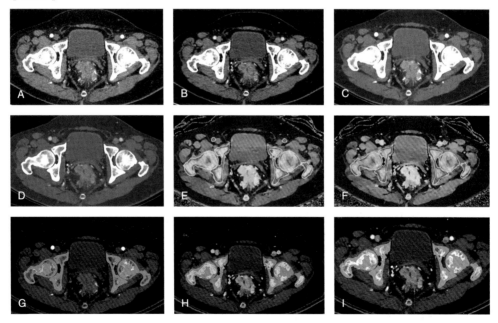

图 6-3-10 T₄期直肠近中段癌光谱 CT 示意图

A、B. 常规 CT 增强图像显示直肠管壁增厚并形成软组织肿块,可见明显强化,瘤体表面可见溃疡形成,病变
周围脂肪间隙增厚并可见条索影;C、D. 单能量 40keV 图像显示直肠病变强化更明显,病变向周围侵犯情
况显影更清晰;E、F. 有效原子序数融合图显示病变周围可见多发条索样异常伪彩影;G~I. 碘密度值图测量
静脉期病变浆膜下脂肪间隙的平均碘基值均为 0.31mg/mL。

【影像诊断】

直肠近中段癌（T_4 期）。

【病例小结】

随着生活水平的提高,生活习惯的变化,胃肠道恶性肿瘤的发生率一直居高不下,且有年轻化的趋势。肿瘤的术前准确分期对治疗方案的选择更重要,肿瘤的浸润深度与临床治疗方案的选择、疗效的评估及肿瘤的复发与预后密切相关。胃肠壁按照病理结构主要分为黏膜层、黏膜下层、肌层及浆膜层,胃肠道肿瘤按照病变的浸润深度分为 T_1~T_4 期,主要通过病理学检查进行分期;在病理角度上认为 T_2 期是初期的进展,T_3 属于进展期,T_2 期的预后生存率明显高于 T_3 期,T_2 期不需要进行术前的新辅助化疗;T_4 期相对于 T_3 期更易发生腹腔转移,预后相对更差,精确的分期可提高预后评估的准确性。常规 CT 增强扫描及多种后处理重建方式的应用在评估胃癌、结直肠癌分期中的价值得到了肯定,随着能谱 CT 和 CT 灌注扫描在临床工作中的广泛应用,功能成像所衍生的一系列的参数可对胃肠恶性肿瘤的分期、分化程度及疗效评估进行定量分析。

欧洲放射界对于胃癌和结直肠癌浸及浆膜外（T_4 期）的诊断标准是病灶所在浆膜有毛刺索条深入脂肪间隙内。常规 CT 难以区分胃肠周围脂肪间隙内的渗出征象究竟是因为肿瘤侵犯所致,还是炎性渗出性改变。胃肠周围脂肪组织一旦受到肿瘤侵犯,会新生诸多血管完成浸润性生长与远处转移,同时脂肪组织内也会聚集大量肿瘤细胞,有效原子序数可对正常的脂肪间隙及受到侵犯的脂肪间隙进行定量区分。能谱参数均以静脉期和延迟期的诊断价值较大,主要原因是受癌性浸润的脂肪间隙内增生的微血管由于肿瘤细胞的破坏而形态不规则,基底膜不完整,其内皮细胞间隙更大,通透性更高。可以通过碘密度图定量测量浆膜下脂肪间隙的碘基值,一般正常的脂肪组织的碘基值为 0mg/mL,对于有浆膜浸润的脂肪组织可测出一定的碘基值。另外,瘤周脂肪组织和病变及正常脂肪组织的能谱曲线来也可以用来评估是否发生了胃肠癌周围脂肪组织的浸润。最佳单能量图像在 40~50keV 时病变的对比度都较高,肿瘤边界的清晰程度优于传统 CT。光谱 CT 可进行多种图像的融合,例如单能量图像可与有效原子序数图像和电子云图像进行融合,也可以与碘密度值图进行融合,形成不同颜色的伪彩图,从而更好地显示病变。

二、胃癌 TNM 分期的评估

（一）病例一

【病例摘要】

患者,男,69 岁,贲门胃底癌,病理分期 T_2N_0（图 6-3-11）。

【扫描方案】

扫描方案同上。

【图例】

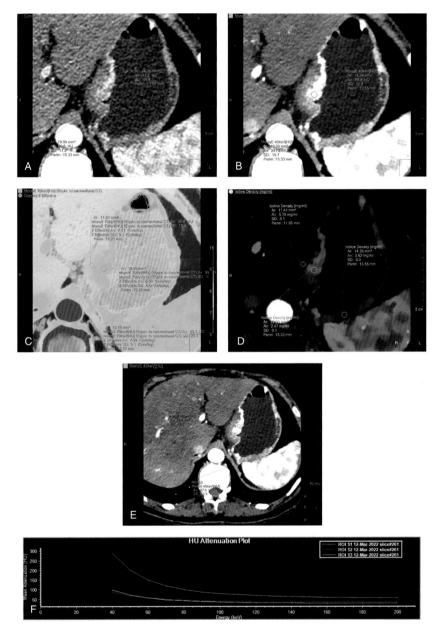

图 6-3-11 T_2N_0 贲门胃底癌光谱 CT 示意图

A. 常规图像显示测量胃癌病灶、病灶下胃壁与正常胃壁 CT 值分别为 99.5Hu、55.3Hu、48.6Hu；B. 虚拟单能级 40keV 图像显示病灶形态、边界清晰，测量胃癌病灶、病灶下胃壁与正常胃壁 CT 值分别为 247.2Hu、9.0Hu、98.8Hu；C. 显示病灶与正常胃壁伪彩图对比鲜明，测量胃癌病灶、病灶下胃壁与正常胃壁有效原子序数值分别为 8.60、7.71、7.99；D. 测量胃癌病灶、病灶下胃壁与正常胃壁碘密度值分别为 2.47mg/mL、0.75mg/mL、0.82mg/mL；E、F. 分别测量 S1、S2、S3 能谱曲线，提示病灶下胃壁与其他部位正常胃壁能谱曲线相似，而与病灶的能谱曲线存在显著性差异。

【影像诊断】

贲门胃底癌（T_2N_0 期）。

（二）病例二

【病例摘要】

患者,男,76 岁,贲门癌,病理分期 T_3N_1（图 6-3-12）。

【扫描方案】

扫描方案同上。

【图例】

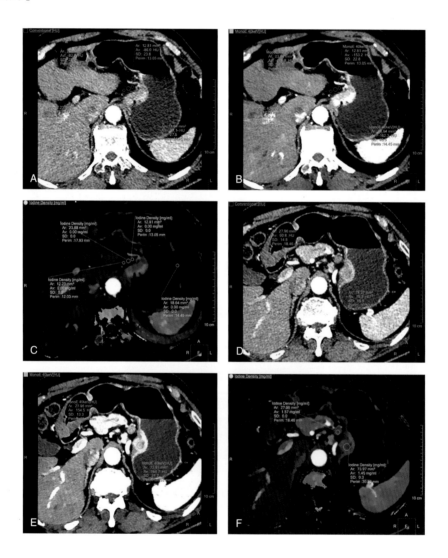

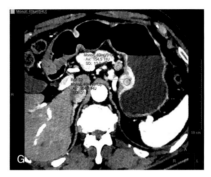

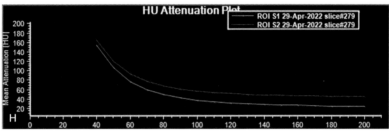

图 6-3-12 T₃N₁ 期贲门癌光谱 CT 示意图

A. 常规图像显示测量病灶胃周脂肪 CT 值分别为 −86.0Hu、−82.9Hu、−85.9Hu,正常胃壁周围脂肪 CT 值 −97.1Hu;B. 虚拟单能级 40keV 图像显示病灶胃周脂肪 CT 值分别为 −153.3Hu、−144.8Hu、−152.4Hu,正常胃壁周围脂肪 CT 值 −162.3Hu;C. 测量病灶胃周脂肪碘密度值分别为 0.00mg/mL,正常胃壁周围脂肪碘密度值为 0.00mg/mL;D. 常规图像显示测量胃癌病灶 CT 值为 75.3Hu,转移淋巴结 CT 值为 60.8Hu;E. 虚拟单能级 40keV 图像显示测量胃癌病灶 CT 值 164.7Hu,转移淋巴结 CT 值 154.5Hu;F. 测量胃癌病灶碘密度值为 1.45mg/mL,转移淋巴结碘密度值 1.57mg/mL;G、H. 分别测量 S1、S2 光谱曲线,提示病灶与转移淋巴结光谱曲线相似。

【影像诊断】

贲门癌(T₃N₁ 期)。

(三)病例三

【病例摘要】

患者,女,56 岁,贲门小弯癌,病理分期 T₄N₁(图 6-3-13)。

【扫描方案】

扫描方案同上。

【图例】

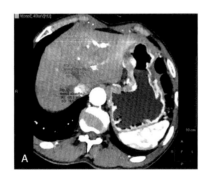

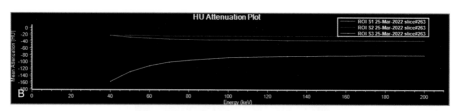

图 6-3-13　T₄N₁ 期贲门小弯癌光谱 CT 示意图

A、B. 分别测量病灶周围受侵脂肪与腹腔正常脂肪光谱曲线,提示病灶周围受侵脂肪与
腹腔正常脂肪光谱曲线存在显著差异。

【影像诊断】

贲门小弯癌(T_4N_1 期)。

(四) 病例四

【病例摘要】

患者,女,62 岁,胃体癌,病理分期 T_4N_2(图 6-3-14)。

【扫描方案】

扫描方案同上。

【图例】

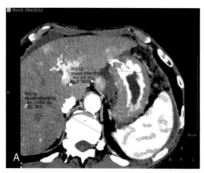

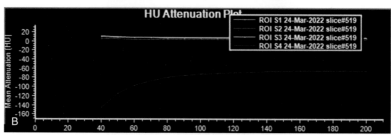

图 6-3-14　T₄N₂ 期胃体癌光谱 CT 示意图

A、B. 分别测量转移腹膜与正常胃壁周围脂肪光谱曲线,提示转移腹膜与
正常胃壁周围脂肪光谱曲线存在显著差异。

【影像诊断】

胃体癌(T_4N_2 期)。

【病例小结】

胃癌的分期与其治疗方案的选择和预后关系密切,MSCT 对胃癌 T 分期的诊断准确率取决于是否能清楚地显示胃壁各层、浆膜外浸润及邻近器官受侵犯情况。光谱 CT 虚拟单能级图像可以提高胃癌与正常胃壁组织的对比,更好地显示病灶的边界、大小、形态;有效原子序数图伪彩显示提高病灶的可视化,使胃癌与正常组织形成鲜明对比;除观察胃癌病灶以外,还可以通过碘密度值图定量测量摄碘值,提示胃癌病灶与正常胃壁组织间、胃周受侵脂肪与胃周正常脂肪碘密度值的差别;光谱曲线图能直观地显示 2 个感兴趣的同源性及差异性。T_1、T_2 期病灶下胃壁与其他部位正常胃壁光谱曲线相似,而与病灶的光谱曲线存在显著差异。在 T_3、T_4 期的鉴别中,病灶外周受侵脂肪与其他正常部位脂肪光谱曲线存在显著差异,为判断 T 期提供了有价值的参考信息。转移性淋巴结与胃癌病灶光谱曲线相似。远处转移的判断即 M 分期对于胃癌患者预后判断较重要。胃癌可发生肝脏、肾上腺、肺、结肠及大网膜等转移,光谱 CT 虚拟单能级图像、有效原子序数图可提高网膜转移与正常网膜的对比,还可以通过碘密度值图定量测量摄碘值。

光谱 CT 的虚拟单能级图像、碘密度值图、有效原子序数图、有效原子序数融合图及光谱曲线,可为胃癌 TNM 分期提供更多的影像学信息。

三、胃癌化疗疗效的评估

【病例摘要】

患者,男,62 岁,以"胃癌化疗后复查"为主诉入院(图 6-3-15)。

【扫描方案】

扫描方案同上。

【图例】

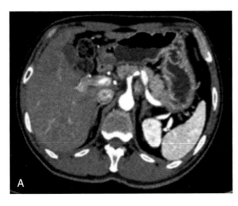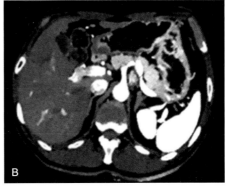

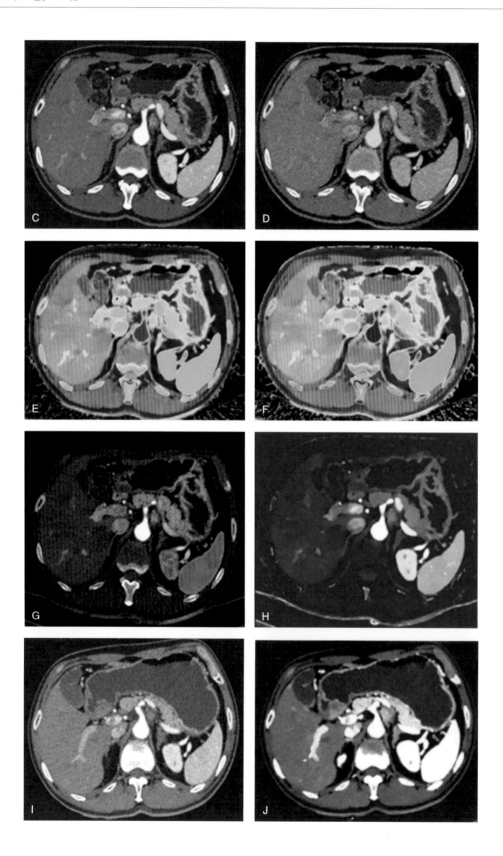

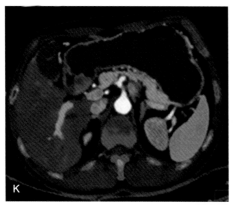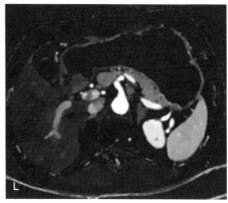

图 6-3-15　胃癌化疗后光谱 CT 示意图

A. 患者化疗后动脉期图像显示胃窦部黏膜增厚,增强后呈轻中度不均匀强化,动脉期 CT 值为 50Hu;
B~D. 分别为 40keV、70keV、100keV 不同虚拟单能级图像,可以看出虚拟单能级图像病灶显示更清楚,与周围组织分界也更清楚,且低 keV 图像优于高 keV 图像;E、F. 分别为患者常规图像与有效原子序数融合图及有效原子序数图,同样显示病灶更清楚;I. 患者化疗前动脉期图像,胃窦部黏膜增厚,增强后呈轻中度不均匀强化,动脉期 CT 值为 62Hu;J. 为动脉期 40keV 虚拟单能级图像;G、K. 为化疗后和化疗前常规图像与无水碘图融合图,图中不同颜色可以反映肿块组织成分发生变化,坏死物质较前增多,说明化疗有效;H、L. 为化疗后和化疗前无水碘图,碘基值分别为 0.57mg/mL 及 1.37mg/mL。

【影像诊断】

胃癌化疗后改变。

【病例小结】

胃癌是消化道最常见的肿瘤之一,早期胃癌患者无特殊表现,进展期及晚期可出现腹痛、腹胀、恶心、呕吐等症状。其中不能够手术或者已经转移的晚期患者,化疗仍是最主要的治疗方法。胃癌化疗疗效评价标准是通过测量肿瘤大小来评价胃癌是否好转,但由于形态学变化晚于病理学变化,导致仅评估肿瘤大小存在一定局限性。光谱 CT 的碘含量可以反映肿瘤的血管变化,可以通过测量胃癌的碘含量反映胃癌血流灌注情况,从而到达评估化疗疗效的目的。光谱 CT 虚拟单能级图像可以提高胃癌与正常组织的对比度,更好地显示病灶的边界、大小、形态;有效原子序数图伪彩显示提高病灶的可视化,使胃癌与正常组织形成鲜明对比,同时可以观察到组织成分的变化。

四、缺血性肠病的评估

(一)病例一

【病例摘要】

患者,男,46 岁,以"腹部疼痛"为主诉(图 6-3-16)。

【扫描方案】

扫描方案同上。

【图例】

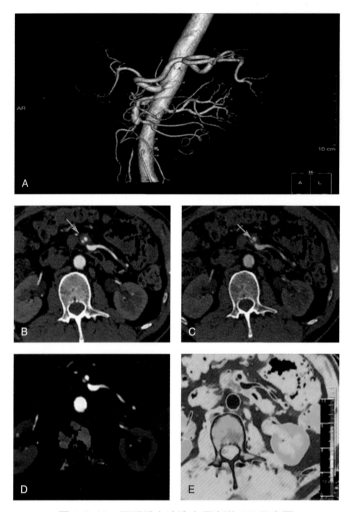

图 6-3-16　肠系膜上动脉夹层光谱 CT 示意图

A. 为腹主动脉 VR（容积再现）图像,图示肠系膜上动脉近段、中段管腔粗细不均,局部明显扩张; B、C. 分别为虚拟单能级 55keV 图像及常规 CT 图像,虚拟单能级图像噪声相对降低,能更清晰显示肠系膜上动脉呈双腔改变(箭头); D、E. 分别为碘密度图及有效原子序数图,均可直观显示肠系膜上动脉呈双腔改变,有效原子序数图显示真腔灌注高于假腔。

【影像诊断】

肠系膜上动脉夹层。

（二）病例二

【病例摘要】

患者,女,46 岁,以"间断腹痛 5 天余,加重 2 天"为主诉(图 6-3-17)。

【扫描方案】

扫描方案同上。

【图例】

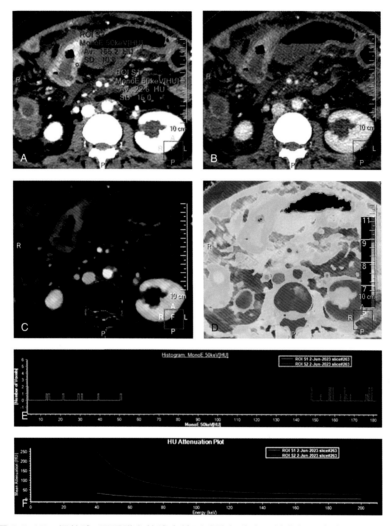

图 6-3-17 门静脉、肠系膜上静脉血栓形成伴部分小肠缺血坏死光谱 CT 示意图

A、B. 分别为虚拟单能级 50keV 图像及常规 CT 图像,虚拟单能级图像更能清晰显示部分小肠肠腔扩张、肠壁变薄,增强后部分小肠壁未见强化,测量缺血肠壁与正常肠壁 CT 值分别为 22Hu、165Hu;C、D. 分别为碘密度图及有效原子序数图,可见缺血肠壁与正常肠壁对比鲜明,S1、S2 分别为缺血肠壁与正常肠壁感兴趣区;E、F. 分别为光谱直方图及光谱衰减曲线图,S1、S2 呈鲜明对比。

【影像诊断】

门静脉、肠系膜上静脉血栓形成伴部分小肠缺血坏死。

【病例小结】

缺血性肠病是一组由小肠、结肠血供不足或回流障碍引起的局部肠壁组织缺血、坏死和一系列症状的疾病,可分为急性肠系膜缺血(acute mesenteric ischemia,AMI)、慢性肠系膜缺血(chronic mesenteric ischemia,CMI)和缺血性结肠炎(ischemic colitis,IC)。缺血性肠病好发于老年人,危险因素主要有心力衰竭、心律失常、心房颤动、动脉血栓形成、机械性肠梗阻等。临床症状主要为腹痛、腹胀、血便,多与进食有关,AMI 可出现三联征即腹痛、腹泻、呕吐。多层螺旋 CT 及 CT 血管成像对诊断本病具有重要价值,直接征象为影像提示肠系膜上动脉或上静脉狭窄或闭塞;间接征象包括肠腔扩张、积气积液;血管壁钙化、门静脉 - 肠系膜静脉内积气、肠壁增厚、水肿。然而,在疾病早期,常规 CT 图像上可能难以观察到肠壁缺血的征象,特别是在动脉缺血的情况下,很难判断肠壁强化程度是否减低。而光谱 CT 除了提供常规 CT 的所有参数以外,虚拟单能级图像还可以降低噪声,更好地显示血管有无狭窄或闭塞;除观察腹部血管以外,还可以通过碘密度图定量测量摄碘值,提示缺血部位肠壁与正常肠壁之间碘密度的差别。一项基于动物模型的研究表明,与虚拟单能级 CT 相比,双能量CT 通过低能级图及碘密度图可以提高肠壁缺血的可视化。光谱 CT 的虚拟单能级图、碘密度图和有效原子序数图可以辅助诊断缺血性肠病。

五、胃肠道创伤的评估

【病例摘要】

患者,男,41 岁,以“腹部外伤 2 小时”为主诉入院(图 6-3-18)。

【扫描方案】

扫描方案同上。

【图例】

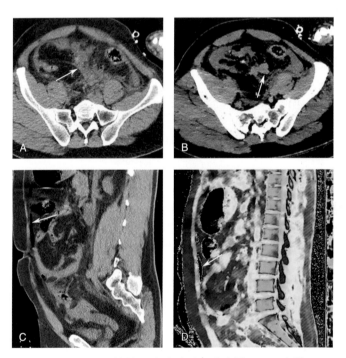

图 6-3-18　乙状结肠破裂、腹腔积血光谱 CT 示意图

A. 常规 CT 图像显示乙状结肠肠管结构显示不清,周围渗出;B. 40keV 虚拟单能级图像显示肠系膜区积血,表现为团块状稍高密度灶(箭头所指),病灶显示优于常规 CT 图像;C. 矢状位常规 CT 图像显示腹腔内游离气体(箭头所指);D. 有效原子序数图显示腹腔内游离气体效果显著优于常规 CT 图像。

【影像诊断】

乙状结肠破裂、腹腔积血。

【病例小结】

近年来,创伤的发病率、死亡率逐年上升,腹部创伤常见于车祸、高处坠落等事故,其中以肝脾等实质性脏器的损伤较为常见,胃肠道空腔脏器的损伤较为少见,仅占 3%~5%。胃肠道创伤多表现为壁内血肿及撕裂伤,出现肠道壁的弥漫性增厚,撕裂伤可形成气腹,表现与胃肠道穿孔相同。光谱 CT 虚拟单能级图像可以提高密度对比,更好地显示腹腔内积血及游离气体情况,有助于胃肠道创伤的检出。

六、结、直肠肿瘤与炎性病变的鉴别

【病例摘要】

患者 1:男,73 岁,以"腹部不适伴便血 5 个月余"为主诉入院(图 6-3-19)。

患者 2:男,46 岁,以"腹痛、腹泻 1 个月余"为主诉入院(图 6-3-19)。

【扫描方案】

扫描方案同上。

【图例】

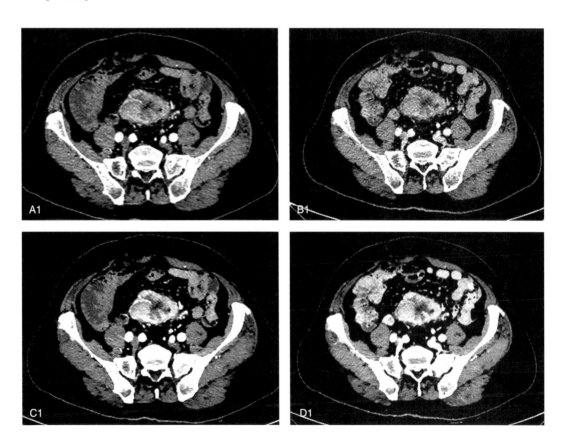

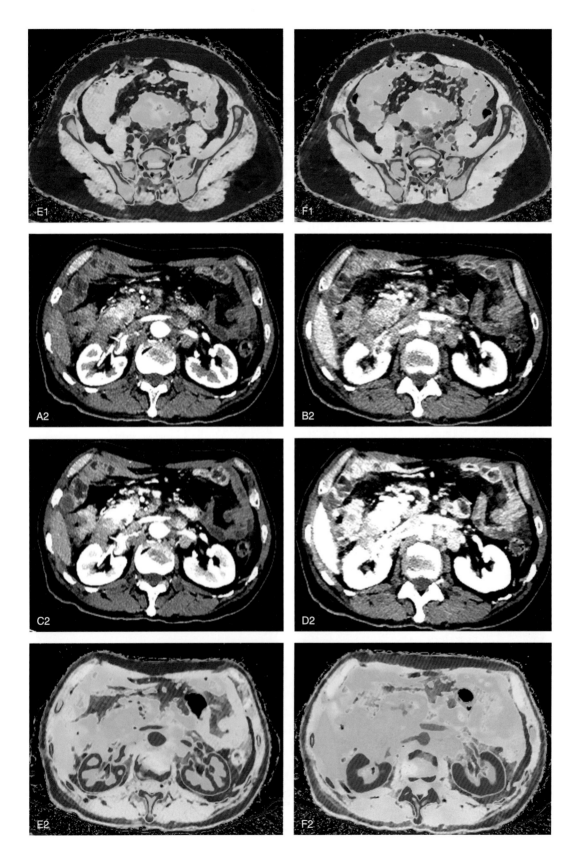

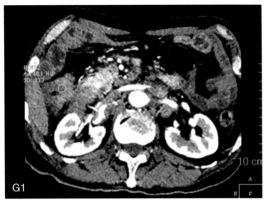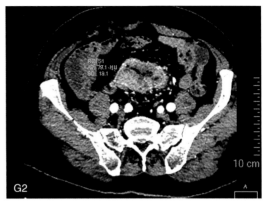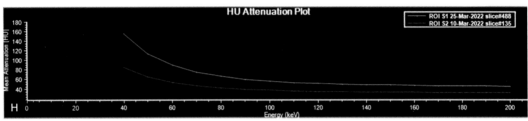

图 6-3-19　结直肠肿瘤与炎性病变鉴别诊断光谱 CT 示意图

A1、B1. 患者 1 常规 CT 图、动脉期及静脉期显示乙状结肠壁增厚,肠腔狭窄,浆膜面毛糙;C1、D1. 患者 1 虚拟单能级 50keV 图显示动脉期及静脉期显示乙状结肠病灶明显强化,显示更加清晰;E1、F1. 有效原子序数提高病变可视化效果;A2、B2. 患者 2 常规 CT 图、动脉期及静脉期显示升结肠壁增厚,肠腔变窄;C2、D2. 患者 2 虚拟单能级 50keV 图、动脉期及静脉期显示升结肠病灶明显强化,显示更加清晰;E2、F2. 患者 2 有效原子序数提高病变可视化效果;G1. 患者 1 感兴趣区;G2. 患者 2 感兴趣区;H. 患者 1、2 感兴趣区光谱曲线图,二者光谱曲线斜率存在差异。

【影像诊断】

患者 1:结肠癌。

患者 2:升结肠炎。

【病例小结】

结直肠癌是消化道常见恶性肿瘤,根据 2018 年中国癌症统计报告显示,我国结直肠癌的发病率和病死率在全部恶性肿瘤中分别位居第 3 和第 5 位。发病部位以直肠、乙状结肠多见,其次是盲肠和升结肠。影像检查已成为结直肠癌诊疗流程中重要的检查手段,CT 应用尤为广泛。光谱 CT 虚拟单能级图像可以提高病变肠壁与正常肠壁组织对比,更好地显示病变的边界、大小、形态,提高病变的检出率及 T 分期的准确性。

炎症性肠病是胃肠道慢性、特发性的炎症性疾病,包括溃疡性结肠炎和克罗恩病。溃疡性结肠炎以局限于结肠的弥漫性黏膜炎为特点,克罗恩病的主要特征是阶段性、全层肠壁的炎症,可以累及胃肠道的各个部位。也可以根据累及部位命名:末端回肠炎、结肠炎、回结肠炎等。

结肠癌与结肠炎症早期都可出现肠壁增厚,血供丰富等表现,常规 CT 通过病灶形态、大小、好发部位、强化程度及方式进行诊断,当结肠慢性炎症较为局限时,与结肠癌鉴别较为困难,光谱 CT 较常规 CT 有更多参数,可提供更多信息,提高对病变的诊断鉴别能力,物质的 X 线衰减曲线很大程度上取决于物质的有效原子序数的大小,可以利用有效原子序数来分析物质的组成成分,尤其是对 CT 值相近的物质进行鉴别。光谱曲线反映了物质的能量衰减特性,每一种物质都有其特有的光谱曲线,不同的光谱曲线代表不同的组织;不同组织形成鲜明对比,提示两种不同物质。

七、结直肠肿瘤淋巴结性质鉴定

(一) 病例一
【病例摘要】
患者,男,73 岁,以"腹部不适伴便中出现鲜血 5 个月"为主诉入院(图 6-3-20)。
【扫描方案】
扫描方案同上。
【图例】

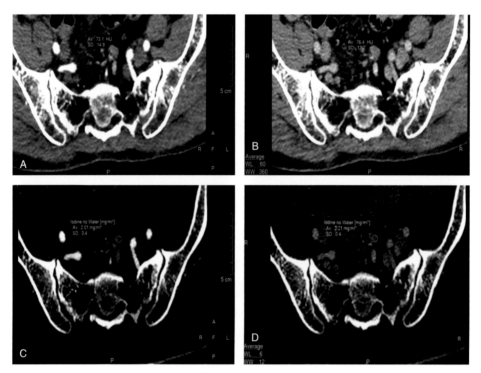

图 6-3-20 乙状结肠腺癌转移性淋巴结光谱 CT 示意图

A、B. 分别为乙状结肠腺癌转移性淋巴结动脉期和静脉期轴位常规图像;C、D 分别为动脉期和静脉期轴位碘密度值图测量乙状结肠腺癌转移性淋巴结,碘密度值与乙状结肠腺癌相仿,提示转移性淋巴结。

【影像诊断】
乙状结肠腺癌转移性淋巴结。

（二）病例二

【病例摘要】

患者,男,46岁,以"腹痛、腹泻1个月余"为主诉入院(图6-3-21)。

【扫描方案】

扫描方案同上。

【图例】

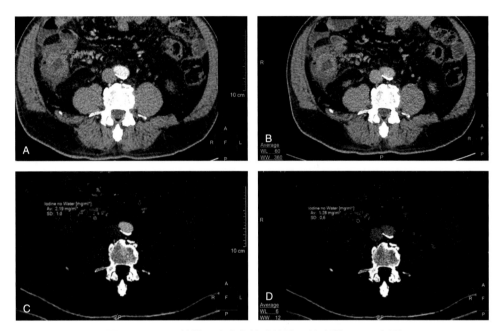

图6-3-21　乙状结肠腺癌非转移性淋巴结光谱CT示意图

A、B.分别为乙状结肠腺癌转移性淋巴结动脉期和静脉期轴位常规图像;C、D分别为动脉期和静脉期轴位
　碘密度值图测量乙状结肠腺癌转移性淋巴结,碘密度值与乙状结肠腺癌不一致,提示非转移性淋巴结。

【影像诊断】

乙状结肠腺癌非转移性淋巴结。

【病例小结】

结直肠癌是最常见的消化道恶性肿瘤之一,在50岁以下人群中的发病率和病死率逐年增高。结直肠癌发生淋巴结转移者5年生存率仅为60%~68%,而无转移者的5年生存率明显提高,可达80%~90%。结直肠癌区域淋巴结的性质与治疗方案的制定及预后密切相关,因此准确判定区域淋巴结性质尤为重要。双层探测器光谱CT(dual-layer detector spectral CT)利用物质在不同X线能量下吸收率不同提供比常规CT更多的影像信息,可提供更多的测量参数。光谱CT能定量评价淋巴结的特征,碘浓度可以直接反映淋巴结内的碘含量,并间接反映淋巴结的血供。转移性淋巴结在动、静脉期的碘浓度显著低于非转移性淋巴结。可能是由于转移性淋巴结的肿瘤细胞通过淋巴管进入淋巴结囊下窦,淋巴组织被浸润,进而被肿瘤细胞取代,导致髓质中血液供应不足,并出现中心坏死。

　　能谱曲线反映的是组织内 CT 值的动态变化情况,转移性淋巴结动脉期和静脉期能谱曲线的斜率均显著低于非转移性淋巴结。在组织成分上,转移性淋巴结由于肿瘤细胞浸润、坏死及肿瘤血管生存等改变,与非转移性淋巴结有很大差异。有效原子序数由原子序数引申而来,能够精准分析组织内无机物的构成,转移性淋巴结在动脉期和静脉期的有效原子序数显著低于非转移性淋巴结。

八、活动性克罗恩病炎性的评估

【病例摘要】

患者,男,67 岁,以"腹痛 1 年余"为主诉入院(图 6-3-22)。

【扫描方案】

扫描方案同上。

【图例】

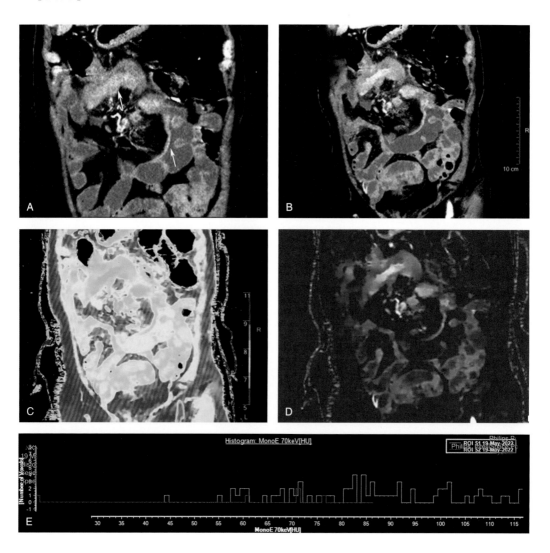

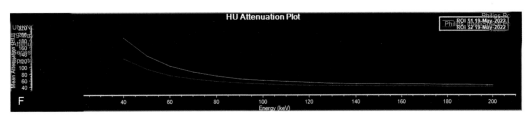

图 6-3-22　克罗恩病光谱 CT 示意图

A. 冠状位静脉期 CT 图显示上腹部、中腹部肠管管壁增厚；B、C. 冠状位 50keV 虚拟单能级图、冠状位有效原子序数图，两处增厚的壁（箭头）的有效原子序数分别为 8.11、7.73，显示两处增厚肠壁（箭头）的有效原子序数存在少许差异，肠壁炎性程度差异的显示优于常规 CT 图像；D. 无水碘密度图显示两个病灶的碘浓度分别是 1.47mg/mL、0.72mg/mL；E. 直方图显示两个病灶的碘含量存在差异；F. 光谱曲线显示两个病灶的曲线走行相同，斜率不同，提示两个病灶的炎性程度存在差异。

【影像诊断】

克罗恩病。

【病例小结】

克罗恩病是一种非特异性炎性疾病，可发生在胃肠道的任意部位，以末端回肠和结肠多见，常呈节段性、非对称性分布。克罗恩病引起的肠腔狭窄主要以炎性狭窄和纤维化狭窄为主。炎性狭窄为主型的克罗恩病通常接受内科治疗可缓解，而纤维化型为主型的肠腔狭窄不可逆转，可能需要接受手术治疗才可缓解。光谱 CT 为组织成分鉴别提供了新的平台。碘图可定量测量碘浓度，能有效判断增强后碘在组织内的分布差异，提供较常规增强更多的信息。能谱曲线反映了不同物质对 X 线能量变化的 CT 值改变，有可能实现对物质成分的识别。有研究显示，炎性狭窄的碘基值高于纤维化狭窄，肿瘤病变的碘基值高于炎性病变。光谱 CT 联合 CT 小肠造影技术不仅能对肠管形态学进行观察，而且可以通过虚拟单能级、能谱曲线、有效原子序数定量测量获取更多的影像学信息。

（梁　盼　李莉明　刘　洋　李　蕊　冯萌云　李卫卫　王雨露　李庆龙　王　芳　高剑波）

【参考文献】

1. 中华人民共和国国家卫生健康委员会医政医管局. 原发性肝癌诊疗规范 (2019 年版). 临床肝胆病杂志, 2020, 36 (2): 277-292.
2. 吕培杰. CT 光谱成像在肝癌的诊断和鉴别诊断中的研究. 上海: 上海交通大学, 2011.
3. RIZVI S, EATON J, YANG JD, et al. Emerging Technologies for the Diagnosis of Perihilar Cholangiocarcinoma. Semin Liver Dis, 2018, 38 (2): 160-169.
4. 刘晖, 王军平, 闫建峰, 等. CT 联合 MRI 检查对肝门部胆管癌的诊断价值分析. 中国 CT 和 MRI 杂志, 2021, 19 (7): 112-113, 117.
5. NINO-MURCIA M, OLCOTT EW, JEFFREY RB JR, et al. Focal liver lesions: pattern-based classification scheme for enhancement at arterial phase CT. Radiology, 2000, 215 (3): 746-751.

6. LOCKWOOD GA, GALLINGER S. Multi-detector row helical CT in preoperative assessment of small (＜or=1. 5cm) liver metastases: is thinner collimation better？ Radiology, 2002, 225 (1): 137-142.

7. 胡智明, 赵大建, 邹寿椿, 等. 难根治切除原发性肝癌经肝动脉插管化疗栓塞后二期手术切除的体会. 中华肝胆外科杂志, 2012, 18 (5): 361-364.

8. GUO W, HE X, LI Z, et al. Combination of Transarterial Chemoembolization (TACE) and Radiofrequency Ablation (RFA) vs. Surgical Resection (SR) on Survival Outcome of Early Hepatocellular Carcinoma: A Meta-Analysis. Hepatogastroenterology, 2015, 62 (139): 710-714.

9. 王月波, 陈加源. CT 及 MRI 对原发性肝癌经导管肝动脉化疗栓塞术后疗效评估的对比. 实用医学杂志, 2017, 33 (18): 3110-3114.

10. POWELL EE, WONG VW, RINELLA M. Non-alcoholic fatty liver disease. Lancet, 2021, 397 (10290): 2212-2224.

11. 周爽, 陆靖, 赵俊功, 等. 定量 CT 测量腹部脂肪分布和肝脏脂肪含量与非酒精性脂肪肝相关性. 医学影像学杂志, 2021, 31 (8): 1350-1353.

12. GROSU S, WANG ZJ, OBMANN MM, et al. Reduction of Peristalsis-Related Streak Artifacts on the Liver with Dual-Layer Spectral CT. Diagnostics (Basel), 2022, 12 (4): 782.

13. ZHANG X, ZHANG G, XU L, et al. Utilisation of virtual non-contrast images and virtual mono-energetic images acquired from dual-layer spectral CT for renal cell carcinoma: image quality and radiation dose. Insights Imaging, 2022, 13 (1): 12.

14. 王佳伟, 李铁柱, 章晓慧, 等. 基于光谱 CT 的虚拟单能级图像评估经颈静脉肝内门体分流术后支架内情况. 中华放射学杂志, 2022, 56 (6): 673-677.

15. KANG HJ, LEE JM, LEE SM, et al. Value of virtual monochromatic spectral image of dual-layer spectral detector CT with noise reduction algorithm for image quality improvement in obese simulated body phantom. BMC Med Imaging, 2019, 19 (1): 76.

16. TAKUMI K, HAKAMADA H, NAGANO H, et al. Usefulness of dual-layer spectral CT in follow-up examinations: diagnosing recurrent squamous cell carcinomas in the head and neck. Jpn J Radiol, 2021, 39 (4): 324-332.

17. 张昌峰, 乔英. IQon 光谱 CT 在良恶性胸腔积液鉴别诊断中的应用价值. 实用放射学杂志, 2022, 38 (8): 1247-1251.

18. 杨琰昭, 常蕊, 王晴柔, 等. 双层探测器光谱 CT 虚拟单能量图像在胰腺导管腺癌术前评估中的优化研究. 上海交通大学学报 (医学版), 2022, 42 (9): 1323-1328.

19. D'AMICO G, MARUZZELLI L, AIROLDI A, et al. Performance of the model for end-stage liver disease score for mortality prediction and the potential role of etiology. J Hepatol, 2021, 75 (6): 1355-1366.

20. WANG L, WANG R, ZHANG C, et al. Hepatic parenchyma and vascular blood flow changes after TIPS with spectral CT iodine density in HBV-related liver cirrhosis. Sci Rep, 2021, 11 (1): 10535.

21. GRAUS L, VERRESEN L, DE VUSSER P, et al. Unsuccessful transjugular intrahepatic portosystemic shunt for a patient with right heart failure and portal hypertension. Acta Gastroenterol Belg, 2017, 80 (1): 63-66.

22. 吕培杰, 王明月, 刘杰, 等. 能谱 CT 单能量成像联合图像融合技术对小肝细胞癌图像质量的影响. 中华放射学杂志, 2015, 49 (3): 168-172.

23. 苏蕾, 谢晨露, 孙强, 等. 能谱 CT 定量参数值在腮腺肿瘤定性诊断中的应用价值. 华西口腔医学杂志, 2019, 37 (6): 631-635.

24. MANCUSO A, MARTINELLI L, DE CARLIS L, et al. A caval homograft for Budd-Chiari syndrome due to inferior vena cava obstruction. World J Hepatol, 2013, 5 (5): 292-295.

25. COPELAN A, REMER EM, SANDS M, et al. Diagnosis and management of Budd Chiari syndrome: an update. Cardiovasc Intervent Radiol, 2015, 38 (1): 1-12.

26. 苏蕾, 梁盼, 吕培杰, 等. 宽体探测器多物质伪影降低技术在经颈静脉门体分流术及栓塞术后门静脉血管成像中的应用价值. 中华医学杂志, 2019, 99 (1): 44-48.

27. 杨琰昭, 徐嘉旭, 李若坤, 等. 双层探测器光谱 CT 能谱图像在胰腺神经内分泌肿瘤检出中的应用价值. 中华放射学杂志, 2020, 54 (6): 534-538.

28. 朱鹏飞, 刘璐璐, 江海涛, 等. 胰腺神经内分泌肿瘤的影像学表现与病理分级. 肝胆胰外科杂志, 2022, 34 (1): 50-53.

29. 朱妍, 郑欢欢, 刘松, 等. 新型双层探测器光谱 CT 虚拟单能级图像诊断食管癌的价值. 中华放射学杂志, 2022, 56 (3): 303-308.

30. 郭晓旭, 雷丽敏, 董书杉, 等. 光谱 CT 多参数功能成像预测磨玻璃密度肺腺癌侵袭性的价值. 中华放射学杂志, 2023, 57 (8): 870-877.

31. 邢静静, 柴亚如, 高剑波, 等. 能谱 CT 在鉴别 T_3 及 T_{4a} 期胃癌中的应用价值. 中华胃肠外科杂志, 2016, 19 (5): 580-584.

32. 吴林霞, 韩萍. CT 与 MRI 新技术在胃癌 T 分期中的研究及进展. 临床放射学杂, 2022, 41 (4): 768-771.

33. 黄文鹏, 李莉明, 胡志伟, 等. 能谱 CT 参数术前鉴别胃癌 T_3 期和 T_{4a} 期的价值. 中华消化病与影像杂志 (电子版), 2021, 11 (6): 257-262.

34. FULTON N, RAJIAH P. Abdominal applications of a novel detector-based spectral CT. Curr Probl Diagn Radiol, 2018, 47 (2): 110-118.

35. ANDERSEN MB, EBBESEN D, THYGESEN J, et al. Impact of spectral body imaging in patients suspected for occult cancer: a prospective study of 503 patients. Eur Radiol, 2020, 30 (10): 5539-5550.

36. 谭晶文, 朱兰, 王兰, 等. 新型双层探测器光谱 CT 在直肠癌术前 T 分期中的价值. 中华放射学杂志, 2020, 54 (7): 671-676.

37. 郑文霞, 王莉莉, 陈杏彪, 等. 光谱 CT 量化的细胞外容积评估结直肠癌神经、血管及淋巴管浸润. 中国医学影像学杂志, 2022, 30 (9): 896-902.

38. 郑永飞, 汪晟, 郑海澜, 等. CT 体积测量在结肠癌术前分期评估中的应用价值. 医学影像学杂志, 2023, 33 (4): 610-613.

39. 潘馨梦, 付蓝琦, 胡娟, 等. 双层探测器光谱 CT 有效原子序数及碘浓度定量评估胃癌分化程度. 中国医学影像学杂志, 2023, 31 (3): 248-252.

40. 王晗, 程雯, 杨鸣, 等. CT 征象及能谱定量参数 Nomogram 模型鉴别直肠癌肠周脂肪癌性浸润与炎性浸润. 放射学实践, 2020, 35 (11): 1447-1452.

41. YOU MW, PARK S, KANG HJ, et al. Radiologic serosal invasion sign as a new criterion of T_{4a} gastric cancer on computed tomography: diagnostic performance and prognostic significance in patients with advanced gastric cancer. Abdom Radiol (NY), 2020, 45 (10): 2950-2959.

42. LI Y, LI S, LIU L, et al. Incorporation of perigastric tumor deposits into the TNM staging system for primary gastric cancer. World J Gastrointest Oncol, 2023, 15 (9): 1605-1615.

43. BAI L, LIU W, DI S, et al. Clinical study of CT enhanced scan in preoperative TNM staging of advanced gastric cancer and the effect of misdiagnosis rate. Panminerva Med, 2023, 65 (2): 259-260.

44. SANDØ AD, FOUGNER R, GRØNBECH JE, et al. The value of restaging CT following neoadjuvant chemotherapy for resectable gastric cancer. A population-based study. World J Surg Oncol, 2021, 19 (1): 212.

45. WEI L, FU B, BO J, et al. Development of a nomogram based on body composition analysis of quantitative computed tomography combined with clinical prognostic factors to predict disease-free survival after surgery and adjuvant chemotherapy in patients with gastric cancer. Quant Imaging Med Surg, 2023, 13 (12): 8489-8503.

46. 缺血性肠病诊治中国专家建议 (2011) 写作组, 中华医学会老年医学分会,《中华老年医学杂志》编辑委员会. 老年人缺血性肠病诊治中国专家建议 (2011). 中华老年医学杂志, 2011, 30 (1): 1-6.

47. POTRETZKE TA, BRACE CL, LUBNER MG, et al. Early small-bowel ischemia: dualenergy CT improves conspicuity compared with conventional CT in a swine model. Radiology, 2015, 275 (1): 119-126.

48. BAJAWI M, CORRAL S, BLÁZQUEZ J, et al. Impact of CT-measured sarcopenic obesity on postoperative outcomes following colon cancer surgery. Langenbecks Arch Surg, 2024, 409 (1): 42.

49. OBMANN MM, AN C, SCHAEFER A, et al. Improved sensitivity and reader confidence in CT colonography using dual-layer spectral CT: a phantom study. Radiology, 2020, 297 (1): 99-107.

50. SIEGEL RL, MILLER KD, GODING SAUER A, et al. Colorectal cancer statistics, 2020. CA Cancer J Clin, 2020, 70 (3): 145164.

51. O'CONNELL JB, MAGGARD MA, KO CY. Colon cancer survival rates with the new Amercian Joint Committee on Cancer sixth edition staging. Natl Cancer Inst, 2004, 96 (19): 1420-1425.

52. RASSOULI N, ETESAMI M, DHANANTWARI A, et al. Detector-based spectral CT with a novel dual-layer technology: principles and applications. Insights Into Imaging, 2017, 8 (6): 589-598.

53. 王俊, 王水, 王艳, 等. 双源 CT 能谱参数在肠道肿瘤转移性淋巴结及反应增生性淋巴结鉴别中的应用. 放射学实践, 2018, 33 (6): 593-597.

54. YANG Z, ZHANG X, FANG M, et al. Preoperative diagnosis of regional lymph node Metastasis of colorectal cancer with quantitative parameters from dual-energy CT. AJR, 2019, 213 (1): 17-25.

55. LIN LY, ZHANG Y, SUO ST, et al. Correlation between dual-energy spectral CT imaging parameters and pathological grades of non-small cell lung cancer. Clin Radiol, 2018, 73 (4): 412. el-412. e7.

56. YIĞIT B, SEZGIN O, YORULMAZ E, et al. Effectiveness and Power of Abdominal Ultrasonography in the Assessment of Crohn's Disease Activity: Comparison with Clinical, Endoscopic, and CT Enterography Findings. Turk J Gastroenterol, 2022, 33 (4): 294-303.

57. Nardone OM, Ponsiglione A, de Sire R, et al. Impact of Sarcopenia on Clinical Outcomes in a Cohort of Caucasian Active Crohn's Disease Patients Undergoing Multidetector CT-Enterography. Nutrients, 2022, 14 (17): 3460.

第七章

泌尿和生殖系统

第一节 泌尿系统

一、肾脏隐匿性病变的检出

(一)病例一

【病例摘要】

患者,女,74岁,直肠低分化腺癌肝转移化疗后复查(图7-1-1)。

【扫描方案】

扫描参数:扫描范围从膈顶到耻骨联合水平,采用常规腹部模式螺旋扫描,管电压为120kVp,自动管电流100~400mA,转速0.5秒/周,螺距1.0,重建图像层厚1.00mm,层间距1.00mm;增强扫描选用350mgI/mL对比剂按照1.5mL/kg的量计算,流速为3~3.5mL/s,采用肘部静脉注射,采用阈值触发的方式进行螺旋扫描。图像采用迭代重建算法重建,光谱数据包SBI自动重建。在工作站利用软件进行光谱参数图像分析,包括虚拟单能级图像、有效原子序数图、有效原子序数融合图、碘密度值图及能谱曲线。

【图例】

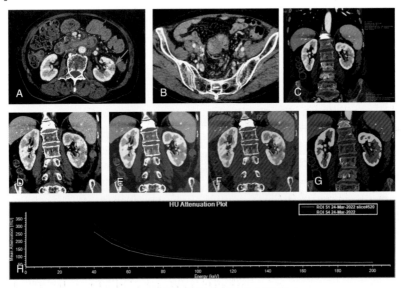

图 7-1-1　肾脏转移瘤光谱 CT 示意图

A、D. 常规CT增强图像显示左肾皮质片状低强化灶,边缘显影模糊;B. 常规CT图像显示直肠上段肿瘤;C、G. 分别为碘密度图和碘密度融合图,左肾病变的碘基值低于周围正常肾皮质的碘基值,左肾病变(上方ROI所在位置)的碘基值为3.63mg/mL,正常肾皮质(下方ROI所在位置)碘基值为5.41mg/mL;E. 虚拟单能级40keV图像对比度高,左肾隐匿性病变显影更清晰;F. 原子序数图融合图显示左肾病变的伪彩图与周围正常肾皮质对比鲜明;H. 能谱曲线显示S1和S4分别为直肠病变和左肾病变的衰减曲线,二者得曲线斜率及走行比较接近。

【影像诊断】

肾脏转移瘤。

（二）病例二

【病例摘要】

患者，女，51岁，左乳癌术后1年复查（图7-1-2）。

【扫描方案】

扫描方案同上。

【图例】

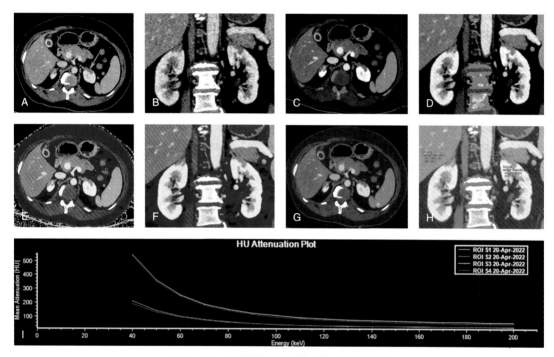

图 7-1-2 双侧肾脏转移瘤光谱 CT 示意图

A、B. 常规 CT 图像显示双肾上极模糊低密度影；C、D. 虚拟单能级 40keV 图像对比度高，双肾上极病变显影更清晰；E、F. 有效原子序数融合图显示双肾病变的伪彩图与周围正常肾皮质对比鲜明；G、H. 碘密度值图测量双肾上极病变碘基值低于周围正常肾皮质的碘基值，左右上极病变的碘基值分别为 2.93mg/mL 和 3.12mg/mL，左右正常肾皮质碘基值分别为 5.36mg/mL 和 5.27mg/mL；I. 能谱曲线显示 S2 和 S4 为正常肾皮质，S1 和 S3 分别为左右肾病变的能谱曲线。

【影像诊断】

双侧肾脏转移瘤。

【病例小结】

肾脏是富血供器官，发生于肾脏的病变较多且较复杂，当患者出现临床症状时，病变已经发展到一定的程度，非常容易通过影像学检查检出，CT 对于常规的肾脏肿瘤性病变的检出率非常高，对术前评估和预后评价的价值亦得到了临床的认可；但是常规 CT 扫描对于一些微小病灶及隐匿性病变具有一定的漏诊率。隐匿性病变指的是常规 CT 不易检出的病变,平扫多呈等密度影,增强后病变的密度及强化方式接近正常肾实质,临床工作中肾脏转移瘤极易漏诊。主要是因为肾脏属于腹膜后器官,转移瘤相对发生率较低,可由肺癌、消化道恶性肿瘤、乳腺癌等肿瘤晚期转移而来;一般不再经病理确诊,临床工作中多结合多次影像学的前后对比及影像学特点进行评估。肾转移瘤的平扫可呈等密度或稍低密度影,强化程度较低。

光谱 CT 虚拟单能级图像可以明显提高肾脏病变与正常肾皮质的对比度,更好地显示病变的边界、大小、形态,单能量 40~50keV 重建可较传统的图像提供更高的图像质量,尤其是对微小病变及等密度病变的检出。有效原子序数融合伪彩图可提高病灶的可视化,使肾脏病变与正常组织形成鲜明对比,同时有效原子序数定量测量提示两种不同物质;通过光谱曲线可以区分肾脏隐匿性病变与正常肾皮质,对于转移性病变可通过对比原发病变的光谱曲线确定其性质,还可以通过碘密度值图定量测量病变的摄碘值,提示病变与正常肾皮质间碘密度的差别。钙抑制技术可用于识别病变内的钙质成分,将钙质成分不同程度抑制。光谱 CT 的虚拟单能级和碘密度值图,有效原子序数融合图及光谱曲线,钙抑制技术可为肾脏隐匿性病变,尤其是转移瘤的检出提供更多的影像学信息。

二、肾脏高密度囊肿与肿瘤的鉴别

【病例摘要】

患者 1:男,56 岁,以"肾上腺肿瘤术后复查"为主诉(图 7-1-3)。

患者 2:男,67 岁,以"口干多饮 4 个月"为主诉(图 7-1-3)。

【扫描方案】

扫描方案同上。

【图例】

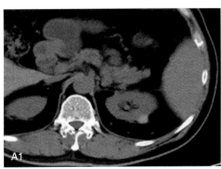
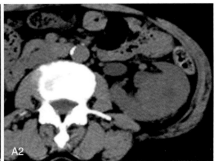

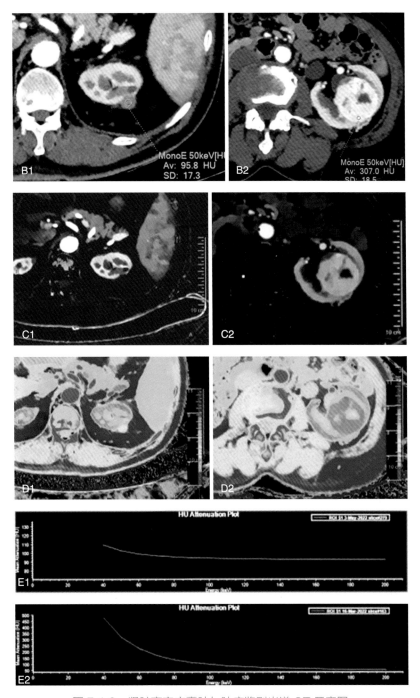

图 7-1-3　肾脏高密度囊肿与肿瘤鉴别光谱 CT 示意图

A1、A2. 分别为患者 1、2 常规 CT 图像,A1 示左肾类圆形高密度影,CT 值为 86Hu,密度均匀;A2 示左肾软组织肿块,呈混杂密度影,CT 值为 26Hu,边界不清。B1、B2. 分别为患者 1、2 动脉期虚拟单能级 50keV、70keV 图像,测量患者 1、2 的 CT 值分别为 95.8Hu、307Hu。C1、C2. 为碘密度图,测量患者 1、2 的碘基值分别为 0.09mg/mL、5.22mg/mL。D1、D2. 分别为患者 1、2 有效原子序数图,患者 1、2 的伪彩图对比鲜明,测量高密度囊肿与肾癌有效原子序数值分别为 7.35、9.64。E1、E2. 分别为患者 1、2 光谱衰减曲线图,测得患者 1 光谱衰减曲线的斜率明显大于患者 2。

【影像诊断】

患者1：左肾高密度囊肿。

患者2：左肾透明细胞癌。

【病例小结】

高密度囊肿由于囊肿内有出血、蛋白样物质凝集，可表现为高于正常肾实质的密度，CT值可高达60~70Hu，甚至更高，因此需要与肾脏肿瘤鉴别。平扫时，高密度囊肿表现为圆形或类圆形稍高密度影，高于肾实质，边界清楚，密度多均匀；肾脏肿瘤可表现为高密度、等密度或低密度影，形态规则或不规则；增强扫描时高密度囊肿不再强化，仍保持平扫时的衰减值，而肾脏肿瘤表现为动脉期不均匀明显强化，静脉期强化减低。增强CT对鉴别诊断有一定的价值。然而某些高密度囊肿在增强CT中也会表现为伪强化，因此增强CT具有一定的局限性。研究表明，双能量CT可以通过抑制伪强化提高高密度囊肿与肾占位的鉴别能力。光谱CT虚拟单能级图像可以提高高密度囊肿与肾脏肿瘤的对比，更好地显示病变的边界、大小、形态；有效原子序数图伪彩显示提高病灶的可视化，使高密度囊肿与肾脏肿瘤形成鲜明对比，同时有效原子序数定量测量提示两种不同物质；高密度囊肿和肾肿瘤光谱衰减曲线明显不同，研究表明，囊性肾癌的能谱曲线斜率值小于肾囊肿。

三、肾上腺囊肿和肾上腺腺瘤的鉴别

【病例摘要】

患者1：男，45岁，以"腹部疼痛"为主诉入院（图7-1-4）。

患者2：女，63岁，以"发现右侧肾上腺占位半个月"入院（图7-1-4）。

【扫描方案】

扫描方案同上。

【图例】

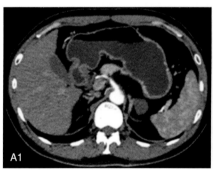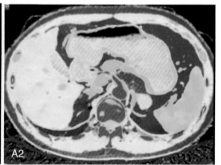

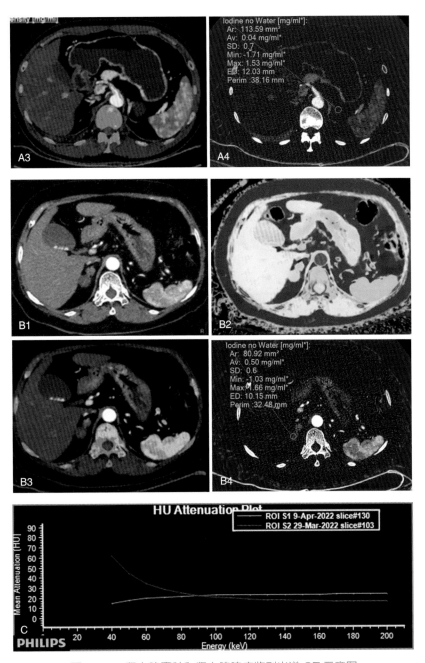

图 7-1-4 肾上腺囊肿和肾上腺腺瘤鉴别光谱 CT 示意图

A1. 患者 1 常规动脉期图像显示患者左侧肾上腺区见一类圆形低密度影,边界清楚,动脉期 CT 值约 22Hu,未见明显强化;A2~A4. 分别为患者 1 常规图像与有效原子序数融合图、常规图像与无水碘图融合图及无水碘图,A2、A3 显示病灶更清楚,A3 中病灶并没有颜色,A4 中病灶未见显示,碘基值为 0mg/mL,说明病灶并未摄碘;B1. 患者 2 常规动脉期图像,患者右侧肾上腺区见一类圆形低密度影,CT 值约 26Hu,边界清楚,与 A1 图病灶密度差别不大,病理显示为腺瘤;B2~B4. 分别为患者 2 常规图像与有效原子序数融合图、常规图像与无水碘图融合图及无水碘图,在 B2、B3 中病灶同样显示更清楚,B3 中病灶略带有颜色,B4 中病灶可见显示,碘基值为 0.50mg/mL,均可以说明病灶在一定程度上摄碘,以此可以鉴别肾上腺囊肿及肾上腺腺瘤;C. 光谱曲线图显示两条斜率不同的线,说明是两种物质,也可以加以区分。

【影像诊断】

患者1：肾上腺囊肿。

患者2：肾上腺腺瘤。

【病例小结】

肾上腺囊肿与肾上腺腺瘤二者主要依靠影像学检查诊断，但有时密度相差不大，区分时仍有一点困难。光谱CT图像可以更好地显示病灶的边界、大小、形态；常规图像与有效原子序数图融合提高病灶的可视化；常规图像与无水碘图、无水碘图可以区分含碘量低的正常组织与含碘量高的病灶，也可以根据含碘量不同鉴别不同病灶是否属于同一种疾病。通过光谱曲线同样可以区分肾上腺囊肿与肾上腺腺瘤。

四、肾上腺腺瘤与转移瘤鉴别诊断

【病例摘要】

患者1：女，63岁，以"乳腺癌术后5年余"为主诉入院（图7-1-5）。

患者2：男，48岁，以"肝癌术后8年余"为主诉入院（图7-1-5）。

【扫描方案】

扫描方案同上。

【图例】

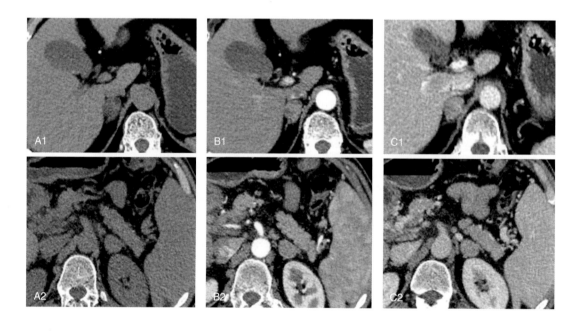

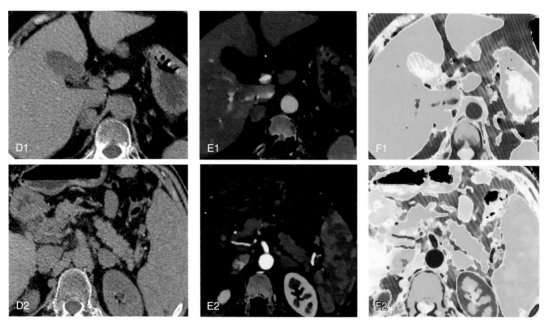

图 7-1-5 肾上腺腺瘤与转移瘤鉴别诊断光谱 CT 示意图

A1. 患者 1 常规平扫 CT 图显示右侧肾上腺结节,大小约 17mm×22mm,CT 值 11Hu;A2. 患者 2 常规平扫 CT 图显示左侧肾上腺结节,大小约 22mm×15mm,CT 值 30Hu;B1. 患者 1 常规动脉期 CT 图显示病灶 CT 值为 49Hu;B2. 患者 2 常规动脉期 CT 图,病灶 CT 值为 63Hu;C1. 患者 1 常规门脉期 CT 图,病灶 CT 值为 76Hu;C2 患者 2 常规门脉期 CT 图显示病灶 CT 值为 79Hu;两者影像表现相似,难以鉴别;D1. 患者 1 虚拟平扫图显示病灶虚拟平扫 CT 值为 24.1Hu;D2. 患者 2 虚拟平扫图显示病灶虚拟平扫 CT 值为 38.3Hu;E1. 患者 1 碘密度图显示病灶碘浓度为 2.07mg/mL;E2. 患者 2 碘密度图显示病灶碘浓度为 1.21mg/mL;经计算患者 1 碘密度与虚拟平扫 CT 值的比值为 8.59,患者 2 碘密度与虚拟平扫 CT 值的比值为 3.16;F1. 患者 1 有效原子序数图显示病灶值为 8.42;F2. 患者 2 有效原子序数图显示病灶值为 8.01。

【影像诊断】

患者 1:肾上腺皮质腺瘤。

患者 2:肝癌肾上腺转移。

【病例小结】

肾上腺腺瘤是肾上腺最常见的良性肿瘤,以平扫 CT 值 10Hu 为界分为乏脂腺瘤及富脂腺瘤。肾上腺是转移的好发部位,其中以肺癌转移居多,但即使是患有已知原发性肾上腺外恶性肿瘤的患者,只有 1/5~1/3 的肾上腺肿块是转移性的,因此肾上腺转移瘤需与肾上腺腺瘤进行鉴别。常规 CT 检查主要从肿瘤形态学特点、平扫 CT 值及动态增强后对比剂廓清率鉴别两者,腺瘤因含脂肪成分,而使平扫 CT 值较低且增强表现出快速强化、迅速廓清的特点。在常规 CT 图像上,肾上腺腺瘤多呈类圆或椭圆形,边界清晰,密度均匀,直径较小(多<5.0cm),增强后呈轻至中度强化;而转移瘤常累及单侧或双侧,体积较大,呈椭圆形或不规则形,密度多不均匀,中度至明显强化。富脂腺瘤与转移瘤较易鉴别,但仍有部分肿瘤鉴别困难,致使临床无法准确诊断肾上腺腺瘤与转移瘤,从而影响治疗策略的制定。光谱 CT 基于双层探测器,可常规化获得多能谱参数,为疾病诊断提供更多信息。有研究表明,增强后

门静脉期双能 CT 可通过虚拟平扫 CT 值联合碘密度值对肾上腺腺瘤和转移瘤进行鉴别，腺瘤门静脉期的碘密度值高于转移瘤（最佳截止值 1.82mg/mL），虚拟平扫 CT 值低于转移瘤（最佳截止值 29Hu），对于虚拟平扫 CT 值>0Hu 的病灶，碘密度与虚拟平扫 CT 值的比值腺瘤高于转移瘤，且诊断两者具有最高的灵敏度及特异度（分别为 95%、95%）（最佳截止值 6.7）。

五、尿路结石成分分析

【病例摘要】

患者，男，35 岁，以"发现双肾结石 7 年，左侧腰痛 3 天"为主诉入院（图 7-1-6）。

【扫描方案】

扫描方案同上。

【图例】

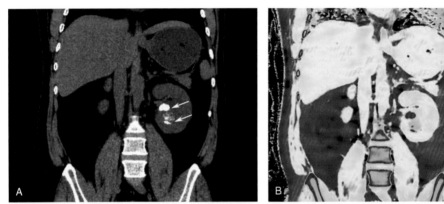

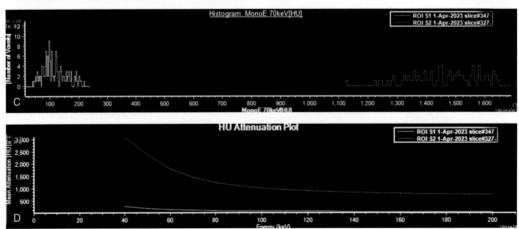

图 7-1-6　左肾结石光谱 CT 示意图

A. 冠状位平扫期 CT 图显示左肾 2 个结石；B. 冠状位有效原子序数图显示 2 个结石的有效原子序数分别为 12.83、8.43，左肾 2 个结石的有效原子序数存在差异，结石的轮廓和成分差异的显示优于常规 CT 图像；C. 直方图显示 2 个结石的碘含量差异明显；D. 光谱曲线显示 2 个结石的曲线走行及斜率不同，提示 2 个结石的成分存在差异。

【影像诊断】

左肾结石。

【病例小结】

泌尿系统结石是的一种常见病和多发病,其人群患病率为 1%~5%,治疗后易复发。结石成分的判定可以帮助分析结石的硬度,为临床选择合适的治疗方法,制定合理的治疗方案,查询相关的病因提供依据。近年来,能量成像作为一种鉴别组织成分的新技术进入临床应用,光谱 CT 为泌尿系统结石成分的进一步分析提供了新的平台。虚拟单能级图像可以规避射线硬化效应,提高图像对比噪声比。有研究显示,50keV 的单能量 CT 值有利于区分不同成分的结石。能谱曲线反映 X 线穿过物质后在不同单能量条件下的衰减情况,能谱曲线斜率有助于区分不同成分的结石。有效原子序数定量分析可提示不同化学成分的物质;光谱 CT 的虚拟单能级和有效原子序数图、有效原子序数融合图及光谱曲线,钙基图和水基图,直方图及散点图可为泌尿系统结石的区分提供更多的影像学信息。但是临床工作中,泌尿系统结石多为混合结石,有待进一步探索其应用能力。有研究显示,碳酸磷灰石、一水草酸钙的钙基值大于无水尿酸、六水磷酸铵镁结石以及胱氨酸结石。

六、尿路上皮癌的评估

（一）病例一

【病例摘要】

患者,男,59 岁,以"间断无痛性肉眼血尿 5 个月余"为主诉入院(图 7-1-7)。

【扫描方案】

扫描方案同上。

【图例】

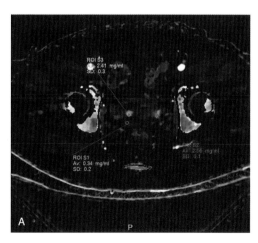
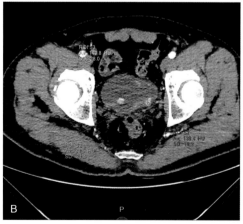

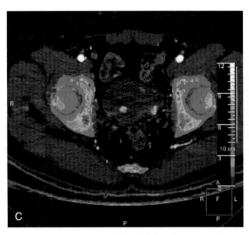
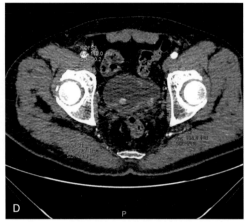
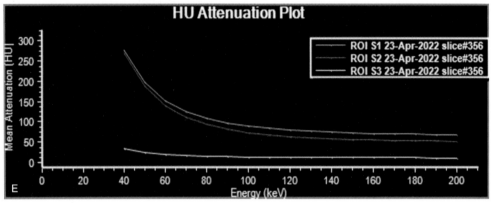

图 7-1-7　膀胱上皮癌光谱 CT 示意图

A. 常规 CT 动脉期图像膀胱后壁两处膀胱壁增厚,增强后呈明显强化;B. 光谱 60keV 虚拟单能级动脉期图像显示膀胱占位强化对比度增强,病灶范围显示更清晰;C. 常规图像与碘密度图组成的混合图像;D. 碘密度图,两者能够更清晰地显示病灶碘的摄取,三处 ROI 选取分别为膀胱后壁占位(S2、S3)、正常膀胱壁(S1),三处碘密度分别为 2.56mg/mL、2.41mg/mL、0.34mg/mL(S1、S2、S3),膀胱占位与正常膀胱壁碘密度有所不同,同时 S2 与 S3 碘密度相近,提示两处占位病理类型相近;E. 为两处膀胱占位与正常膀胱壁的光谱曲线,如图所示,S1 与 S2 曲线斜率相近,提示两处占位病理类型相近,S2、S3 曲线斜率大于 S1,提示尿路上皮癌与正常膀胱壁成分不同。

【影像诊断】

膀胱尿路上皮癌(高级别乳头状尿路上皮癌)。

(二)病例二

【病例摘要】

患者,男,64 岁,以"血尿 1 个月余"为主诉入院(图 7-1-8)。

【扫描方案】

扫描方案同上。

【图例】

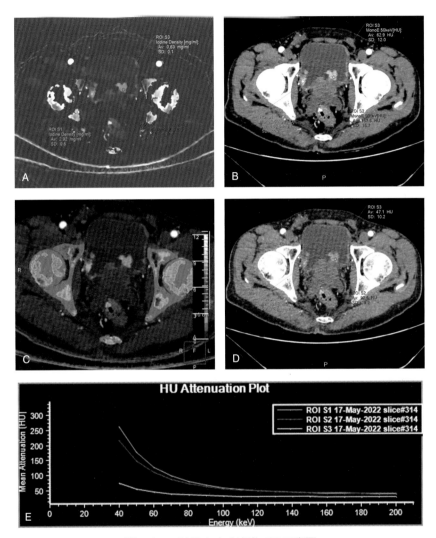

图 7-1-8 膀胱上皮癌光谱 CT 示意图

A. 常规 CT 动脉期图像显示膀胱后壁增厚,突向腔内生长,增强后呈明显强化;B. 光谱 50keV 虚拟单能级动脉期图像显示膀胱占位强化对比度增强,病灶显示更清晰;C. 常规图像与碘密度图组成的混合图像;D. 碘密度图,两者能够更清晰地显示病灶碘的摄取,三处 ROI 选取分别为膀胱后壁占位(S1、S2)、正常膀胱壁(S3),三处碘密度分别为 2.92mg/mL、2.07mg/mL、0.63mg/mL,膀胱占位与正常膀胱壁碘密度有所不同;E. 膀胱占位及正常膀胱壁的光谱曲线(S1、S2、S3),如图所示,S1、S2 曲线斜率大于 S3,提示尿路上皮癌与正常膀胱壁成分不同。

【影像诊断】

膀胱尿路上皮癌(高级别浸润性尿路上皮癌)。

【鉴别诊断】

膀胱炎:常伴有膀胱刺激征,可见膀胱壁结节样或弥漫样增厚改变,钙化少见,增强后可见渐进性轻度强化。

　　膀胱尿路上皮癌：常伴有无痛血尿,膀胱壁结节样或菜花样增厚改变,可见钙化,增强后呈明显渐进性强化。

【病例小结】

　　膀胱癌是泌尿系统最常见的恶性肿瘤,发病率居全球恶性肿瘤第十位,男性的发病率是女性的 3 倍,好发于老年男性,其中尿路上皮癌是膀胱癌最常见的病理类型,占 90% 左右。尿路上皮癌好发于膀胱三角区及侧壁,临床表现为无痛性血尿,常伴有尿频、尿急及尿痛等症状。通过膀胱镜检查可以对尿路上皮癌进行评估,但属于有创检查,在临床工作中应用受限。CT 检查是评估尿路上皮癌常用的影像学检查方法,空间分辨率高,可以对疾病的范围进行整体评估。然而常规 CT 诊断仅局限于病灶形态学、强化程度等方面,在疾病评估方面具有一定的局限性。而光谱 CT 不仅提供常规 CT 的所有参数,还包括虚拟单能级图像、碘密度值图像、有效原子序数序数图及能量衰减曲线,可以多方面、多角度对尿路上皮癌进行评估。低 keV 水平下,图像对比度增强,可以更好地区分强化区域与非强化区域,对尿路上皮癌的的评估具有一定的价值,能够更清晰地显示病灶。碘密度值图像反映组织摄取碘的能力,因此它可能显示出疾病碘摄取的差异,可以应用在尿路上皮癌的评估中。光谱曲线可以反映不同能级下组织 CT 值以及变化趋势,不同组织的曲线斜率也会有所差别,更直观地为临床提供肿瘤与其他组织之间的差异。

七、尿路上皮癌浸润范围的评估

【病例摘要】

患者 1：男,59 岁,以"间断无痛性肉眼血尿 5 个月余"为主诉入院(图 7-1-9)。

患者 2：男,58 岁,以"排尿困难伴血尿尿痛半个月余"为主诉入院(图 7-1-10)。

患者 3：男,59 岁,以"膀胱肿瘤电切术后 1 个月余"为主诉入院(图 7-1-11)。

三者图像对比如下(图 7-1-12)。

【扫描方案】

扫描方案同上。

【图例】

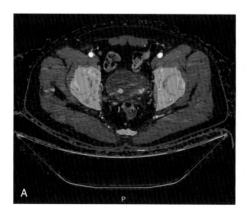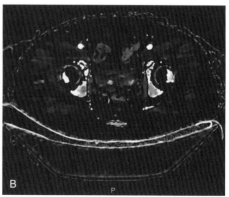

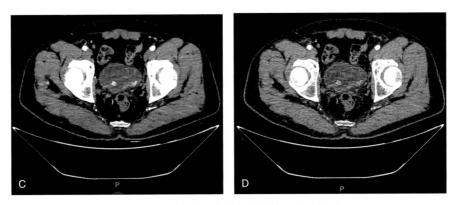

图 7-1-9 膀胱尿路上皮癌光谱 CT 示意图

A. 常规 CT 动脉期图像显示膀胱后壁两处膀胱壁增厚,增强后呈明显强化;B. 光谱 50keV 虚拟单能级动脉期图像显示膀胱占位强化对比度增强,病灶显示更清晰;C. 常规图像与碘密度图组成的混合图像;D 碘密度图,两者能够更清晰地显示病灶碘的摄取。

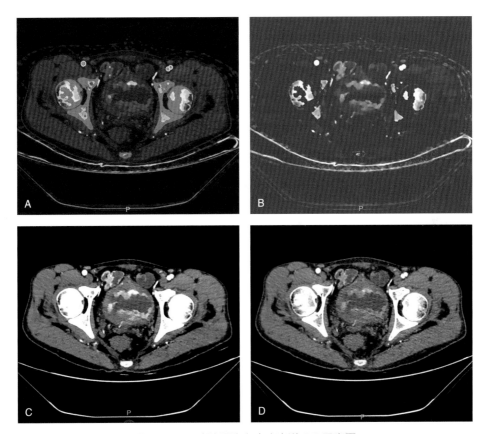

图 7-1-10 膀胱尿路上皮癌光谱 CT 示意图

A. 常规 CT 动脉期图像示膀胱壁弥漫型增厚,局部增强后呈明显强化;B. 光谱 50keV 虚拟单能级动脉期图像示膀胱占位强化对比度增强,病灶显示更清晰;C. 常规图像与碘密度图组成的混合图像;D. 碘密度图,两者能够更清晰地显示病灶碘的摄取。

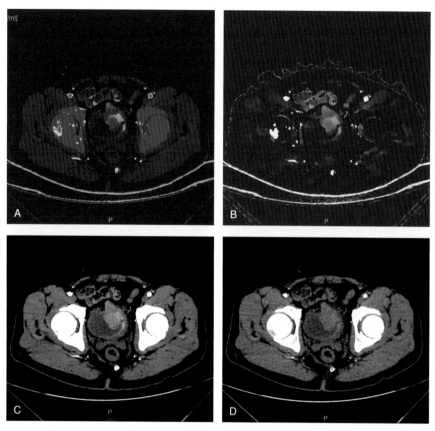

图 7-1-11　膀胱尿路上皮癌光谱 CT 示意图

A. 常规 CT 动脉期图像显示膀胱前壁菜花样增厚,突向腔内生长,增强后呈不均匀强化;B. 光谱 50keV 虚拟单能级动脉期图像显示膀胱占位强化对比度增强,病灶显示更清晰;C. 常规图像与碘密度图组成的混合图像;D. 碘密度图,两者能够更清晰地显示病灶碘的摄取。

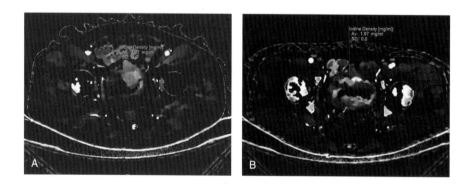

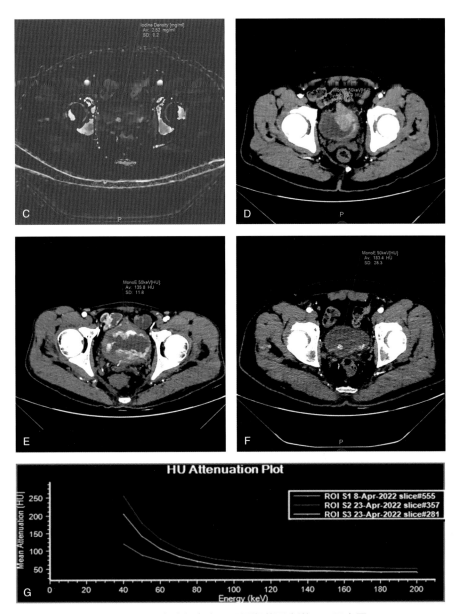

图 7-1-12　膀胱上皮癌不同浸润范围光谱 CT 示意图

A~C. 光谱 50keV 虚拟单能级动脉期图像；D~F. 碘密度图，S1、S2、S3 的碘密度分别为 2.52mg/mL、1.97mg/mL、0.97mg/mL（分别为 T_1 期尿路上皮癌、T_2 期尿路上皮癌、T_3 期尿路上皮癌），不同浸润范围的尿路上皮癌，其碘摄取能力不同；G. 三者光谱曲线，其曲线斜率均不同。

【影像诊断】

患者 1：膀胱尿路上皮癌（高级别乳头状尿路上皮癌，浸润黏膜固有层）。

患者 2：膀胱尿路上皮癌（高级别浸润性乳头状尿路上皮癌，浸润肌层）。

患者 3：膀胱尿路上皮癌（高级别浸润性尿路上皮癌，癌组织侵犯膀胱壁全层）。

【病例小结】

膀胱尿路上皮癌是泌尿系统中常见的恶性肿瘤，约占膀胱癌的 90%。临床常用 T 分期来反映其浸润程度:① Tis(原位癌);② T_1 期(肿瘤浸润黏膜下层或固有层);③ T_2 期(肿瘤浸润肌层);④ T_3 期(肿瘤浸润超过肌层进入其周围脂肪组织);⑤ T_4 期(肿瘤浸润至周围邻近或远处器官)。根据 T 分期,可将其分为非肌层浸润性尿路上皮癌($\leq T_1$ 期)及肌层浸润性尿路上皮癌($\geq T_2$ 期)。非肌层浸润性尿路上皮癌常采用膀胱电切术治疗,肌层浸润性尿路上皮癌常采用手术或放化疗等手段治疗。因此术前能否准确进行 T 分期的评估,会影响到治疗方案的选择及临床预后的评估。目前对于 T 分期的评估主要依靠膀胱镜检查,但属于有创检查,在临床工作中应用受限。CT 检查是评估尿路上皮癌常用的影像学检查方法,空间分辨率高,可以对疾病的范围进行整体评估。然而常规 CT 评估尿路上皮癌仅仅局限于病灶形态学、强化程度等方面,较依赖于医生的经验,具有一定的局限性。而光谱 CT 不仅提供常规 CT 的所有参数,还包括虚拟单能级图像、碘密度值图像、有效原子序数序数图及光谱曲线,可以多方面、多角度对尿路上皮癌进行评估。碘密度值图像反映组织摄取碘的能力,因此它可能显示出不同 T 分期尿路上皮癌碘摄取的差异。光谱曲线可以反映不同能级下组织的 CT 值及其变化趋势,不同 T 分期尿路上皮癌的光谱曲线也会有所差别,可更直观地为临床展示它们之间的差异。

(梁 盼 赵曦瞳 刘 洋 李卫卫 李莉明 冯萌云 王雨露)

第二节 生殖系统

一、卵巢囊性病变的鉴别

(一)病例一

【病例摘要】

患者,女,48 岁,确诊卵巢癌 1 年 10 个月(图 7-2-1)。

【扫描方案】

扫描参数:扫描范围从髂前上棘至耻骨联合下缘,采用常规盆腔模式螺旋扫描,管电压为 120kVp,自动管电流 100~400mA,转速 0.5 秒 / 周,螺距 1.0,重建图像层厚 1.00mm,层间距 1.00mm,增强扫描选用 350mgI/mL 对比剂 85mL,流速为 3mL/s,采用阈值触发的方式进行螺旋扫描。图像采用迭代算法及光谱数据包自动重建。在工作站用软件进行光谱参数图像分析,包括单能级图像、碘密度值图、有效原子序数图等。

【图例】

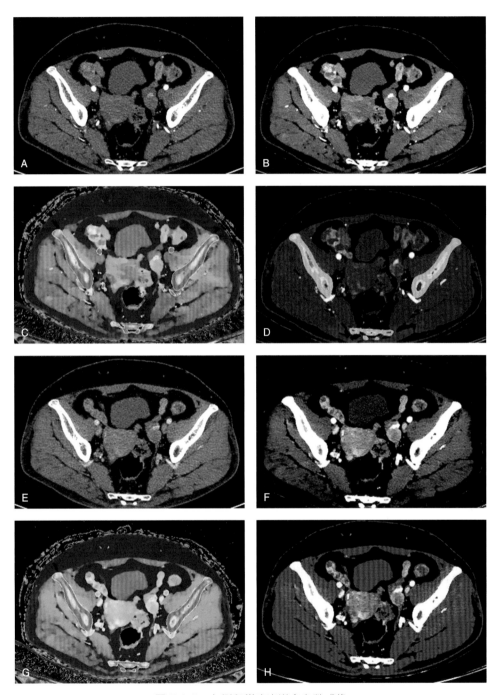

图 7-2-1　左侧卵巢癌光谱多参数成像

A. 动脉期轴位常规图像；B. 动脉期轴位单能级 40keV 图像；C. 动脉期轴位有效原子序数融合图显示有效
原子序数值为 7.76；D. 动脉期轴位碘密度融合图测量左侧附件区病灶碘含量为 0.78mg/mL；E. 静脉期轴
位常规图像；F. 静脉期轴位单能级 40keV 图像；G. 静脉期轴位有效原子序数融合图显示有效原子序数值
为 7.81；H. 静脉期轴位碘密度融合图测量左侧附件区病灶碘含量为 0.82mg/mL。

【影像诊断】

卵巢浆液性癌。

【鉴别诊断】

卵巢浆液性囊腺癌是临床上最多见的卵巢恶性肿瘤,以单房囊性多见,囊内壁欠光滑,壁增厚。黏液性囊腺癌为多房大小不等含胶冻样囊腔,囊壁及间隔增厚。卵泡膜 - 纤维瘤为少见卵巢良性肿瘤,好发单侧,表面光滑,实质性肿块,可囊变,增强扫描表现为实性部分轻度强化。

【病例小结】

盆腔妇科肿瘤的发病率逐年攀升,常见的是卵巢及子宫疾病,卵巢癌是女性生殖系统中最常见的三大恶性肿瘤之一,恶性程度高,病死率最高,发病率仅次于宫颈癌及子宫内膜癌。上皮性卵巢癌是卵巢癌最常见的一种类型,可进一步分为Ⅰ型和Ⅱ型。Ⅰ型包括黏液性、低级别子宫内膜样、低级别浆液性及透明细胞癌,Ⅱ型肿瘤包括高级别浆液性、高级别子宫内膜样、未分化癌和癌肉瘤,又以浆液性卵巢癌最为多见。卵巢肿瘤是日常临床诊疗过程中的常见疾病,在无症状的患者查体过程中常偶然发现。卵巢原发病变类型繁多,病变成分丰富,依据病理学分为良性、恶性、交界性,针对不同性质的肿瘤的有效治疗方法有较显著的差别,有些卵巢恶性肿瘤晚期才出现症状,加之卵巢肿瘤位置较深,且周围有其他盆腔脏器围绕,对其性质正确的诊断造成了一定的困难。早期诊断及制订合适的治疗方案可以提高患者的生存率及改善生活质量,故对其准确诊断为临床重要的关注点。

目前手术是主要的治疗方式,术前诊断对临床术前分期、手术方案及术后监测有重要的意义,影像学检查成为临床上术前诊断可靠、必要的方法。盆腔 CT 对妇科肿瘤的诊断具有其独特的优势,能够根据密度不同区分各种物质如脂肪、骨、肌肉,然而,常常有不同组织的密度相互重叠,无法区分具有相似密度的物质。随着 CT 技术不断进步,能谱 CT 在普通 CT 的基础上实现了多参数成像,成像方式从混合能量转变为能谱多单能量,不仅具有一次性双能量扫描的优势,且具有区分不同物质的功能。能谱 CT 拥有常规 CT 所没有的多参数显像,物质分离定量分析的优势,其不仅能够提供可定量测量的基物质分布图像,还可提供 40~140keV 范围任意单能量图像,为病变的诊断扩展了思维、提供了新思路。普通 CT 判断肿瘤良恶性一般依据病变形状、边缘、密度、强化程度和方式等,因卵巢病变类型繁多,一些良、恶性病变形状、强化方式等类似,能谱 CT 对卵巢疾病良恶性鉴别诊断提供了更丰富、精细的参考信息,增加了诊断的准确性。

在此病例中,光谱 CT 单能级 40keV 图像可以提高卵巢病灶与周围组织对比,更好地显示卵巢病灶的边界、大小、形态、血供;碘密度值图和有效原子序数图伪彩显示提高病灶的可视化,使卵巢病灶与正常组织形成鲜明对比。

(二) 病例二

【病例摘要】

患者,女,72 岁,确诊胃癌 2 个月余(图 7-2-2)。

【扫描方案】

扫描方案同上。

【图例】

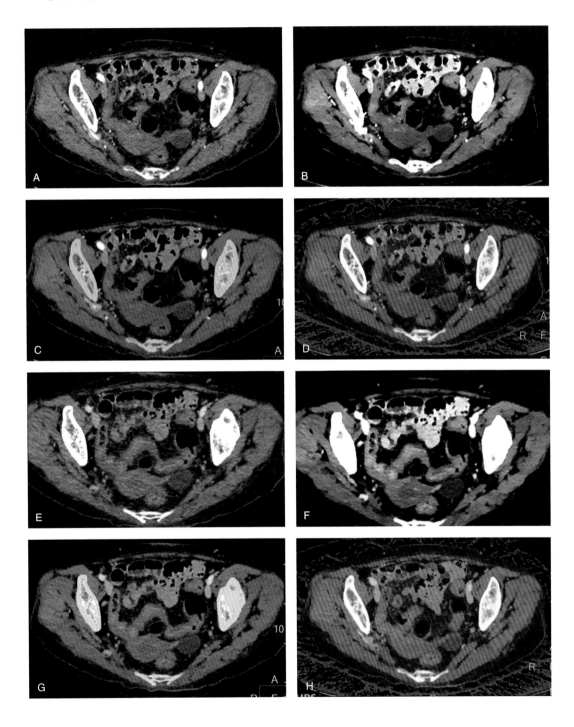

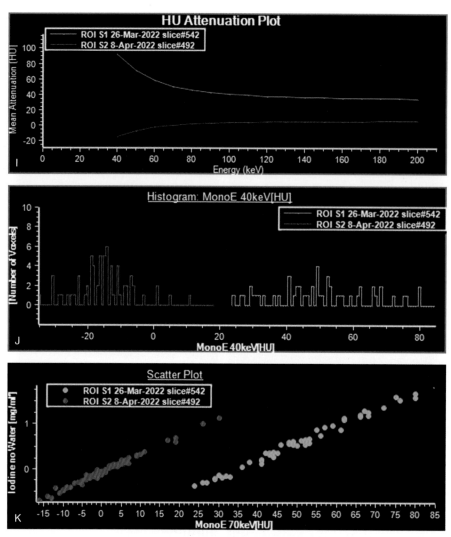

图 7-2-2 左侧卵巢囊肿光谱多参数成像

A. 动脉期轴位常规图像；B. 动脉期轴位单能级 40keV 图像；C. 动脉期轴位碘密度融合图测量左侧附件区病灶碘含量为 0mg/mL；D. 动脉期轴位有效原子序数融合图显示有效原子序数值为 6.99；E. 静脉期轴位常规图像，测量左侧附件区病灶 CT 值为 2.6Hu；F. 静脉期轴位单能级 40keV 图像测量左侧附件区病灶 CT 值为 –11.4Hu；G. 静脉期轴位碘密度值融合图测量左侧附件区病灶碘含量为 0.03mg/mL；H. 静脉期轴位有效原子序数融合图显示有效原子序数值为 7.10；I~K. ROI S1（病例一卵巢浆液性癌）和 S2（病例二卵巢囊肿）能谱功能图，能谱曲线显示 ROI S1 和 S2 的曲线走行及斜率不一致，直方图和散点图显示二者 CT 密度和碘含量基本无重叠。

【影像诊断】

左侧卵巢囊肿。

【鉴别诊断】

功能性卵巢囊肿：育龄期最为常见，有卵泡囊肿、黄体囊肿、黄素囊肿、多囊卵巢，薄壁囊状低密度灶，无分隔，增强后无强化。

卵巢出血性囊肿：滤泡囊肿及黄体囊肿生长过速，造成卵巢的组织牵扯而裂开出血，囊内容呈高密度，增强后无强化。

浆液性上皮囊肿及黏液性上皮囊肿：具有分泌功能的浆液细胞及黏液细胞在排卵后被包埋在卵巢内，不断地分泌液体形成囊肿，单房或多房，水样密度，可有分隔，增强壁及分隔可强化。

巧克力囊肿：是指子宫内膜异位发生在卵巢内，可随月经周期变化，密度混杂，可有不同时期的出血混杂在一起。

【病例小结】

光谱 CT 单能级 40keV 图像可以提高卵巢病灶与周围组织对比，更好地显示卵巢病灶的边界、大小、形态、血供；碘密度值图和有效原子序数图伪彩显示提高病灶的可视化，使卵巢病灶与正常组织形成鲜明对比。

（三）病例三

【病例摘要】

患者，女，38 岁，发现盆腔包块 7 天（图 7-2-3）。

【扫描方案】

扫描方案同上。

【图例】

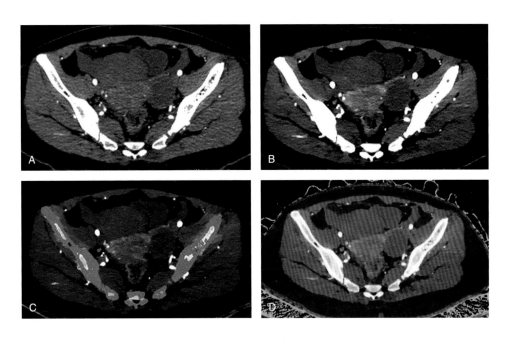

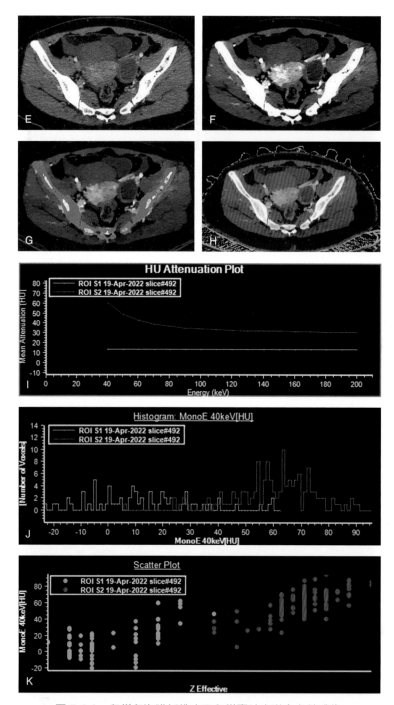

图 7-2-3　卵巢卵泡膜纤维瘤及卵巢囊肿光谱多参数成像

A. 动脉期轴位常规图像；B. 动脉期轴位单能级 40keV 图像；C. 动脉期轴位碘密度值图测量左、右侧附件区病灶碘含量分别为 0.33mg/mL、0.14mg/mL；D. 动脉期轴位有效原子序数图显示左、右侧附件区有效原子序数值为 7.49、7.35；E. 静脉期轴位常规图像；F. 静脉期轴位单能级 40keV 图像；G. 静脉期轴位碘密度值图测量左、右侧附件区病灶碘含量分别为 0.56mg/mL、0.03mg/mL；H. 静脉期轴位有效原子序数图显示左、右侧附件有效原子序数值为 7.61、7.23；I~K. 动脉期 ROI S1（卵巢卵泡膜纤维瘤）和 S2（卵巢囊肿）能谱功能图，能谱曲线显示 ROI S1 和 S2 的曲线走行及斜率不一致，直方图和散点图显示二者 CT 密度和碘含量基本无重叠。

【影像诊断】

右侧卵巢卵泡膜纤维瘤、左侧卵巢囊肿。

【鉴别诊断】

颗粒细胞瘤：低度恶性肿瘤，多为单发，有完整包膜，多房分隔蜂窝状改变为其特征表现，囊变多位于瘤体周边区。

卵巢癌：病变边界不清，实性部分强化明显，可伴远处转移及淋巴结增大。

囊腺瘤：单房或多房样囊性改变，增强扫描囊壁及分隔明显强化、囊内无强化。

交界性囊腺瘤：实性部分或壁结节一般在囊性部分轮廓内，实性部分强化明显。

【病例小结】

卵巢卵泡膜 - 纤维瘤组肿瘤是一组起源于卵巢性索间质的肿瘤，大部分为良性，少数为恶性。肿瘤老化时，瘤内纤维组织成分增加而形成含有卵泡膜细胞和纤维细胞两种成分的肿瘤，根据所占不同比例或纤维结构不同，可分为卵泡膜细胞瘤、卵泡膜纤维瘤、纤维瘤。据统计，其发病率占所有卵巢肿瘤的 0.5%~2.0%，平均约 1.2%，加之临床表现缺乏特征性，容易与卵巢其他良、恶性肿瘤混淆，因此术前正确诊断具有重要意义。

CT 主要表现为单侧卵巢肿块，肿瘤边界较清晰，大部分可出现黏液样变、囊变和出血，时有钙化，导致肿瘤密度不均，瘤体实性部分呈等密度，增强扫描以渐进式强化为主，动脉期强化不明显，且常合并恶性肿瘤可见的腹腔积液。

光谱 CT 单能级 40keV 图像可以提高卵巢病灶与周围组织对比，更好地显示卵巢病灶的边界、大小、形态、血供；碘密度值图和有效原子序数图伪彩显示提高病灶的可视化，使卵巢病灶与正常组织形成鲜明对比。

（四）病例四

【病例摘要】

患者，女，30 岁，俯卧时下腹部有异物感 2 周（图 7-2-4）。

【扫描方案】

扫描方案同上。

【图例】

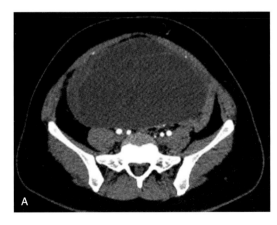
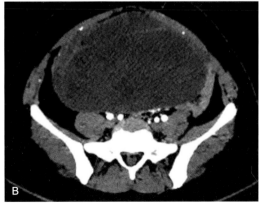

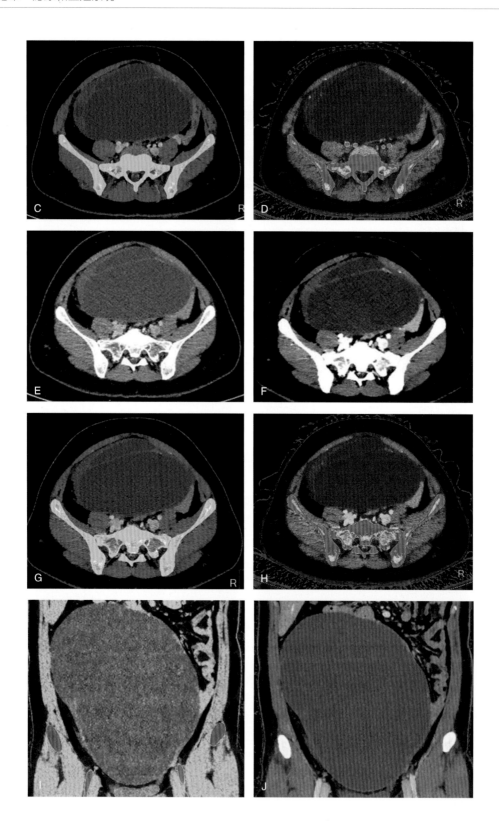

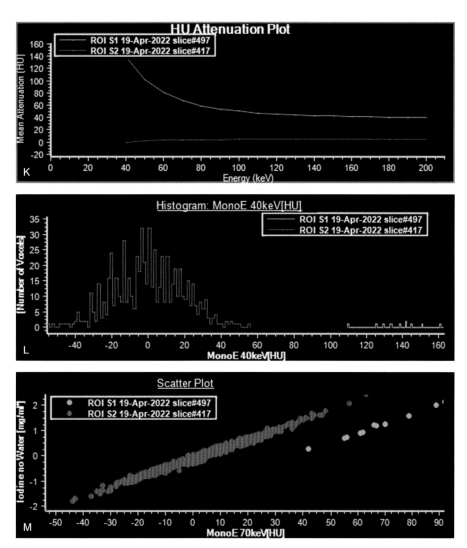

图 7-2-4 卵巢黏液性肿瘤及输卵管囊肿光谱多参数成像

A. 动脉期轴位常规图像；B. 动脉期轴位单能级 40keV 图像；C. 碘密度融合图测量右侧囊壁及囊性部分病灶碘值分别为 0.23mg/mL、0mg/mL；D. 有效原子序数融合图测量右侧囊壁及囊性部分病灶碘有效原子序数值分别为 7.43、7.23；E. 静脉期轴位常规图像；F. 静脉期轴位单能级 40keV 图像；G. 静脉期轴位碘密度值图测量右侧囊壁及囊性部分病灶碘值分别为 0.25mg/mL、0mg/mL；H～J. 静脉期轴位、冠状位有效原子序数图测量右侧囊壁及囊性部分病灶有效原子序数值分别为 7.42、7.29；K～M. 动脉期 ROI S1（右侧病灶囊壁）和 S2（左侧病灶囊性成分）能谱功能图，能谱曲线显示 ROI S1 和 S2 的曲线走行及斜率不一致，直方图和散点图显示二者 CT 密度和碘含量基本无重叠。

【影像诊断】

左侧输卵管系膜囊肿、右侧卵巢黏液性肿瘤。

【鉴别诊断】

浆液性肿瘤：单房囊肿多见（＜10cm），壁薄，边界清晰，囊腔水样密度，增强扫描囊壁及间隔轻度强化。

成熟性囊性畸胎瘤：由来自 3 个胚层的成熟组织构成，单侧为主，包膜完整，内含脂肪、毛囊、皮肤腺、牙齿、骨组织等，密度多变、混杂。

子宫内膜异位囊肿：受卵巢激素影响，异位子宫内膜也发生周期性出血，单房或多房，分隔较少，大小不一，囊内因反复出血，易与周围组织粘连。

【病例小结】

卵巢黏液性肿瘤是女性生殖系统的常见肿瘤，是一种高度异质性肿瘤混合体。卵巢原发性黏液性肿瘤好发于中老年女性，其来源亦可是多样的，包括卵巢上皮、生殖细胞导致的畸胎瘤及异位子宫内膜。卵巢黏液性肿瘤的发展过程是良性→交界性→恶性，其中良性最常见，交界性次之，恶性最少。

在本例中，光谱 CT 单能级 40keV 图像可以提高卵巢病灶与周围组织对比，更好地显示卵巢病灶的边界、大小、形态、血供；碘密度值图和有效原子序数图伪彩显示提高病灶的可视化，使卵巢病灶与正常组织形成鲜明对比。

二、转移性卵巢癌的评估

（一）病例一

【病例摘要】

患者，女，57 岁，左侧肾癌切除术 9 年余，确诊骨转移 1 个月余（图 7-2-5）。

【扫描方案】

扫描方案同上。

【图例】

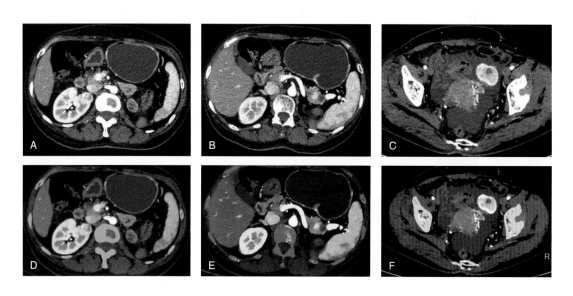

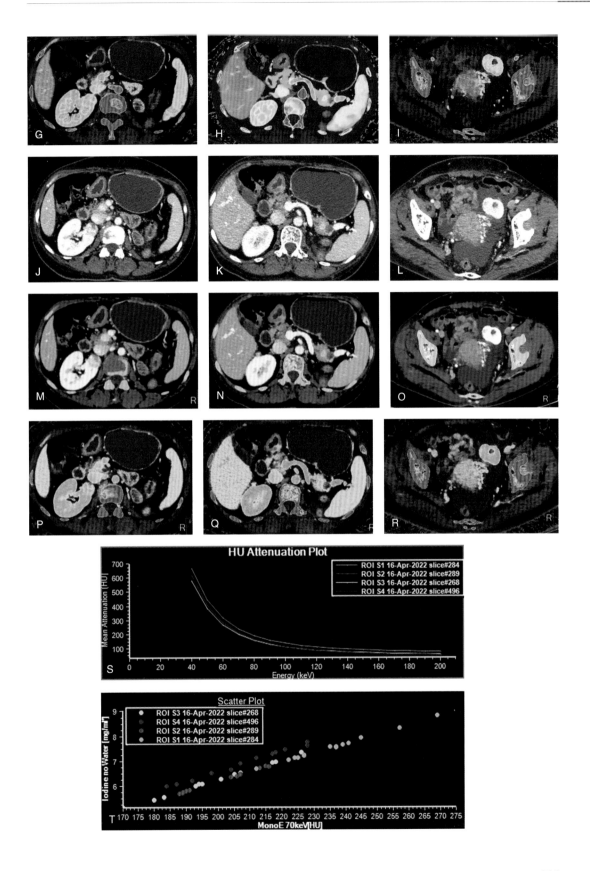

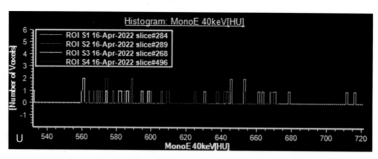

图 7-2-5　卵巢转移瘤、胰腺尾部转移灶、转移淋巴结与原发灶肾癌的光谱多参数成像

A~C.动脉期轴位常规图像；D~F.动脉期轴位碘密度值图测量肾癌病灶、腹腔内淋巴结、胰腺尾部病灶及左侧附件区病灶,碘含量接近分别为 7.31mg/mL、7.39mg/mL、6.28mg/mL、6.73mg/mL；G~I.动脉期轴位有效原子序数图显示肾癌病灶、腹腔内淋巴结、胰腺尾部病灶及左侧附件区病灶,对比鲜明,有效原子序数值接近分别为 10.22、10.33、9.91、9.56；J~L.静脉期轴位常规图像；M~O.静脉期轴位碘密度值图测量肾癌病灶、腹腔内淋巴结、胰腺尾部病灶及左侧附件区病灶,含量分别为 6.24mg/mL、5.67mg/mL、5.12mg/mL、7.76mg/mL；P~R.静脉期轴位有效原子序数图显示肾癌病灶、腹腔内淋巴结、胰腺尾部病灶及左侧附件区病灶,对比鲜明,有效原子序数值接近分别为 10.00、9.76、9.60、10.46；S~U.动脉期 ROI S1、S2、S3 和 S4 能谱功能图,能谱曲线显示四者曲线走行及斜率一致,直方图和散点图显示四者 CT 密度和碘含量基本重叠,提示卵巢病灶、腹腔内淋巴结及胰腺尾部病灶为右侧肾癌转移灶。

【影像诊断】

右肾癌转移至左侧卵巢、胰腺尾部、腹腔内淋巴结。

【病例小结】

卵巢癌是妇科常见的恶性度很高的肿瘤,发病率位于妇科肿瘤的第三位,5 年生存率只有 30% 左右。全身各部位的肿瘤都可能发生卵巢转移,原发部位多为肺、宫颈、消化道、乳腺等,其中又以胃肠道来源的大肠癌最为常见。有研究显示,卵巢占所有腹腔恶性肿瘤转移部位的 30% 以上。转移性卵巢癌和原发性卵巢癌的病理形态有部分相似之处,常规病理切片不一定能分辨,而两者的术前治疗和手术方案的选择截然不同。所以,明确肿瘤来源对治疗及预后有非常重要的意义,并且转移瘤往往缺乏相应的病理诊断。

能谱 CT 与常规 CT 成像的显著区别在于其多参数成像。采用能谱 CT 评估转移性卵巢癌的准确率高,且辐射剂量小,值得临床广泛应用。它在原有空间分辨率、密度分辨率、时间分辨率的基础上又增加了能量分辨率及理化性质的分辨率。应用 GSI 单能量成像技术,低 keV 水平可提高图像密度分辨率,通过最佳能量点的选择,优化对比结构,原发肿瘤及转移灶与其他组织对比加强,提高密度分辨率的同时降低了对比剂用量。应用 GSI 物质分离技术,碘基图和水基图能更清晰地显示转移灶增强程度。

GSI 能谱曲线是物质或结构的衰减值随 X 线能量变化的曲线,代表物质的能量衰减特性,每一种物质或组织都有其特征的能谱曲线,不同能谱曲线代表不同结构和病理类型,在有限的疾病分型中,类似的能谱曲线提示相同的结构和病理类型,即同源性。绘制可疑转移灶与原发灶的能谱曲线,做同源性分析,能谱曲线表现为平行或重合。基物质成像、单能量图像、能谱曲线和有效原子系数构成了能谱成像的主要参数和影像模式,这些参数和影像模式为临床诊断提供了更多解决问题的新思路和新方案。

CT 能谱成像基于不同的物质对于不同能量 X 线的吸收特征不同这一自然规律,对病灶动态增强各期的 CT 能谱特征进行分析,并与原发灶比较,能分辨转移灶的来源,实现定性、定级分析。本例中,碘密度值图和有效原子序数图伪彩显示提高病灶的可视化,且左侧卵巢、胰腺尾部、腹腔内淋巴结与右肾病灶的碘摄取量及有效原子序数值接近,另外,能谱曲线显示四者斜率平行且几乎重合,以上均提示左侧卵巢、胰腺尾部、腹腔内淋巴结病灶为右肾癌转移灶。

（二）病例二

【病例摘要】

患者,女,37 岁,确诊胃恶性肿瘤 1 年余(图 7-2-6)。

【扫描方案】

扫描方案同上。

【图例】

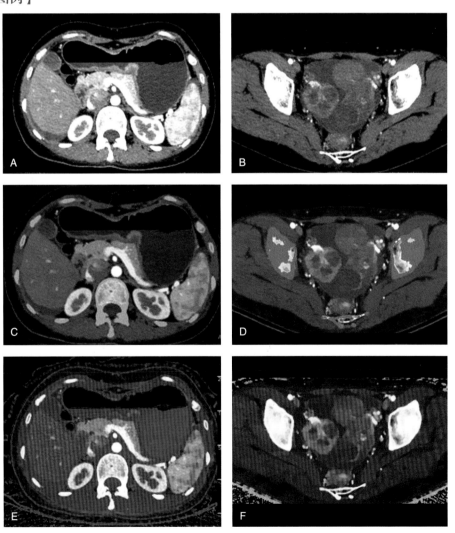

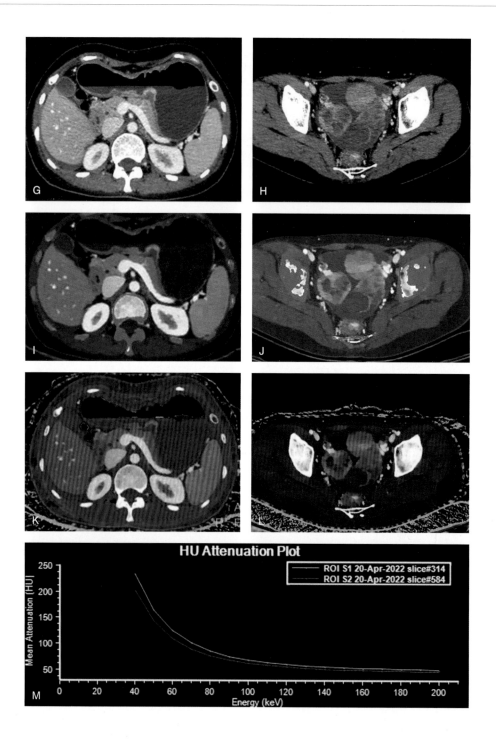

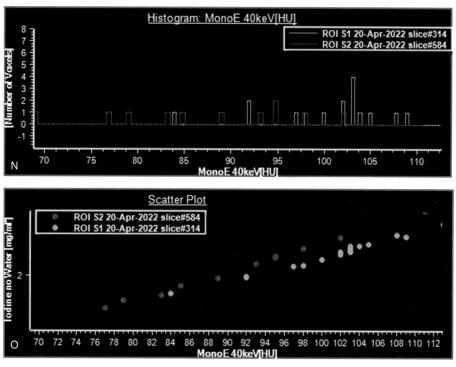

图 7-2-6 卵巢转移瘤与原发胃癌的光谱多参数成像

A、B. 动脉期轴位常规图像；C、D. 动脉期轴位碘密度值融合图测量胃壁病灶及双侧附件区肿物碘含量接近，分别为 1.59mg/mL、1.60mg/mL；E、F. 动脉期轴位有效原子序数图显示胃壁病灶及双侧附件区肿物有效原子序数值接近，分别为 8.164、8.194；G、H. 静脉期轴位常规图像；I、J. 静脉期轴位碘密度值图测量胃壁病灶及双侧附件区肿物碘含量分别为 3.36mg/mL、1.74mg/mL；K、L. 静脉期轴位有效原子序数图显示胃壁病灶及双侧附件区肿物有效原子序数值接近，分别为 8.954、8.244；M~O. 静脉期 ROI S1、S2 能谱功能图，能谱曲线显示二者曲线走行及斜率一致，直方图和散点图显示二者 CT 密度和碘含量基本重叠。

【影像诊断】

胃体胃小弯侧癌；双附件区种植转移。

【鉴别诊断】

卵巢转移性肿瘤单纯从影像上很难与已有腹腔转移的浆/黏液性囊腺癌相鉴别，合理运用各种影像学检查手段，必要时扩大检查范围，仔细观察胃肠道、阑尾和胰腺有无原发恶性肿瘤的证据，特别是发现代表胃黏液性癌的胃壁弥漫性增厚和异常强化的典型征象，可作出正确诊断。卵巢转移性肿瘤的发病率较原发性肿瘤低，主要包括女性生殖器官和生殖器官以外的转移，前者以子宫恶性肿瘤多见，后者以胃肠道、胰腺和乳腺等恶性肿瘤多见。其中，胃肠道印戒细胞癌卵巢转移性肿瘤又称库肯伯格瘤（Krukenberg tumor），其临床表现无特殊性，患者有时以盆腔包块、腹腔积液等转移症状来就诊，故对这类患者应进行仔细的临床分析和全面的影像学评价，以提高诊断的准确率。

【病例小结】

碘密度值图和有效原子序数图伪彩显示提高病灶的可视化，且胃癌病灶与双侧附件区病灶的碘摄取量及有效原子序数值接近,另外能谱曲线显示三者斜率相同,以上均提示双侧附件区肿物为胃癌转移灶。

三、子宫颈癌的评估

【病例摘要】

患者,女,37 岁,接触性出血 1 年余,发现宫颈赘生物 3 天(图 7-2-7)。

【扫描方案】

扫描方案同上。

【图例】

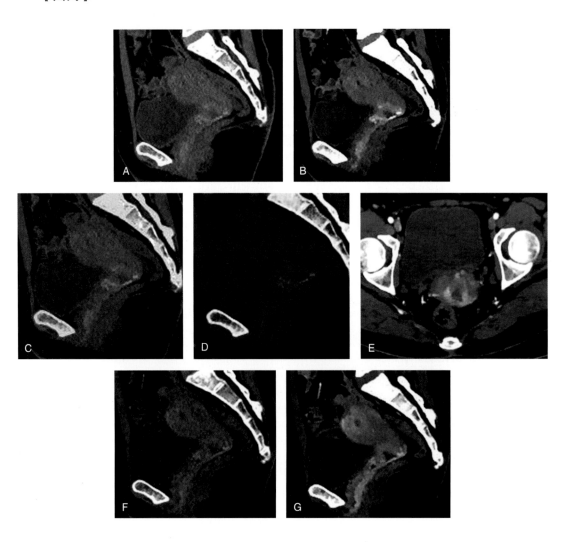

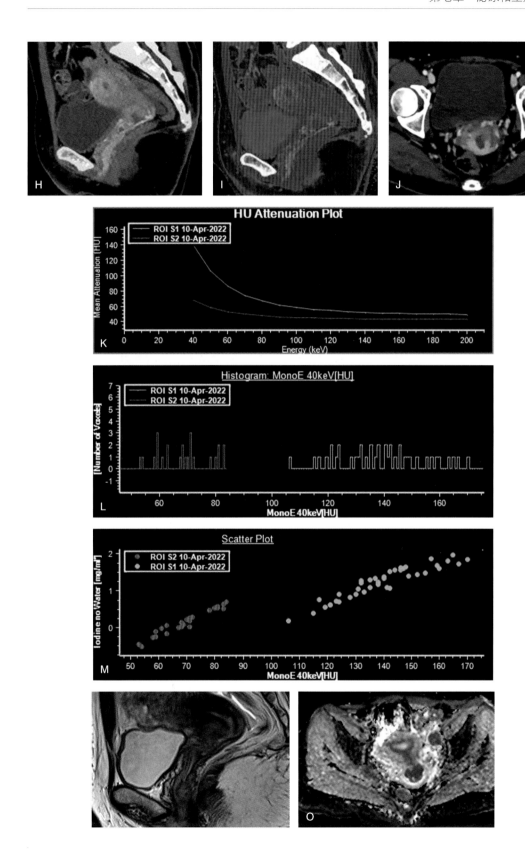

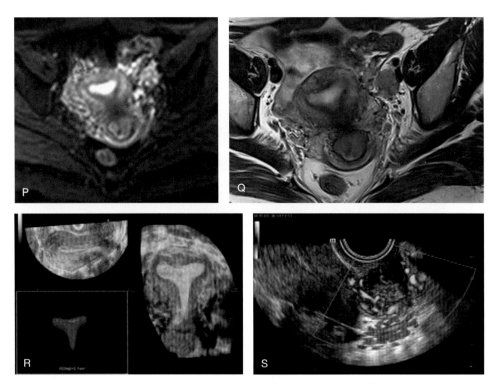

图 7-2-7 宫颈癌光谱多参数成像及 MRI、超声图像

A. 动脉期矢状位常规图像；B. 动脉期矢状位单能级 40keV 图像；C. 动脉期矢状位碘密度值图测量宫颈病灶与宫颈正常组织，碘含量分别为 0.94mg/mL、0.41mg/mL；D. 动脉期矢状位有效原子序数图显示宫颈病灶与宫体正常组织对比鲜明，测量宫颈病灶与宫颈正常组织有效原子序数值分别为 7.85、7.52；E. 动脉期轴位单能 40keV 图像；F. 静脉期矢状位常规图像；G. 静脉期矢状位单能级 40keV 图像；H. 静脉期矢状位碘密度值图测量宫颈病灶与宫颈正常组织，碘含量分别为 1.55mg/mL、1.02mg/mL；I. 静脉期矢状位有效原子序数图显示宫颈病灶与宫颈正常组织有效原子序数值分别为 8.17、7.9；J. 静脉期轴位单能 40keV 图像；K~M 动脉期 ROI S1 和 S2 能谱功能图，能谱曲线显示 ROI S1 和 S2 的曲线走行及斜率不一致，直方图和散点图显示二者 CT 密度和碘含量基本无重叠；N~Q. MRI 图像 T_2WI 呈团块样稍高信号影，DWI 上呈高信号，ADC 呈低信号；R、S. 超声示宫颈前壁实性占位。

【影像诊断】

宫颈癌。

【鉴别诊断】

子宫内膜癌侵犯宫颈：肿瘤侵犯范围较小时，根据肿瘤主体部位易鉴别，但当肿瘤侵犯范围较大时，原发部位难以判断。动态增强扫描子宫内膜癌常表现为持续轻度强化，而子宫颈癌多表现为流出型曲线。

子宫颈平滑肌瘤：边界清楚，边缘光滑，有时瘤周可见假包膜。非退变型肌瘤信号均匀一致，增强扫描病变强化方式多数与肌层一致，部分可表现为动脉期迅速强化，延迟期略降低。

子宫颈淋巴瘤：信号较子宫颈癌均匀，边界亦相对清楚，可压迫周围宫颈基质，但侵犯不明显，强化方式亦呈流出型曲线。

【病例小结】

宫颈癌是妇科最常见的恶性肿瘤之一，一般指的是发生在子宫颈鳞状上皮细胞与宫颈管内膜柱状上皮细胞二者交界处的恶性肿瘤。有研究显示，宫颈癌是全球女性中第四大常见癌症，在低收入和中等收入国家中排名第二，宫颈癌的死亡率为 3.98/100 000。全球癌症统计报告显示：2020 年全球新发宫颈癌病例约 60 万，死亡人数 34 万；我国宫颈癌新发病例约 11 万，死亡人数 5.9 万。近年来，宫颈癌的发病年龄越来越趋于年轻化，对育龄妇女的生育功能有较大影响，因此，提高诊断准确率，及时发现、及时治疗，有利于改善预后，提高治疗效果。

随着 CT 设备的升级和图像后处理技术的革新，CT 不仅能较准确地反映宫颈癌原发灶的形态学特征及远处淋巴结转移等情况，还可以反映宫颈癌病灶的病理生理学特点。能谱CT 成像技术使用快速千伏切换技术来获取组织在不同能量下的单能图像，相较于传统 CT三期增强扫描，能谱 CT 成像不仅能够观察病灶的形态学特征，还能够通过物质分离技术获得碘图，通过 ROI 的勾画计算碘基值，扩展了传统 CT 的功能，给放射诊断医师提供参考，为临床提供更多的指标和分析工具。但目前鲜少有研究报道能谱成像技术在宫颈癌中的应用。

在此病例中，光谱 CT 单能级 40keV 图像可以提高宫颈病灶与宫体正常组织的对比，更好地显示宫颈病灶的边界、大小、形态、血供；碘密度值图和有效原子序数图伪彩显示提高病灶的可视化，使宫颈病灶与正常组织形成鲜明对比。

四、前列腺增生与前列腺癌的鉴别

（一）病例一

【病例摘要】

患者，男，62 岁，确诊前列腺癌 1 年 2 个月余（图 7-2-8）。

【扫描方案】

扫描方案同上。

【图例】

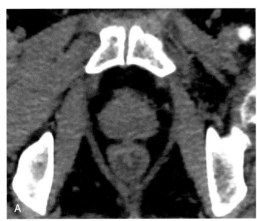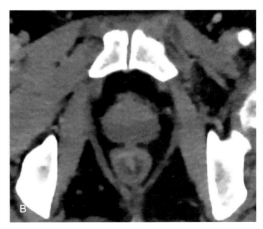

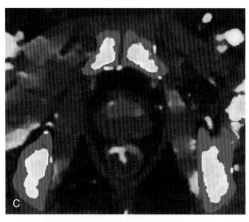
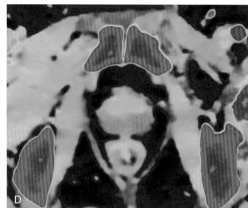
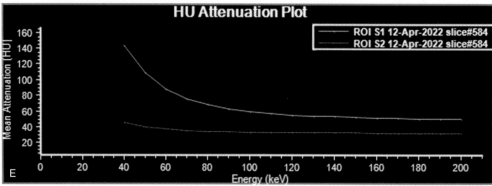
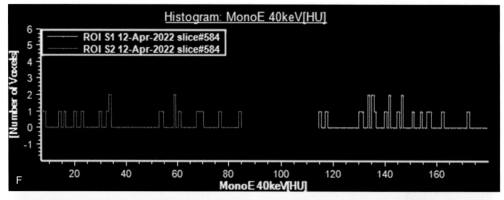
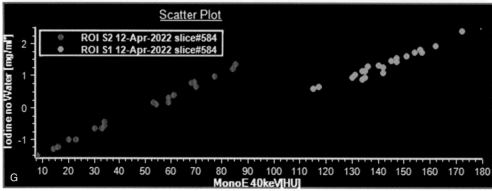

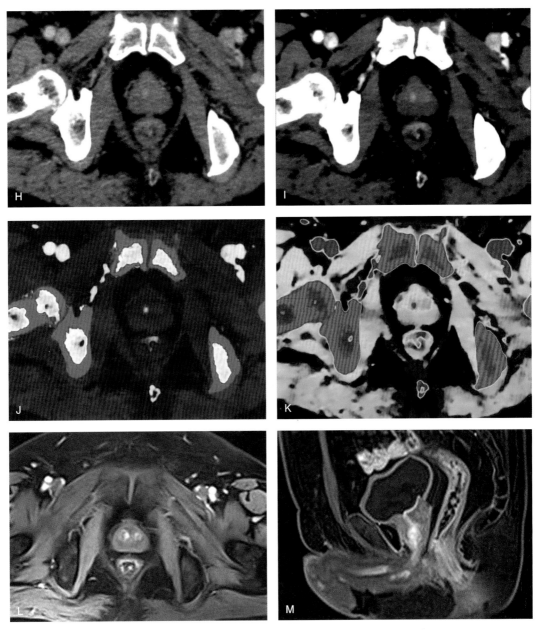

图 7-2-8 前列腺癌与前列腺增生光谱多参数成像

A. 动脉期轴位常规图像；B. 动脉期轴位单能级 40keV 图像；C 动脉期轴位碘密度值图测量前列腺病灶与前列腺正常组织，碘含量分别为 0.20mg/mL、0mg/mL；D. 动脉期轴位有效原子序数图显示肿块与周围前列腺组织对比鲜明，测量前列腺病灶与前列腺正常组织有效原子序数值分别为 7.40、7.06；E~G. 动脉期 ROI S1 和 S2 能谱功能图，能谱曲线显示 ROI S1 和 S2 二者曲线走行及斜率不一致，直方图和散点图显示二者 CT 密度和碘含量基本无重叠；H. 静脉期轴位常规图像；I. 静脉期轴位单能级 40keV 图像；J. 静脉期轴位碘密度值融合图测量前列腺癌灶、增生组织与前列腺正常组织，碘含量分别为 1.47mg/mL、0.56mg/mL、0.12mg/mL；K. 静脉期轴位有效原子序数融合图显示肿块与周围前列腺组织对比鲜明，测量前列腺癌灶、增生组织与前列腺正常组织有效原子序数值分别为 10.2、8.1、9.5；L、M. MRI 图像 T_1WI 轴位和矢状位显示前列腺内明显强化结节影。

【影像诊断】

前列腺腺癌, Gleason 评分: 5+4=9 分。

（二）病例二

【病例摘要】

患者, 男, 69 岁, 3 天前检查发现前列腺癌 (图 7-2-9)。

【图例】

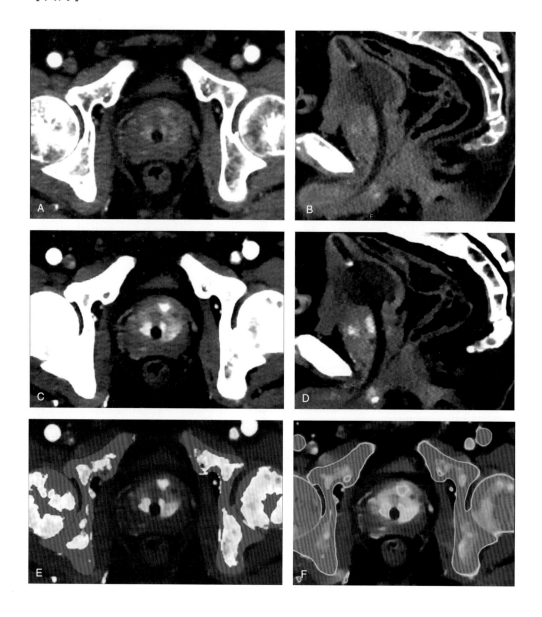

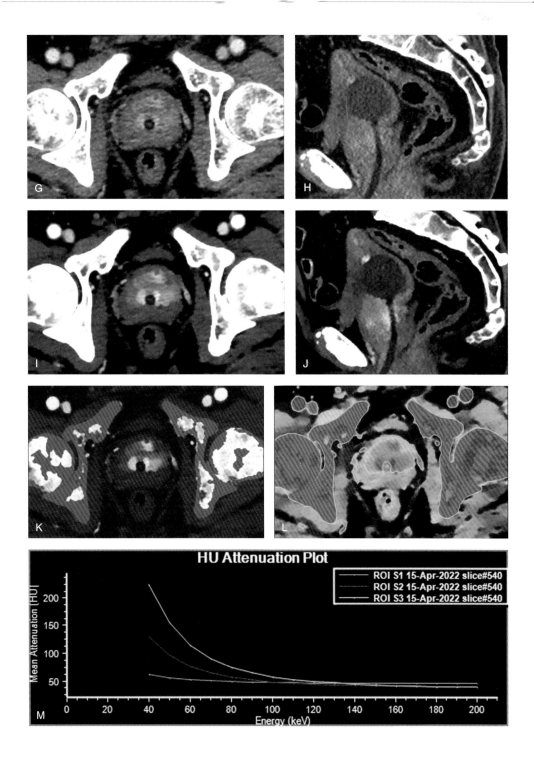

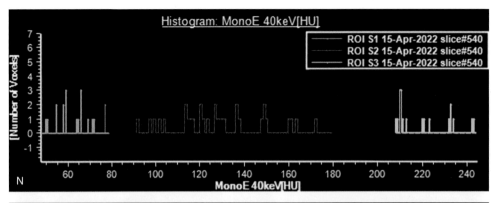

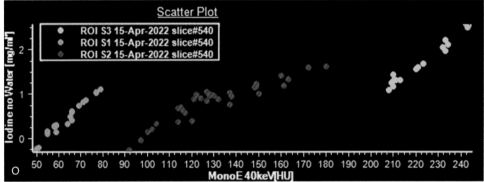

图 7-2-9　前列腺癌与前列腺增生光谱多参数成像

A、B. 动脉期轴位、矢状位常规图像；C、D 动脉期轴位、矢状位单能级 40keV 图像；E. 动脉期轴位碘密度值融合图测量前列腺正常组织、前列腺增生组织、前列腺癌灶，碘含量分别为 0.18mg/mL、1.09mg/mL、2.85mg/mL；F. 动脉期轴位有效原子序数融合图显示肿块与周围前列腺组织对比鲜明，测量前列腺正常组织、前列腺增生组织、前列腺癌灶有效原子序数值分别为 7.35、7.86、8.66；G、H. 静脉期轴位、矢状位常规图像；I、J. 静脉期轴位、矢状位单能级 40keV 图像；K. 静脉期轴位碘密度值图测量前列腺正常组织、前列腺增生组织、前列腺癌灶，碘含量分别为 0.34mg/mL、1.41mg/mL、3.00mg/mL；L. 静脉期轴位有效原子序数图显示肿块与周围前列腺组织对比鲜明，测量前列腺正常组织、前列腺增生组织、前列腺癌灶有效原子序数值分别为 7.41、8.13、8.64；M~O. 动脉期 ROI S1、S2、S3 能谱功能图，能谱曲线显示 ROI S1、S2、S3 的曲线走行及斜率不一致，直方图和散点图显示三者 CT 密度和碘含量基本无重叠。

【影像诊断】

前列腺癌。

【鉴别诊断】

主要与前列腺增生鉴别，前列腺增生多发生在中央叶，而前列腺癌多发生于外周部，CT 较难鉴别，MRI 上显示包膜完整性中断提示前列腺癌。

【病例小结】

前列腺癌是常见的男性肿瘤，病死率高。前列腺增生与其症状及发病率有较大重叠，但两者治疗方案迥异，因此正确地鉴别诊断至关重要。

前列腺疾病的常规检查方法是直肠指诊、前列腺特异性抗原（PSA）和经直肠彩色多普勒引导下穿刺活检。其中超声穿刺虽被作为"金标准",但其图像分辨率低,穿刺为盲穿,重复穿刺率高,即使预防性应用抗生素后,仍有 1%~4% 的患者并发感染。MRI T$_2$WI 对前列腺病变的影像诊断与鉴别诊断有重要价值,也得到了普遍认可。但其存在较高的假阳性,即在常规 T$_2$WI 上不能区分其他外周带的低信号病灶,如前列腺炎、前列腺钙化、前列腺梗死及平滑肌型前列腺增生,且 MRI 禁忌证较多,多数老年患者肾功能较差,且常合并血管支架和植入心脏起搏器者,均不能获得 MRI 精准的诊断。

常规 CT 虽然是盆腔检查的良好手段,但不能清晰地分辨前列腺内部组织成分,对前列腺病变鉴别诊断方面的研究鲜有报道。前列腺癌(prostate cancer,PCa)的表现主要包括平扫时前列腺边缘毛糙、模糊,波浪状隆起,边缘呈结节状;局限性密度不均匀,减低;周围结构浸润表现为双侧精囊增大,膀胱壁增厚,淋巴结增大。其中周围结构浸润与淋巴结增大为晚期肿瘤的表现,诊断难度不大,但早期 PCa 与良性前列腺增生(benign ptostatic hyperplasia,BPH)病灶的影像表现有部分重叠,鉴别困难。CT 增强扫描,PCa 表现为周围带局灶或弥散的早期强化,不均匀强化。有研究表明,CT 多期增强扫描可显示 58% 的外周带 PCa,特异性不理想。近年来,前列腺动态增强 MRI 的研究较多,部分研究表明,前列腺实质强化顺序及程度为 PCa 最早强化,强化程度最高,BPH 的强化时相及程度次之,并先于正常中央带,而正常周围带几乎不强化。PCa 的新生血管丰富,但微血管多为幼稚血管,基底膜不完整,对比剂容易透过,可表现为早期强化、早期廊清;而 BPH 的血管密度虽也丰富,但是多以成熟血管为主,微血管基底膜完整,对比剂透过可能较慢,表现为晚期强化。

能谱 CT 成像的能谱分析技术具备单能量成像和物质分离两大功能,其中物质分离功能可定量分析物质成分,将 CT 增强对比剂的碘物质进行定量测定,能有效反映前列腺病灶实质血流动力学的变化,可提供功能信息。在对前列腺结节的鉴别中,能谱 CT 可以区分传统的 X 线混合能量和分解后的多组单能量,一定程度上能对结节内成分进行定性分析和定量测量。

在本例中,光谱 CT 单能级 40keV 图像可以提高前列腺病灶与前列腺正常组织的对比,更好地显示前列腺病灶的边界、大小、形态、血供;碘密度值图和有效原子序数图伪彩显示提高病灶的可视化,使病灶与正常组织形成鲜明对比。能谱曲线走行及斜率不一致,直方图和散点图基本无重叠,可以进一步将前列腺病灶与正常组织区分开来。

(三)病例三

【病例摘要】

患者,男,59 岁,间断性上腹部胀痛不适 1 年余,加重 2 天(图 7-2-10)。

【扫描方案】

扫描方案同上。

【图例】

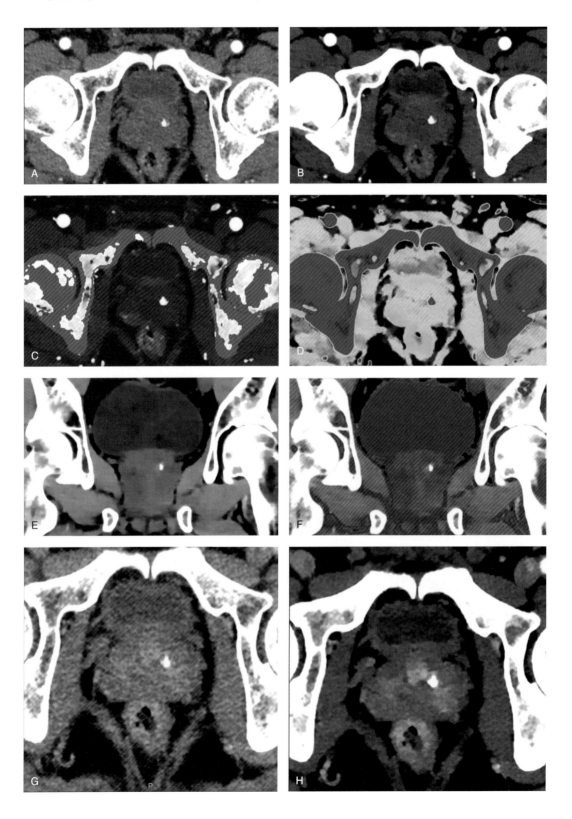

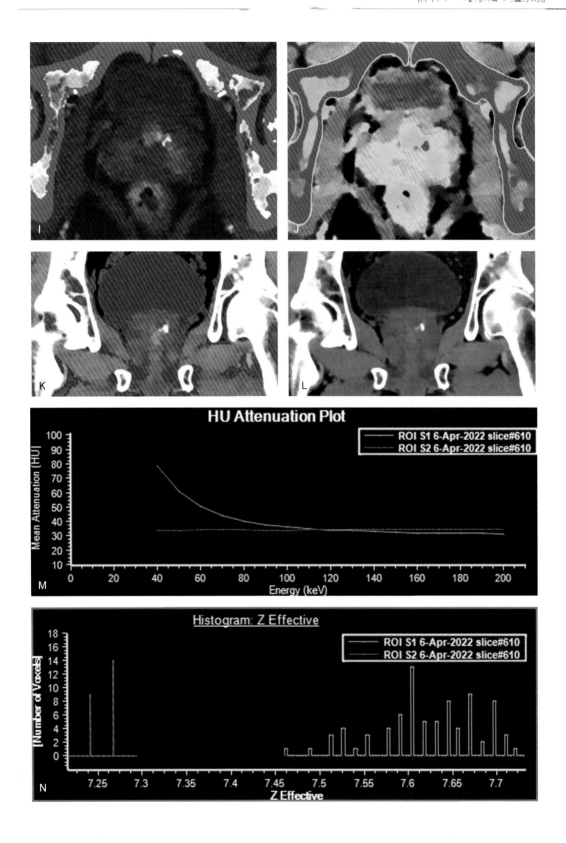

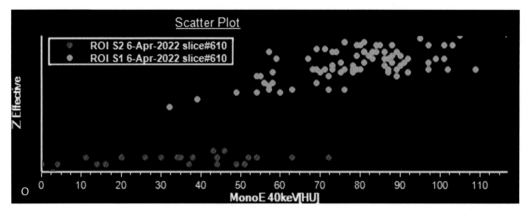

图 7-2-10　前列腺增生光谱多参数成像

A. 动脉期轴位常规图像；B. 动脉期轴位单能级 40keV 图像；C. 动脉期轴位碘密度值图测量前列腺增生组织与前列腺正常组织，碘含量分别为 0.47mg/mL、0.01mg/mL；D. 动脉期轴位有效原子序数图显示增生组织与正常组织对比鲜明，测量前列腺增生组织与前列腺正常组织有效原子序数值分别为 7.6、7.28；E、F. 动脉期冠状位电子云密度图及电子云密度融合图；G. 静脉期轴位常规图像，测量前列腺增生组织与前列腺正常组织 CT 值分别为 52.3Hu、37.4Hu；H. 静脉期轴位单能级 40keV 图像；I. 静脉期轴位碘密度值图测量前列腺病灶与前列腺正常组织，碘含量分别为 0.91mg/mL、0.41mg/mL；J. 静脉期轴位有效原子序数图显示病灶与周围前列腺组织对比鲜明，测量前列腺病灶与前列腺正常组织有效原子序数值分别为 7.86、7.52；K、L. 静脉期冠状位电子云密度图及电子云密度融合图；M~O. 动脉期 ROI S1 和 S2 能谱功能图，能谱曲线显示 ROI S1 和 S2 的曲线走行及斜率不一致，直方图和散点图显示二者 CT 密度和碘含量基本无重叠。

【影像诊断】

前列腺增生并钙化。

【鉴别诊断】

前列腺癌：一般发生于外周带，一般要结合超声、MRI 检查及前列腺特异性抗原检查作出鉴别。

前列腺炎：慢性者多见，有排尿刺激症状，尿痛、尿急、尿频、夜尿多，CT 表现为前列腺增大，如有坏死或液化表现为低密度区，增强后脓肿中央不强化，边缘可见强化。

【病例小结】

光谱 CT 单能级 40keV 图像可以提高前列腺增生组织与前列腺正常组织的对比，更好地显示前列腺增生组织的边界、大小、形态、血供；碘密度值图和有效原子序数图伪彩显示提高病灶的可视化，使病灶与正常组织形成鲜明对比。能谱曲线走行及斜率不一致，直方图和散点图基本不重叠，进一步将前列腺增生病灶与正常病灶区分开来。

五、子宫内膜癌

【病例摘要】

患者，女，59 岁，绝经 4 年余，阴道出血 14 天（图 7-2-11）。

【扫描方案】

扫描方案同上。

【图例】

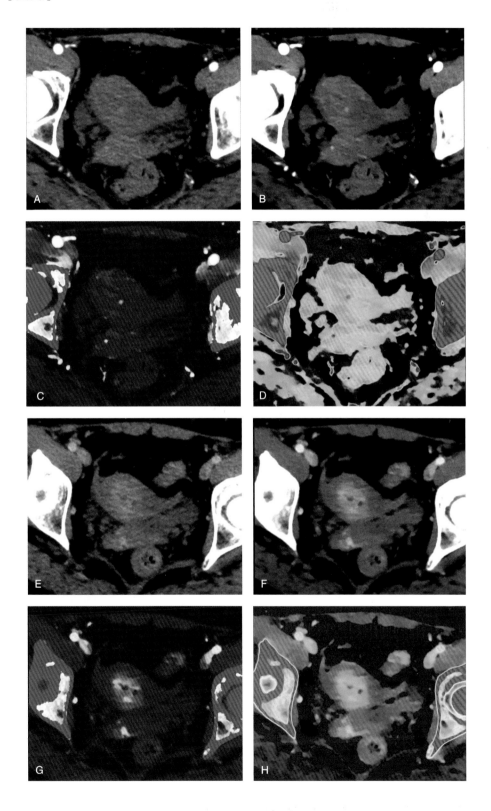

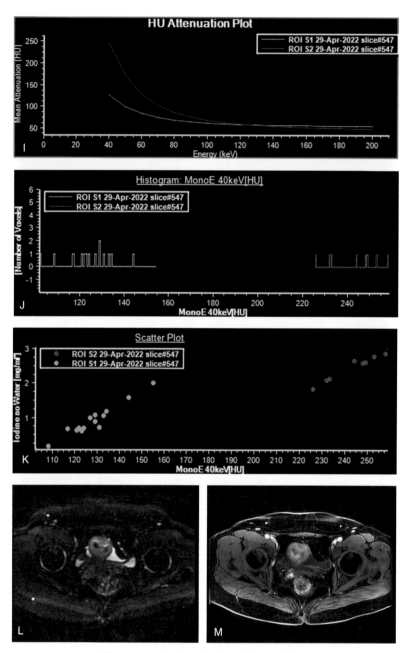

图 7-2-11　子宫内膜癌光谱多参数成像

A. 动脉期轴位常规图像；B. 动脉期轴位单能级 40keV 图像；C. 动脉期轴位碘密度值图测量子宫内膜病灶与正常子宫内膜组织，碘含量分别为 0.65mg/mL、0.12mg/mL；D. 动脉期轴位有效原子序数图，测量子宫内膜病灶与正常子宫内膜组织有效原子序数值分别为 7.67、7.35；E. 静脉期轴位常规图像；F. 静脉期轴位单能级 40keV 图像，测量子宫内膜病灶与正常子宫内膜组织 CT 值分别为 188.8Hu、189.6Hu；G. 静脉期轴位碘密度值图测量子宫内膜病灶与正常子宫内膜组织，碘含量分别为 1.59mg/mL、1.73mg/mL；H. 静脉期轴位有效原子序数图测量子宫内膜病灶与正常子宫内膜组织有效原子序数值分别为 8.20、8.24；I~K 静脉期 ROI S1 和 S2 能谱功能图，能谱曲线显示 ROI S1 和 S2 的曲线走行及斜率不一致，直方图和散点图显示二者 CT 密度和碘含量基本无重叠；L、M. MRI 图像显示 DWI 弥散轻度受限，增强后子宫内膜可见结节样强化。

【影像诊断】

子宫内膜癌。

【鉴别诊断】

子宫平滑肌瘤及平滑肌肉瘤：发生在子宫黏膜下和子宫肌层的肌瘤或肉瘤同样可以引起子宫增大，但肌瘤的密度或信号与子宫肌一致，可有钙化，增强扫描有中度以上强化。

子宫颈癌：病变位于子宫颈部，当肿瘤阻塞子宫颈口时，也可导致子宫腔扩大，鉴别要点是子宫内膜癌和子宫颈癌的原发部位不同。

【病例小结】

子宫内膜癌（endometrial carcinoma，EC）的发病率和死亡率呈明显上升趋势，已成为我国继宫颈癌后的第二大恶性肿瘤。CT 的软组织对比度较低，很难在轴位 CT 图像上识别子宫 - 宫颈边缘，因此在评估肿瘤大小和宫颈或子宫肌层有无侵犯方面存在局限性。MRI 具有多方位、多角度、多序列成像的特点，软组织分辨率高，因此能清晰显示盆腔器官解剖结构及毗邻关系。

光谱 CT 单能级 40keV 图像可以提高子宫内膜病灶与正常子宫内膜组织的对比，更好地显示病灶的位置和肌层浸润程度，有助于评估子宫内膜癌的分期；碘密度值图和有效原子序数图伪彩显示提高病灶的可视化，使病灶与正常组织形成鲜明对比。能谱曲线走行及斜率不一致，直方图和散点图基本无重叠，可以进一步将子宫内膜病灶与正常子宫内膜组织区分开来。

（杨志浩　韩懿静）

【参考文献】

1. ANDERSEN MB, EBBESEN D, THYGESEN J, et al. Impact of spectral body imaging in patients suspected for occult cancer: a prospective study of 503 patients. Eur Radiol, 2020, 30 (10): 5539-5550.

2. 史荣超, 康冰, 孙橄, 等. CT 鉴别诊断乳头状肾细胞癌与肾转移癌. 中国医学影像技术杂志, 2023, 39 (4): 569-572.

3. 林禹, 张潇潇, 吕绍茂, 等. 联合双层探测器光谱 CT 单能量图及碘图诊断肾脏实性肿瘤. 中国 CT 和 MRI 杂志, 2023, 21 (2): 123-125.

4. LENNARTZ S, GROSSE HOKAMP N, ABDULLAYEV N, et al. Diagnostic value of spectral reconstructions in detecting incidental skeletal muscle metastases in CT staging examinations. Cancer Imaging, 2019, 19 (1): 1-8.

5. KALISZ K, RASSOULI N, DHANANTWARI A, et al. Noise characteristics of virtual monoenergetic images from a novel detector-based spectral CT scanner. European Journal of Radiology, 2018, 98: 118-125.

6. NARAYANASAMY S, KRISHNA S, PRASAD SHANBHOGUE AK, et al. Contemporary update on imaging of cystic renal masses with histopathological correlation and emphasis on patient management. Clin Radiol, 2019, 74 (2): 83-94.

7. 潘召城. CT 能谱成像在肾细胞癌诊断中的应用初探. 上海: 上海交通大学, 2014.

8. LENNARTZ S, SCHOENBECK D, KRÖGER JR, et al. Photon-counting CT Material Decomposition: Initial Experience in Assessing Adrenal Adenoma. Radiology, 2023, 306 (1): 202-204.

9. HAN Z, WU M, WEI P, et al. Differential diagnostic value of plain CT scan in adrenal adenoma and non-adenoma: A two-center control study of mean attenuation value, minimum attenuation value, and CT histogram. Front Endocrinol (Lausanne), 2022, 13: 1007870.

10. LANOIX J, DJELOUAH M, CHOCARDELLE L, et al. Differentiation between heterogeneous adrenal adenoma and non-adenoma adrenal lesion with CT and MRI. Abdom Radiol (NY), 2022, 47 (3): 1098-1111.

11. NAGAYAMA Y, INOUE T, ODA S, et al. Adrenal Adenomas versus Metastases: Diagnostic Performance of Dual-Energy Spectral CT Virtual Noncontrast Imaging and Iodine Maps. Radiology, 2020, 296 (2): 324-332.

12. EULER A, WULLSCHLEGER S, SARTORETTI T, et al. Dual-energy CT kidney stone characterization-can diagnostic accuracy be achieved at low radiation dose？ Eur Radiol, 2023, 33 (9): 6238-6244.

13. HUANG J, HOU J, YANG W, et al. Automatic Kidney Stone Composition Analysis Method Based on Dual-energy CT. Curr Med Imaging, 2023, Online ahead of print.

14. ZHANG Y, XU Z, WU S, et al. Construction of 3D and 2D contrast-enhanced CT radiomics for prediction of CGB3 expression level and clinical prognosis in bladder cancer. Heliyon, 2023, 9 (9): e20335.

15. SHIN HM, LEE J, LEE DH, et al. CT Evaluation of the Findings of Nutcracker Syndrome in Patients with Bladder Cancer after Radical Cystectomy and Ileal Neobladder Formation: A Correlation with Hematuria. J Korean Soc Radiol, 2023, 84 (2): 409-417.

16. ALI O, FISHMAN EK, SHETH S. Upper urinary tract urothelial carcinoma on multidetector CT: spectrum of disease. Abdom Radiol (NY), 2019, 44 (12): 3874-3885.

17. SAHDEV A. CT in ovarian cancer staging: how to review and report with emphasis on abdominal and pelvic disease for surgical planning. Cancer Imaging, 2016, 16 (1): 19.

18. ELSHERIF SB, ZHENG S, GANESHAN D, et al. Does dual-energy CT differentiate benign and malignant ovarian tumours？ Clin Radiol, 2020, 75 (8): 606-614.

19. Han X, Li B, Sun M, et al. Application of contrast-enhanced dual-energy spectral CT for differentiating borderline from malignant epithelial ovarian tumours. Clin Radiol, 2021, 76 (8): 585-592.

20. RIZZO S, FEMIA M, RADICE D, et al. Evaluation of deep myometrial invasion in endometrial cancer patients: is dual-energy CT an option？ Radiol Med, 2018, 123 (1): 13-19.

21. ZHANG XF, LU Q, WU LM, et al. Quantitative iodine-based material decomposition images with spectral CT imaging for differentiating prostatic carcinoma from benign prostatic hyperplasia. Acad Radiol, 2013, 20 (8): 947-956.

22. CHEN A, LIU A, LIU J, et al. Application of dual-energy spectral CT imaging in differential diagnosis of bladder cancer and benign prostate hyperplasia. Medicine (Baltimore), 2016, 95 (52): e5705.

23. DARYANANI A, TURKBEY B. Recent Advancements in CT and MR Imaging of Prostate Cancer. Semin Nucl Med, 2022, 52 (3): 365-373.

24. LIU B, GAO S, LI S. A Comprehensive Comparison of CT, MRI, Positron Emission Tomography or Positron Emission Tomography/CT, and Diffusion Weighted Imaging-MRI for Detecting the Lymph Nodes Metastases in Patients with Cervical Cancer: A Meta-Analysis Based on 67 Studies. Gynecol Obstet Invest, 2017, 82 (3): 209-222.

25. HALDORSEN IS, LURA N, BLAAKÆR J, et al. What Is the Role of Imaging at Primary Diagnostic Work-Up in Uterine Cervical Cancer？ Curr Oncol Rep, 2019, 21 (9): 77.

26. LU A, LU G. Application of MRI and CT Images in Surgical Treatment of Early Cervical Cancer. Scanning, 2022, 2022: 1592449.

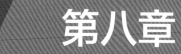

第八章

骨、关节和四肢

第一节　金属植入物的评估

一、髌骨骨折内固定术后评估

【病历摘要】

患者,男,53 岁,左侧髌骨骨折内固定术后(图 8-1-1)。

【扫描方案】

扫描参数:扫描范围从股骨下段到胫腓骨上段,采用常规膝关节轴扫,管电压 120kVp,管电流采用自动管电流调节技术,噪声指数为 21,管电流范围设置为 100~400mA,探测器宽度为 40mm,螺距 0.9,扫描层厚 5mm,层间距 5mm,重建层厚、层间距均为 1mm。图像采用迭代重建算法重建,光谱数据包 SBI 自动重建,同时结合去金属伪影算法重建去金属伪影图,可在后处理工作站利用软件进行光谱参数图像分析,包括虚拟单能级图、去金属伪影图、虚拟单能级图与去金属伪影融合图。

【图例】

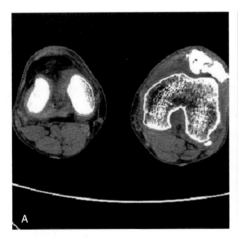 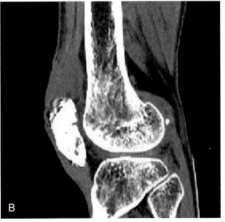

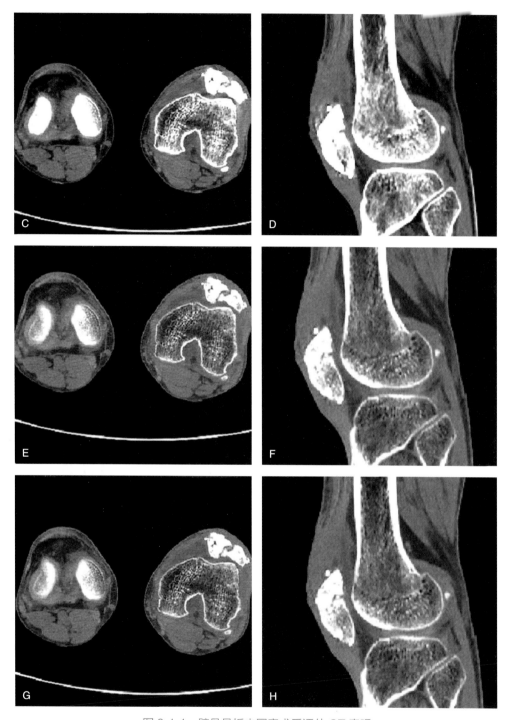

图 8-1-1 髌骨骨折内固定术后评估 CT 表现

A、B. 常规图像显示放射状伪影,图像质量差;C、D. 去金属伪影图;E、F. 虚拟单能级 200keV 图;
G、H. 虚拟单能级 200keV 联合去金属伪影图,噪声降低,金属伪影大大减少,图像清晰度高。

【影像诊断】

左侧髌骨骨折内固定术后。

【病例小结】

髌骨是人体最大的籽骨,前面组织覆盖较少,股四头肌腱膜覆盖髌骨后向下延伸形成髌韧带。髌骨与其周围的韧带共同构成伸膝装置,骨折后恢复不良可严重影响膝关节的活动,进而导致创伤性关节炎。切开复位克氏针张力带内固定是治疗髌骨骨折的常用方法,但存在克氏针滑动、张力带固定失效、骨折不愈合等严重并发症。近年来,因切开复位金属骨针张力带内固定治疗髌骨骨折具有固定可靠、患者可早期功能锻炼等优点,逐渐应用于临床。

使用常规 CT 扫描会产生严重的金属伪影,降低图像质量,严重影响对周围组织的观察,而且 X 线束产生的硬化伪影无法消除,不利于术后观察植入物与宿主骨之间的关系。而光谱 CT 除了提供常规 CT 的所有参数以外,虚拟单能级图及去金属伪影图可减少金属伪影的影响,更好地显示金属植入物及周围软组织的情况,可满足临床诊断需要。因此,光谱 CT 虚拟单能级联合去金属伪影技术可减少金属固定物对周围组织的影响,提高图像清晰度。

二、假牙术后评估

【病历摘要】

患者,女,79 岁,房颤 3 个月双下肢无力 1 天(图 8-1-2)。

【扫描方案】

扫描参数:扫描范围从颅底到颅顶,采用常规头颅轴扫,管电压 120kVp,管电流采用自动管电流调节技术,噪声指数为 21,管电流范围设置为 100~400mA,探测器宽度为 40mm,螺距 0.9,扫描层厚 5mm,层间距 5mm,重建层厚、层间距均为 1mm。图像采用迭代重建算法重建,光谱数据包 SBI 自动重建,同时结合去金属伪影算法重建去金属伪影图像,可在后处理工作站利用软件进行光谱参数图像分析,包括虚拟单能级图、去金属伪影图、虚拟单能级图与去金属伪影融合图。

【图例】

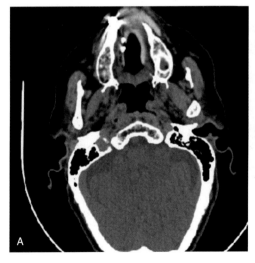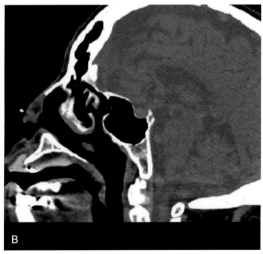

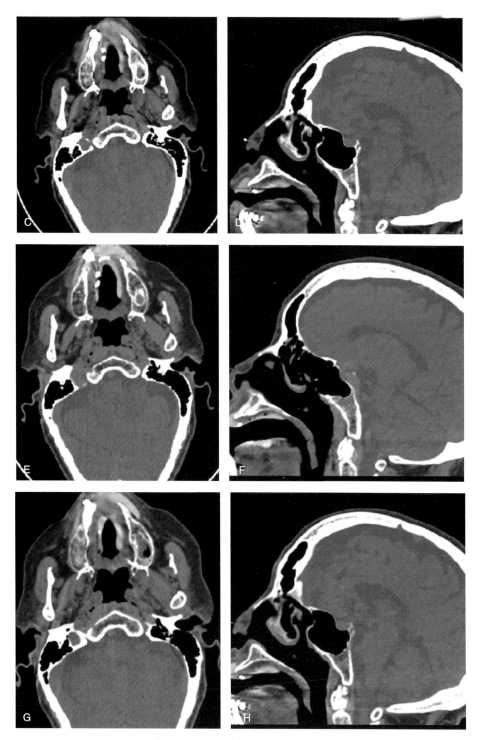

图 8-1-2 假牙术后评估 CT 表现

A、B. 常规图像显示放射状伪影,图像质量差；C、D. 去金属伪影图；E、F. 虚拟单能级 200keV 图；
G、H. 虚拟单能级 200keV 联合去金属伪影图,噪声降低,金属伪影大大减少,图像清晰度高。

【影像诊断】

假牙术后。

【病例小结】

金属假牙对 CT 图像产生不利的影响,即在假牙或牙冠周围产生伪影,而影响假牙和牙冠周围图像的清晰度和准确性。陶瓷材料的影响明显小于金属材料,树脂类修复材料对 CT 图像影响较小。光谱 CT 除了提供常规 CT 的所有参数以外,虚拟单能级图可以提高软组织的对比度,更好地显示软组织,还可以通过去金属伪影图结合虚拟单能级图减少假牙金属伪影。

三、股骨头置换术后评估

【病历摘要】

患者,男,45 岁,左股骨头置换术后(图 8-1-3)。

【扫描方案】

扫描参数:扫描范围从肚脐到股骨中段。采用常规骨盆模式螺旋扫描,管电压为 120kVp,管电流采用自动管电流调节技术,噪声指数为 21,管电流范围设置为 100~400mA,转速 0.5 秒 / 周,螺距 1.0,重建图像层厚 1.00mm,层间距 1.00mm,图像采用迭代重建算法重建,光谱数据包 SBI 自动重建,同时结合去金属伪影算法重建去金属伪影图像,通过后处理工作站利用软件进行光谱参数图像分析,包括去金属伪影图、虚拟单能级图与去金属伪影融合图。

【图例】

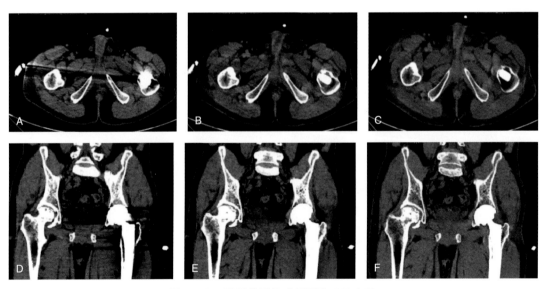

图 8-1-3 股骨头置换术后评估 CT 表现

A、D. 常规图像显示放射状伪影,图像质量差;B、E. 去金属伪影图;C、F. 虚拟单能级 200keV 联合去金属伪影图,噪声降低,金属伪影大大减少,骨 - 假体交界面可见度好,图像清晰度高。

【影像诊断】

股骨头置换术后。

【病例小结】

骨关节疾病的发病率不断提高,骨关节金属植入手术数量随之不断增加,其中人工髋关节置换术数量增长尤为迅速。然而骨关节金属植入术常见的并发症,如无菌性松动、假体周围骨折、假体周围感染、假体脱位等发生率高居不下,降低了人工关节假体的使用寿命,增加了植入物的手术翻修率,给社会增加了沉重的经济负担。临床上,骨关节术后置入物的常见材料有金属螺丝钉、钢丝、钢板、骨板、髓内针等。常规 CT 可以通过骨算法重建、降低窗位和扩大窗宽的方法减少金属置入物伪影,但缺点在于图像噪声太大,无法评价周围软组织,大大降低了图像质量,严重影响对周围软组织及骨质的观察,甚至造成误诊或漏诊,不利于术后观察植入物与宿主骨之间的关系。光谱 CT 提供常规 CT 的所有参数,而且虚拟单能级图可以减少金属置入物所造成的伪影,更好地显示金属植入物及周围软组织的情况,可满足临床诊断需要;同时,去金属伪影技术可以显著提高骨 - 假体交界面可见度,提高 CT 数据质量和诊断价值。因此,光谱 CT 虚拟单能级联合去金属伪影技术对去除髋关节置换物伪影具有较好效果,可提高图像质量。

四、椎体金属固定术后评估

【病历摘要】

患者,男,33 岁,便血 4 个月余(图 8-1-4)。

【扫描方案】

扫描参数:扫描范围从膈顶到髋关节下方,采用常规腰椎模式螺旋扫描,管电压为 120kVp,管电流采用自动管电流调节技术,噪声指数为 21,管电流范围设置为 100~400mA,螺距 1.0,重建图像层厚 1.00mm,层间距 1.00mm,图像采用迭代重建算法重建,光谱数据包 SBI 自动重建,同时结合去金属伪影算法重建去金属伪影图。在后处理工作站利用软件进行光谱参数图像分析,包括虚拟单能级图、去金属伪影图、虚拟单能级图与去金属伪影融合图。

【图例】

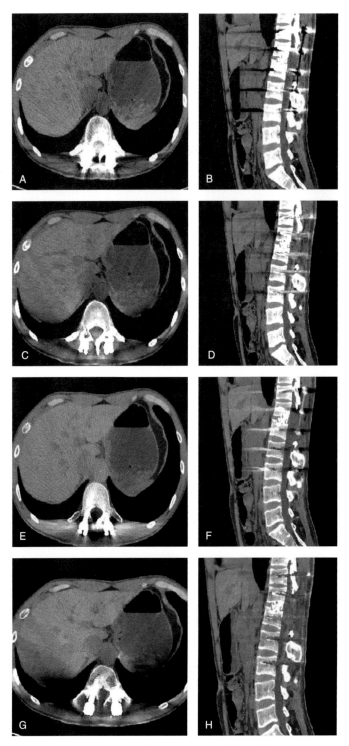

图 8-1-4　椎体金属固定术后评估 CT 表现

A、B. 常规图像显示放射状伪影,图像质量差;C、D. 去金属伪影图;E、F. 虚拟单能级 200keV 图;
G、H. 虚拟单能级 200keV 联合去金属伪影图,噪声降低,金属伪影大大减少,图像清晰度高。

【影像诊断】

椎体金属固定术后。

【病例小结】

椎体金属固定物对 CT 椎体检查的图像结果产生不利的影响,在椎体周围产生伪影,从而影响椎体和椎间盘图像的清晰度和准确性。光谱 CT 除了提供常规 CT 的所有参数以外,虚拟单能级图可以提高组织间的对比度,更好地显示椎体,还可以通过去金属伪影图结合虚拟单能级图,减少植入物产生的金属伪影。

(吴 艳 苏丹阳)

第二节 骨髓水肿的评估

一、骨髓炎引起的水肿的评估

【病历摘要】

患者,男,18 岁,腰背部疼痛(图 8-2-1)。

【扫描方案】

扫描参数:扫描范围自肚脐至髋关节下方。采用常规骨盆模式螺旋扫描,管电压 120kVp,管电流采用自动管电流调节技术,噪声指数为 21,管电流范围设置为 100~400mA,探测器宽度为 40mm,螺距 0.9,球管转速 0.5s,扫描层厚 5mm,层间距 5mm,重建层厚、层间距均为 1mm,自动生成相应光谱 SBI 数据。图像采用迭代重建算法重建,光谱数据包 SBI 自动重建,可在后处理工作站利用软件进行光谱参数图像分析,包括虚拟单能级图、钙抑制图、电子密度图及有效原子序数融合图。

【图例】

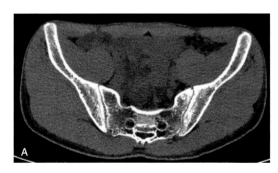
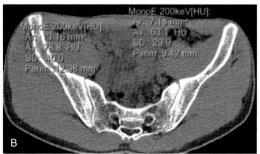

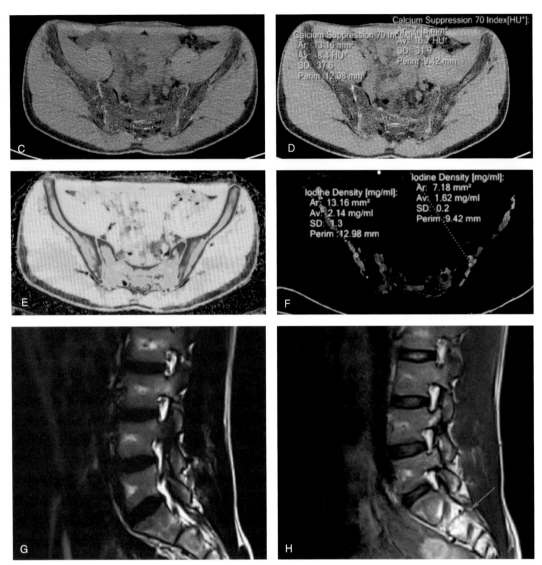

图 8-2-1　关节炎引起的骨髓水肿评估 CT 及 MRI 表现

A、B. 虚拟单能级 200keV 图；C、D. 钙抑制图上显示水肿能力提升（蓝色箭头）；E. 有效原子序数图显示关节间隙变窄的同时也可显示水肿；F. 电子密度图显示水肿能力较优；G、H. MRI 图像。

【影像诊断】

骨髓炎引起的骨髓水肿。

【病例小结】

骶髂关节炎为骶髂关节常见病，会导致下背部、臀部和腿部僵硬或疼痛。临床诊断及常规 X 线检查比较困难，CT 与普通 X 线相比，具有更好的密度分辨率和细节显示效果，CT 扫描能显示骨质病变的细微结构变化，判定关节间隙宽窄和关节活动程度，并具有反映关节积液和滑膜囊肿的能力，为骶髂关节主要的影像学检查方法之一。光谱 CT 除了提供常规 CT 的参数以外，钙抑制图可以显示骨髓水肿与正常骨髓间的差别；有效原子序数图提高病灶的可视化,使骨髓水肿与正常组织形成鲜明对比。光谱 CT 的虚拟单能级图、钙抑制图和有效原子序数图可以提高骨髓水肿的显示。钙抑制图是基于对钙物质的识别和抑制,组织中的含钙体素被虚拟 HU 值替代,无限接近于组织没有钙衰减时的 CT 值,可以根据目标组织含钙量的多少选择合适的钙抑制指数 X(范围为 25~100)。目前,钙抑制技术常被用于显示外伤或其他因素引起的骨髓水肿。

二、骨折引起的水肿的评估

【病历摘要】

患者,男,34 岁,高处坠落后 1 天(图 8-2-2)。

【扫描方案】

扫描参数:扫描范围自颅底至肋膈角。采用常规胸椎模式螺旋扫描,管电压为 120kVp,管电流采用自动管电流调节技术,噪声指数为 21,管电流范围设置为 100~400mA,探测器宽度为 40mm,螺距 0.9,扫描层厚 5mm,层间距 5mm,重建层厚、层间距均为 1mm。图像采用迭代重建算法重建,光谱数据包 SBI 自动重建,可在后处理工作站利用软件进行光谱参数图像分析,包括虚拟单能级图、钙抑制图、碘密度图、有效原子序数图与钙抑制融合图。

【图例】

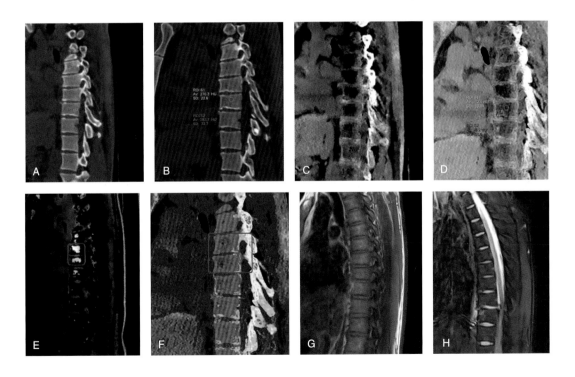

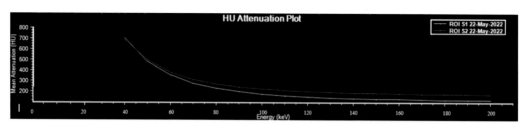

图 8-2-2　骨折引起的骨髓水肿评估 CT 及 MRI 表现

A、B. 常规图像矢状面显示水肿效果不佳；C、D. 钙抑制图上显示水肿能力提升；E. 碘密度图可见骨折水肿；F. 有效原子序数图＋钙抑制融合图伪彩显示胸椎骨折引起的水肿组织与周围组织对比鲜明(红色框内)；G、H. MRI 图像显示胸椎椎体水肿；I. 不同 ROI 对应的能谱曲线。

【影像诊断】

骨折引起的骨髓水肿。

【病例小结】

胸腰椎压缩骨折多由创伤和老年性骨质疏松引起，根据是否伴随骨髓水肿，可分为急性和慢性两类，有骨髓水肿为急性，反之为慢性。影像学检查方法包括 CT 和 MRI。CT 主要用于判断骨质情况，MRI 则作为诊断骨髓水肿的标准，但各有优劣，应合理选用。骨髓水肿的主要病理学改变为是由于外力或其他因素，骨小梁发生微骨折，毛细血管通透性增加，导致细胞液外渗，毛细血管出血；CT 在显示骨皮质及软组织异常方面明显优于 X 线检查，特别是三维重建能够有效地评估复杂骨折，应用广泛，但 CT 对隐性骨折的显示仍存在不足。MRI 脂肪抑制技术可以改善软组织对比度并增加病变显示，脂肪抑制后隐性骨折线及骨髓水肿的异常高信号会比较明显地显示出来。

常规 X 线或 CT 检查仅能进行普通骨折的诊断，无法对微小或新鲜骨折进行确诊，且容易漏诊；而光谱 CT 能够在获取常规 CT 图像的同时获取能谱信息，不需选择特定能谱扫描协议或增加额外的辐射剂量。虚拟单能级图可以提高骨折线与邻近骨质的对比，更好地显示骨折线；除观察骨折线以外，还可以通过钙抑制图显示骨髓，钙抑制图常被用于显示外伤或其他因素引起的骨髓水肿。在骨折线不明显并伴有外伤病史时，可通过骨髓水肿来判断有无隐匿性骨质损伤，钙抑制图都可以使骨髓水肿可视化，提示隐匿性骨折部位骨髓水肿与正常骨髓间的差别；有效原子序数图伪彩显示提高病灶的可视化，使骨折造成的骨髓水肿与正常组织形成鲜明对比。光谱 CT 的虚拟单能级、钙抑制图和有效原子序数图可以提高骨折的检出率及对应骨髓水肿的显示。

（吴　艳　马铎珊）

第三节 关节类病变的评估

一、椎间盘突出

【病历摘要】

患者,女,58 岁,胸腰椎内固定取出术后(图 8-3-1)。

【扫描方案】

扫描参数:扫描范围从膈顶到髋关节下方,采用常规腰椎模式螺旋扫描,管电压为120kVp,管电流采用自动管电流调节技术,噪声指数为 21,管电流范围设置为 100~400mA,螺距 1.0,重建图像层厚 1.00mm,层间距 1.00mm,图像采用迭代重建算法重建,光谱数据包SBI 自动重建。在后处理工作站利用软件进行光谱参数图像分析,包括虚拟单能级图、钙抑制图、电子密度图。

【图例】

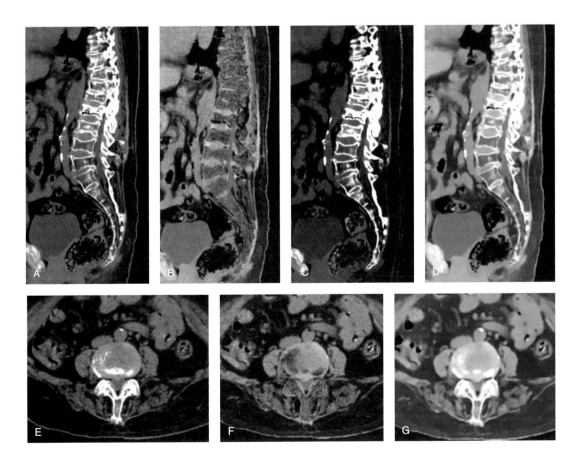

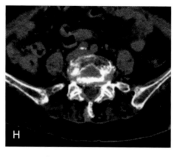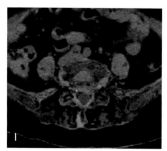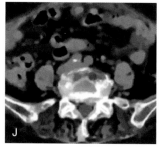

图 8-3-1　椎间盘突出评估 CT 表现

A. 常规 CT 矢状位平扫图像,椎间盘突出程度信息显示有限;B. 矢状位钙抑制图像清楚地显示椎间盘突出的部位、大小、形态,以及神经根、硬脊膜囊受压移位的情况;C. 矢状位虚拟单能级 40keV 图像;D. 矢状位电子密度图;E. L_4/L_5 常规 CT 轴位平扫图像;F. L_4/L_5 轴位钙抑制图;G. L_4/L_5 轴位电子密度图;H. L_5/S_1 常规 CT 轴位平扫图像;I. L_5/S_1 轴位钙抑制图;J. L_5/S_1 轴位电子密度图,椎间盘可见度好,图像清晰度高。

【影像诊断】

椎间盘突出。

【病例小结】

椎间盘突出症是临床上较为常见的脊柱疾病之一。主要是因为椎间盘组成部分的退行性病变,在外界因素的作用下,椎间盘的纤维环破裂,髓核组织从破裂口突出(或脱出)于后(侧)方或椎管内,导致相邻的组织,如脊神经根和脊髓等受到刺激或压迫,产生颈、肩、腰腿痛,麻木等一系列临床症状。按发病部位分为颈椎间盘突出症、胸椎间盘突出症、腰椎间盘突出症。影像学检查方法包括 X 线检查、CT、MRI 和核素骨显像,均有助于椎间盘突出症的诊断。

X 线检查不能直接反映是否存在椎间盘突出,但 X 线上可见一些间接的提示,如椎间隙变窄、椎体边缘增生等退行性改变;CT 可较清楚地显示椎间盘突出的部位、大小、形态,以及神经根、硬脊膜囊受压移位的情况,同时可显示椎板及黄韧带肥厚、小关节增生肥大、椎管及侧隐窝狭窄等情况,有较大的诊断价值。MRI 无放射性损害,可以全面地观察腰椎间盘是否病变,清晰地显示椎间盘突出的形态及其与硬膜囊、神经根等周围组织的关系,但对于椎间盘突出是否有钙化不如 CT 检查。

光谱 CT 提供了常规 CT 的所有参数,除显示椎间盘突出的部位、大小、形态,以及神经根、硬脊膜囊受压移位的情况以外,虚拟单能级图还可以提高椎间盘的软组织对比度的显示;钙抑制图对腰椎间盘突出的诊断准确性比常规 CT 明显提高了 90%。钙抑制图抑制骨组织的显示,可以更好地可视化椎间盘病变。电子密度图是通过使用扫描器特定校准曲线转换 CT 图像上每个像素的 CT 值来计算应用的辐射剂量获得的。电子密度图的显示提高了病灶的可视化,使椎体与突出的椎间盘形成鲜明对比。光谱 CT 的虚拟单能级图、钙抑制图和电子密度图可以提高椎间盘突出病变部位的显示。

二、股骨头坏死

【病历摘要】

患者,女,56 岁,左髋部疼痛 2 年余(图 8-3-2)。

【扫描方案】

扫描参数:扫描范围从肚脐到股骨中段。采用常规骨盆模式螺旋扫描,管电压为 120kVp,管电流采用自动管电流调节技术,噪声指数为 21,管电流范围设置为 100~400mA,螺距 1.0,重建图像层厚 1.00mm,层间距 1.00mm,图像采用迭代重建算法重建,光谱数据包 SBI 自动重建,在后处理工作站利用软件进行光谱参数图像分析,包括虚拟单能级图、钙抑制图、有效原子序数图及有效原子序数融合图。

【图例】

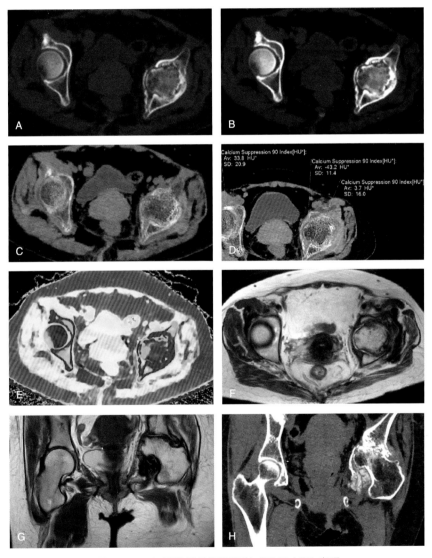

图 8-3-2　左侧股骨头坏死评估 CT 及 MRI 表现

A. 常规图像骨窗平扫;B. 虚拟单能级 40keV 图;C、D. 钙抑制图,左侧坏死灶周围 CT 值小;E. 有效原子序数图像显示左侧股骨头骨质病变清晰,对比度好;F、G. MRI 横轴位、冠状位图像,左侧股骨头坏死灶周围水肿;H. 冠状位虚拟单能级 200keV 图。

【影像诊断】

股骨头坏死。

【病例小结】

股骨头坏死的病变局限累及个别关节,常发生于髋关节;但严重时需要通过人工髋关节置换术恢复步行能力。股骨头坏死的主要病理学改变为在应力作用下股骨头的负重区坏死骨的骨小梁结构发生损伤;X线是股骨头坏死的基本检查方法,早期可没有阳性发现,病变进展到晚期时出现关节面塌陷、关节间隙变窄等征象。CT扫描对判断股骨头内骨质结构改变优于MRI,对明确股骨头坏死诊断后塌陷的预测有重要意义。典型的CT表现为新月征的三层结构:中心为死骨,且被一透亮的骨吸收带所环绕,最外围则是新生骨硬化骨。晚期股骨头出现塌陷变形,中心有较大低密度区,关节软骨下出现壳状骨折片,髋臼盂唇化突出,可有关节变形。骨和骨髓的坏死引起的修复反应,以骨髓水肿、局部充血、渗出等急性炎症病理改变为主要特征,MRI可早期发现骨坏死灶。T_1加权像多为低信号,T_2加权像显示为混合信号,高信号提示炎症充血、水肿,低信号的病变组织多为纤维化、硬化骨。

常规X线或CT检查只能显示晚期股骨头坏死,无法早期确诊及容易漏诊;MRI可早期发现水肿、骨坏死灶,但受限于其价格昂贵,而光谱CT除了提供常规CT的所有参数以外,有效原子序数图联合钙抑制图能提高病灶的可视化,使骨坏死显示明显。钙抑制图能够抑制骨组织,显示骨髓水肿,并可在有效原子序数图和钙抑制图上的可疑病灶区勾画感兴趣区,对病变部位进行量化,为临床提供更多信息。

(吴 艳 苏丹阳 陈思慧)

第四节 下肢动脉 CTA 低剂量成像

(一)病例一

【病例摘要】

患者,男,42岁,以"右下肢疼痛2周余,伴右足背小面积溃疡"为主诉入院;体格检查:右下肢静息痛,右下肢皮温低,右足局部小溃疡,足背动脉搏动可触及;体重75kg,身高178cm;实验室检查无异常(图8-4-1)。

【扫描方案】

扫描参数:患者取仰卧体位,扫描范围自腹主动脉双肾动脉水平至双足尖。采用常规下肢动脉CTA螺旋扫描模式,管电压为120kVp,管电流采用自动mA调制技术,准直器宽度64×0.625mm,转速0.75秒/周,螺距0.797,重建图像层厚1.00mm,层间距0.7mm。增强扫描监测腹主动脉(双肾动脉水平),当腹主动脉CT值达100Hu阈值后延时10秒触发扫描,曝光时间控制在25~30秒。

扫描完成后,图像分别采用迭代算法重建常规图像,采用投影空间光谱重建产生全息光谱图像(spectral based image,SBI)。将SBI导入图像重建工作站进行分析,分别生成虚拟单能级图像、无水碘图、碘密度图、有效原子序数图及能量去骨血管成像等多参数图像。

对比剂注射:选用碘海醇(350mgI/mL)40mL,流速为3.0mL/s,后以相同的流速注射生理盐水50mL。

【图例】

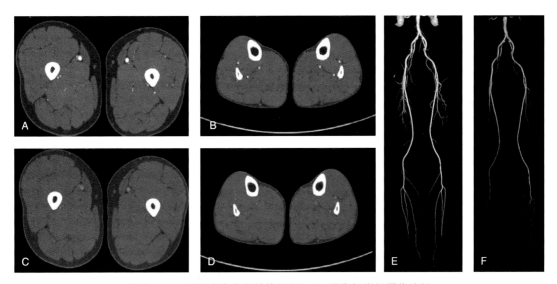

图 8-4-1 下肢动脉虚拟单能级低 keV 图像与常规图像比较

A、B. 股动脉中段及小腿中下段虚拟单能级 45keV 轴位图像,各血管 CT 值增高,且较均匀,小腿动脉(胫前、胫后及腓动脉)管腔锐利,清晰可见;E. 为虚拟单能级 45keV 下肢动脉容积再现(volume rendering,VR)图像,管腔显影良好,股动脉细小分支显影丰富,小腿三支血管清晰可见;C、D、F 为同一患者常规 120kVp 轴位及 VR 图像,各层面血管内对比剂充盈不佳,显影浅淡,CT 值显著降低,平均为(134.7±20.4)Hu,小腿三支主要动脉几乎不显影,无法满足诊断需要。

【影像诊断】

右侧髂总动脉及股动脉近段散在粥样斑块形成伴轻度狭窄;右足局部皮肤破损。

【病例小结】

下肢动脉粥样硬化闭塞症是下肢动脉粥样硬化斑块引起的下肢肢体慢性缺血性病症,也是全身动脉硬化性疾病在下肢的表现。下肢动脉 CTA 可在短时间内完成大范围检查,获得高分辨率图像,不仅可清晰显示髂动脉、腘动脉等较大血管,也能清晰显示远端小血管和细小分支血管,可准确显示病变部位、范围、程度及侧支循环等,为判定手术适应证及手术方案的制定提供依据。

由于常规 CT 成像为混合能量成像,会产生 CT 值"漂移"现象,所测得的 CT 值容易产生误差,影响诊断,而双层探测器 CT 只采用一束射线即可实现同一个时间点上光谱成像,避免了不同射线之间相互干扰,保证了数据的准确性。同时,双层探测器 CT 的低能级图像随碘的衰减增加,血管的强化程度亦增加,因此低能级图像可用于降低对比剂用量及改善血

管强化不佳的图像质量,提高图像的组织对比,有利于病变的显示;此外,由于双层探测器
CT 采用反相关噪声抑制技术,可以使图像的噪声在不同能级水平图像中均维持在较低的水
平;而高能级图像可以降低图像的束状硬化伪影,尤其是对于严重钙化的下肢动脉粥样硬
化闭塞患者,高能级 MonoE 图像虽然降低了图像的对比度,但可有效抑制伪影,改善图像质
量。在本病例中,双层探测器 CT 虚拟单能级 45keV 图像与常规 120kVp 图像噪声相当,且
低能级图像可增强下肢动脉血管管腔亮度,提高图像 CNR,同时减少了对比剂用量及降低
注射速率,防止不良反应的发生,提高患者就诊的舒适度。

(二)病例二

【病例摘要】

患者,男,45 岁,以"右下肢第 5 足趾疼痛 1 个月余"为主诉入院;既往吸烟、饮酒史
20 年,余无异常;体格检查:双下肢等长,右下肢第 5 足趾皮肤发紫。实验室检查无异常
(图 8-4-2)。

【扫描方案】

扫描方案同上。

【图例】

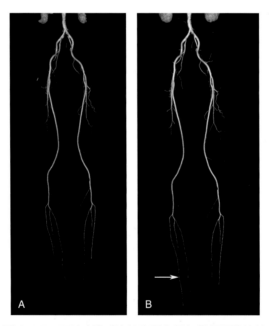

图 8-4-2 下肢动脉对比结构强化图与常规图像比较

A. 下肢动脉常规三维后处理软件自动去骨后 VR 重建,因对骨骼和钙化的去除有时会误删除血管结构,右
侧胫前动脉远端血管未见明显显示,易造成误诊;B. 对比结构强化图,一键快速提取下肢动脉及其分支,右
胫前动脉远端分支血管显影清晰(白色箭头)。

【影像诊断】

双侧髂总动脉及髂内动脉粥样硬化伴轻度狭窄。

【病例小结】

双层探测器 CT 的对比结构强化图软件(contrast-enhanced structures),可一键去除骨骼和钙化结构,在物质解析的基础上实现能量去骨,更好地显示血管及管腔结构,比常规 CT 去骨更准确、更快捷,为疾病诊断提供了重要的参考。在本病例中,采用常规 VR 自动去骨软件一键去骨后,因对骨骼和钙化的去除误删除部分血管结构,右侧胫前动脉远端血管未见明显显示,易造成误诊;而采用双层探测器 CT 对比剂增强结构图软件重建后,可一键快速提取下肢动脉及其分支,右胫前动脉远端分支血管显影清晰,为病变的精准显示及诊断提供可靠依据。

(刘 杰 侯 平)

第五节 下肢动脉粥样斑块的检出及成分分析

(一) 病例一
【病例摘要】

患者,男,75 岁,以"右下肢肿胀 1 年余,加重 3 个月"为主诉入院;体格检查:双下肢稍肿胀,左小腿见点片状青紫淤斑,双侧足背动脉搏动,胫后动脉未触及,右侧股动脉未触及。实验室检查:总胆固醇 5.95mmol/L,甘油三酯 2.23mmol/L,低密度脂蛋白 4.29mmol/L(图 8-5-1)。

【扫描方案】

扫描参数:患者取仰卧体位,扫描范围自腹主动脉双肾动脉水平至双足尖。采用常规下肢动脉 CTA 螺旋扫描模式,管电压为 120kVp,管电流采用自动 mA 调制技术,准直器宽度 64 × 0.625mm,转速 0.75 秒 / 周,螺距 0.797,重建图像层厚 1.00mm,层间距 0.7mm。

对比剂注射方案:选用碘海醇(350mgI/mL),对比剂剂量 1.0mL/kg,注射流速为 3.5mL/s,后以相同流速注射生理盐水 50mL。增强扫描监测腹主动脉(双肾动脉水平),当腹主动脉 CT 值达 100Hu 阈值后延时 10 秒触发扫描,曝光时间控制在 25~30 秒。

扫描完成后,图像分别采用迭代算法重建常规图像,采用投影空间光谱重建产生全息光谱图像(spectral based image,SBI)。将 SBI 导入图像重建工作站进行分析,分别生成虚拟单能级图像、无水碘图、碘密度图、有效原子序数图及能量去骨血管成像等多参数图像。

【图例】

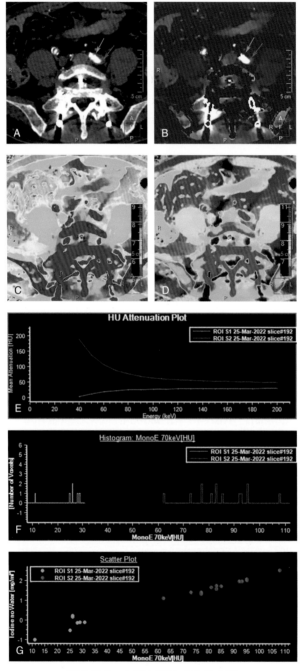

图 8-5-1 血管内斑块成分的分析

A. 65keV 单能量图像示左侧髂总动脉管壁周围见低密度非钙化斑块,将感兴趣区置于低密度区(紫色和蓝色箭头所指),发现低密度区不同位置物质分析不同;B. 碘密度图示紫色箭头所指位置碘基值为 1.86mg/mL,蓝色箭头所指位置碘基值为 0,提示该斑块无摄碘;C. 有效原子序数图分别示两个位置有效原子序数不同,分别为 8.31 和 7.06;C、D.(融合图)显著提升不同成分病灶的可视化;E~G. 分别为光谱曲线图、直方图及散点图,随着单能级水平的增加,蓝色 ROI 的 CT 值增大,曲线弓背向上,提示此斑块含脂质成分,紫色 ROI 曲线与纤维组织接近,提示为纤维成分。

【影像诊断】

双侧髂血管管壁多发硬化伴狭窄。

（二）病例二

【病例摘要】

患者，男，79 岁，以"双下肢麻木肿痛 4 个月余，加重 1 周"为主诉入院；4 个月前因双下肢动脉闭塞行超选择左下肢动脉造影并球囊扩张 + 支架置入术，1 周前双下肢麻木肿痛再次加重；体格检查：双下肢皮温发凉，右足轻度肿胀并局部发红，右足𧿹趾明显溃烂，双侧足背动脉未触及，股动脉搏动弱。实验室检查无异常（图 8-5-2）。

【扫描方案】

扫描方案同上。

【图例】

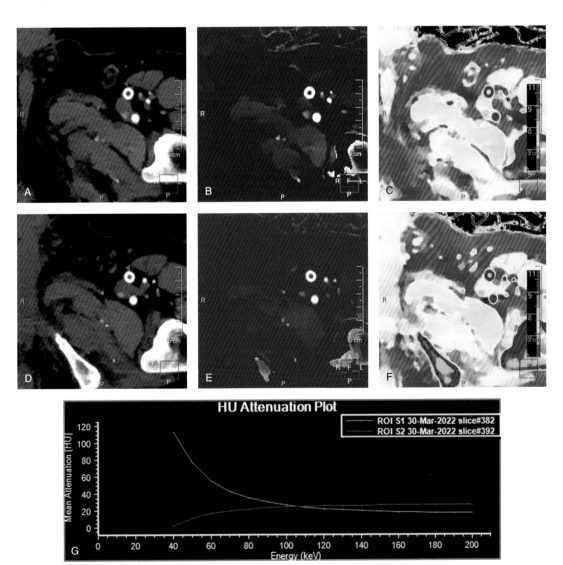

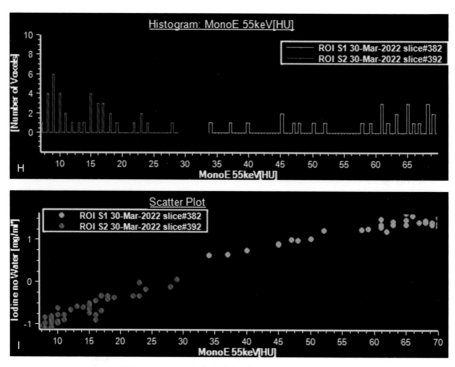

图 8-5-2　下肢动脉支架内斑块成分的测定

左侧髂外动脉支架置入术后。A、D. 65keV 虚拟单能级图像示同一患者不同层面髂外动脉支架内管腔见低密度充盈缺损影,将感兴趣区分别置于低密度区,发现低密度区不同 ROI 物质分析不同;B、E. 不同 ROI 碘密度图测得碘基值不同,分别为 0.10mg/mL、0.99mg/mL;C、F. 分别示两个 ROI 有效原子序数不同,分别为 7.01 和 8.97;G~I. 分别为光谱曲线图、直方图、散点图,发现随着单能级水平的增加,图 A 中紫色 ROI 的 CT 值增大,曲线弓背向上,提示此斑块含脂质成分,图 D 中蓝色 ROI 曲线与纤维组织接近,提示为纤维成分。

【影像诊断】

左侧髂外动脉支架置入术后改变,支架内弥漫血栓形成。

【病例小结】

下肢动脉粥样硬化闭塞症是下肢动脉粥样硬化斑块引起的下肢肢体慢性缺血性病症,其血管壁常常伴有严重钙化及非钙化斑块。临床干预的关键是确定动脉狭窄的部位、范围和程度,明确责任血管。非钙化斑块的某些特征(如坏死的脂质核心、斑块内出血)与不良心血管事件的发生有关。常规 CT 检查可以区分钙化斑块和非钙化斑块,但不能分析非钙化斑块的成分(如脂质斑块和纤维斑块),主要与常规 CT 空间分辨率不足和血管内对比剂干扰有关。双层探测器 CT 对于脂质斑块的检出具有一定的特异性,其光谱曲线的走行与其他成分的斑块(如纤维、血栓等)的光谱曲线走行显著不同。有效原子序数不同于 CT 值的特点在于它为每个像素加入了物质成分的信息,比如碘、钙等高原子序数的物质和水、脂肪等低原子序数的物质在有效原子序数图上易于分辨,更加直观地显示病变区域和正常组织的区域,丰富了诊断的手段。在上述病例中,65keV 单能量图像可见低密度非钙化斑块,碘密度图可精准定量分析不同斑块,碘基值不同,摄碘能力不同;有效原子序数图伪彩显示提高不同斑块性质的可视化效果,结合光谱曲线更加直观地显示物质的差异。光谱 CT 多参数的联合应用在鉴别非钙化斑块的成分方面有重要的临床意义和潜力。

(刘杰 侯平 原典)

(三) 病例三

【病历摘要】

患者,男,60 岁,以"右下肢疼痛、麻木伴肿胀 2 个月余"为主诉入院;20 天前行"髂总动脉支架置入术 + 右下肢动脉溶栓术"等对症治疗,术后效果欠佳;体格检查:右下肢明显肿胀呈指陷性,右下肢皮温稍低。双足皮色正常、皮温及足背动脉搏动可触及。实验室检查:总胆固醇 6.02mmol/L,甘油三酯 2.7mmol/L,低密度脂蛋白 3.92mmol/L(图 8-5-3~图 8-5-5)。

【扫描方案】

扫描参数:患者取仰卧体位,扫描范围自腹主动脉双肾动脉水平至双足尖。采用常规下肢动脉 CTA 螺旋扫描模式,管电压为 120kVp,管电流采用自动 mA 调制技术,准直器宽度 64 × 0.625mm,转速 0.75 秒 / 周,螺距 0.797,重建图像层厚 1.00mm,层间距 0.7mm。

对比剂注射方案:选用碘海醇(350mgI/mL),对比剂剂量 1.0mL/kg,注射流速为 3.5mL/s,后以相同流速注射生理盐水 50mL。增强扫描监测腹主动脉(双肾动脉水平),当腹主动脉 CT 值达 100Hu 阈值后延时 10 秒触发扫描,曝光时间控制在 25~30 秒。

扫描完成后,图像分别采用迭代算法重建常规图像,采用投影空间光谱重建生产全息光谱图像(spectral based image,SBI)。将 SBI 导入图像重建工作站进行分析,分别生成虚拟单能级图像、无水碘图、碘密度图、有效原子序数图及能量去骨血管成像等多参数图像。

【图例】

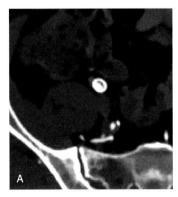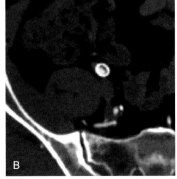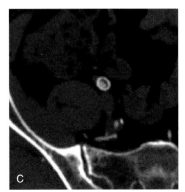

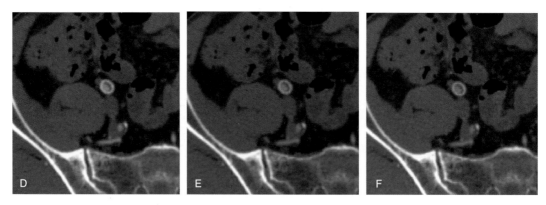

图 8-5-3 不同单能级水平对支架内再狭窄的评估

右侧髂总动脉支架置入术后。A~F.分别为 40keV、60keV、80keV、100keV、120keV、140keV 虚拟单能级轴位图像,可见在低能级水平(<80keV)因支架的线束硬化伪影,支架结构显示欠清,但管腔 CT 值较高,可获得较高的图像质量(CNR);随着虚拟单能级水平的增高(尤其 ≥80keV),支架管腔结构显示越清晰,管腔直径逐渐增大,从而可提高内腔显示率。

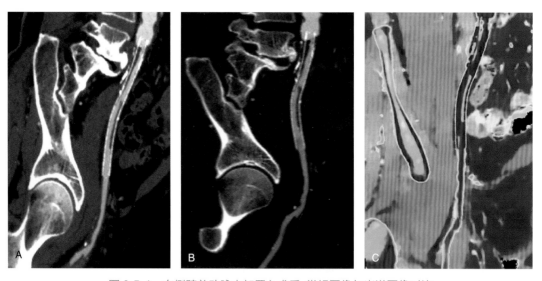

图 8-5-4 右侧髂总动脉支架置入术后,常规图像与光谱图像对比

同一患者,右侧髂总动脉支架置入术后,髂总动脉曲面重建(CPR)。A.常规图像示支架内见多发低密度影;B.经无水碘图重建后可有效去除支架伪影,明确管腔内多发附壁血栓形成,局部管腔中度狭窄,较常规图像(A)更清晰地显示支架结构及腔内情况;C.有效原子序数图更加直观地显示支架内管腔情况,增加病变区的可视化,提高病变检出率。

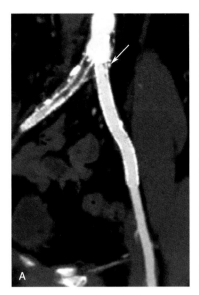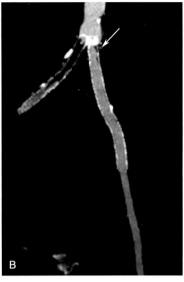

图 8-5-5　髂总动脉支架置入术后再狭窄,常规图像与无水碘图对比

同一患者,双侧髂总动脉支架置入术后,左侧髂总动脉曲面重建(CPR)。A. 常规图像示支架起始处(箭头)似见低密度影,但不能确定; B. 但经无水碘图重建后可有效去除支架伪影,明确起始处少许附壁血栓形成,局部管腔轻度狭窄,较常规图像(A)更清晰地显示支架结构及腔内情况。

【影像诊断】

双侧髂总及髂外动脉支架置入术后,支架内血栓形成,右侧管腔中度狭窄,左侧近段管腔轻度狭窄。

【病例小结】

经皮血管内支架置入术(percutaneous transluminal angioplasty,PTA)是下肢动脉闭塞性疾病的主要治疗方式之一,PTA 术后支架内再狭窄,是腔内治疗失败的重要原因之一。下肢动脉 CTA 常用于评价是否发生支架内再狭窄和术后管腔通畅性。而金属支架在 CT 上会产生硬化束伪影,影响观察和评价。

双层探测器 CT 在投影数据域空间重建双能量数据,可以得到 40~200keV 的虚拟单能级图像,与既往采用图像数据域空间重建的双能量 CT 相比,可以达到更好地减轻硬化束伪影的效果。此外,双层探测器 CT 可以通过后处理重建无水碘(iodine no water)图像,提高隐匿病灶的显示及支架内管腔的显示。在本病例中,在低能级水平(40~70keV)支架内管腔显示欠清,随着虚拟单能级水平的增高(尤其 ≥80keV),支架管腔结构显示越清晰,管腔直径逐渐增大,从而提高内腔显示率;同时,采用无水碘图重建后,可增强对碘增强组织的可视化能力,对于支架再狭窄的显示,也具有明显的优势,同时用于碘量化,提高介入术后评估的准确性。

(刘 杰　侯 平　张怡存)

【参考文献】

1. LENIHAN J, RAMOS-PASCUAL S, SILVESTROS P, et al. Novel techniques demonstrate superior fixation of simple transverse patella fractures-A biomechanical study. Injury, 2020, 51 (6): 1288-1293.

2. MILLER LE, GONDUSKY JS, KAMATH AF, et al. Influence of surgical approach on complication risk in primary total hip arthroplasty. Acta Orthop, 2018, 89 (3): 289-294.

3. SCHROER WC, BEREND KR, LOMBARDI AV, et al. Why are total knees failing today？ Etiology of total knee revision in 2010 and 2011. J Arthroplasty, 2013, 28 (8 Suppl): 116-119.

4. WELLENBERG RH, BOOMSMA MF, VAN OSCH JA, et al. Computed Tomography Imaging of a Hip Prosthesis Using Iterative Model-Based Reconstruction and Orthopaedic Metal Artefact Reduction: A Quantitative Analysis. J Comput Assist Tomogr, 2016, 40 (6): 971-978.

5. MORSBACH F, WURNIG M, KUNZ DM, et al. Metal artefact reduction from dental hardware in carotid CT angiography using iterative reconstructions. Eur Radiol, 2013, 23 (10): 2687-2694.

6. FINKENSTAEDT T, MORSBACH F, CALCAGNI M, et al. Metallic artifacts from internal scaphoid fracture fixation screws: comparison between C-arm flat-panel, cone-beam, and multidetector computed tomography. Invest Radiol, 2014, 49 (8): 532-539.

7. 刘彪, 陈小玫, 郑进天, 等. 能谱 CT 虚拟单能图像重建和金属伪影去除算法在减少脊柱金属植入物伪影中的应用. 医学影像学杂志, 2019, 29 (8): 1394-1398.

8. WELLENBERG RH, BOOMSMA MF, VAN OSCH JA, et al. Quantifying metal artefact reduction using virtual monochromatic dual-layer detector spectral CT imaging in unilateral and bilateral total hip prostheses. Eur J Radiol, 2017, 88: 61-70.

9. 尉晓珊, 郑岩, 宋飞鹏, 等. 双层探测器光谱 CT 鉴别良恶性椎体压缩骨折的初步研究. 中国中医结合影像学杂志, 2021, 19 (5): 481-484+492.

10. BOOZ C, NÖSKE J, MARTIN SS, et al. Virtual Noncalcium Dual-Energy CT: Detection of Lumbar Disk Herniation in Comparison with Standard Gray-scale CT. Radiology, 2019, 290 (2): 446-455.

11. HUA CH, SHAPIRA N, MERCHANT TE, et al. Accuracy of electron density, effective atomic number, and iodine concentration determination with a dual-layer dual-energy computed tomography system. Med Phys, 2018, 45 (6): 2486-2497.

12. ROMANO M, MAINENTI PP, IMBRIACO M, et a1. Multidetector row CT angiography of the abdominal aorta and lower extremities in patients with peripheral arterial occlusive disease: diagnostic accuracy and intelobserver agreement. Eur J Radiol, 2004, 50 (3): 303-308.

13. 袁飞, 刘银社, 苇少义, 等. 64 层螺旋 CT 对下肢动脉硬化症的诊断价值. 中国医学影像技术, 2008, 24 (11): 1767-1770.

14. 中华放射学杂志双层探测器光谱 CT 临床应用协作组. 双层探测器光谱 CT 临床应用中国专家共识 (第一版). 中华放射学杂志, 2020, 54 (7): 635-643.

15. MOTOYAMA S, ITO H, SARAI M, et al. Plaque characterization by coronary computed tomography angiography and the likelihood of acute coronary events in mid-term follow-up. J Am Coll Cardiol, 2015, 66 (4): 337-346.

16. HUR J, KIM YJ, LEE HJ, et al. Quantification and characterization of obstructive coronary plaques using 64-slice computed tomography: a comparision with intravascular ultrasound. J Comput Assist Tomogr, 2009, 33 (2): 186-192.

17. LI ZY, CAO JL, BAI XY, et al. Uility of Dual-layer spectral detector CTA to charcterize carotid atherosclerotic plaque components: an imaging-histopathology comparison in patients undergoing endarterectomy. Am J Roentgenol, 2022, 218 (3): 517-525.

索 引

S

X

Y

登录中华临床影像库步骤

▌公众号登录 >>

扫描二维码
关注"临床影像及病理库"公众号

点击"影像库"菜单
进入中华临床影像库首页

▌网站登录 >>

输入网址 *medbooks.ipmph.com/yx*
进入中华临床影像库首页

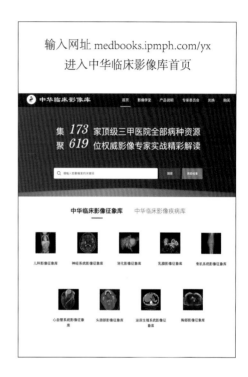

进入中华临床影像库首页

注册或登录

PC 端点击首页"兑换"按钮
移动端在首页菜单中选择"兑换"按钮

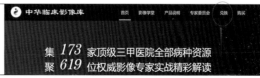

输入兑换码,点击"激活"按钮
开通中华临床影像征象库的使用权限

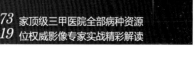

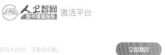